护理综合实训教程

杨丽娟　张振美　李莹莹　丁海玲　主编

U0238697

山东大学出版社
·济南·

图书在版编目(CIP)数据

护理综合实训教程/杨丽娟等主编. —济南：
山东大学出版社,2021.7
　ISBN 978-7-5607-7096-3

　Ⅰ. ①护… Ⅱ. ①杨… Ⅲ. ①护理学—医学院校—教材
Ⅳ. ①R47

中国版本图书馆 CIP 数据核字(2021)第 144574 号

策划编辑　唐　棣
责任编辑　唐　棣
文案编辑　蔡梦阳
封面设计　杜　婕

出版发行　山东大学出版社
社　　址　山东省济南市山大南路 20 号
邮政编码　250100
发行热线　(0531)88363008
经　　销　新华书店
印　　刷　济南巨丰印刷有限公司
规　　格　720 毫米×1000 毫米　1/16
　　　　　23.25 印张　416 千字
版　　次　2021 年 7 月第 1 版
印　　次　2021 年 7 月第 1 次印刷
定　　价　51.00 元

护理综合实训教程

主　编　杨丽娟　张振美　李莹莹　丁海玲

副主编　许　峰　孙　佳　刘丽华　宁小之　夏　萍　铉　鹏

编　者　（按姓名拼音排序）

丁海玲（齐鲁理工学院）

窦玮萱（齐鲁理工学院）

姜晓娟（齐鲁理工学院）

李　凡（齐鲁理工学院）

李莹莹（齐鲁理工学院）

刘婵娟（齐鲁理工学院）

刘丽华（齐鲁理工学院）

孟繁春（济南市章丘区人民医院）

宁小之（齐鲁理工学院）

孙　佳（山东省公共卫生临床中心）

王　悦（齐鲁理工学院）

夏　萍（齐鲁理工学院）

许　峰（齐鲁理工学院）

铉　鹏（齐鲁理工学院）

杨丽娟（山东第一医科大学附属省立医院）

张　艳（齐鲁理工学院）

张凤仪（齐鲁理工学院）

张振美（山东第一医科大学附属省立医院）

前　言

护理学是一门实践性很强的应用学科,护理育人的目标是培养以"能力为核心"的实用复合型护理人才。为了使学生进入临床实习后,更好地将所学知识和患者病情相联系,综合、灵活、合理地运用所学理论与技能,与患者有效沟通,进一步提高临床实习教学质量,我们在广泛调研的前提下,编写了《护理综合实训》教材。

本教材共7章,主要涵盖内科护理、外科护理、妇产科护理、儿科护理、急危重症护理、老年护理、康复护理等科目,共80项技能操作。其内容全面、紧贴临床、形式新颖,在编写内容和形式上具有以下创新:第一、紧密贴合临床,病例均来自临床一线,临床情境的变化符合专科疾病的发展规律,以实训任务的形式实施护理操作,使学生能够身临其境,提前训练临床技能;第二、专业特色浓厚,以某一专科常见疾病作为临床病例,根据专科疾病的特点实施针对性的护理,为患者提供更专业的服务;第三、实践中融人文,在案例中注重与患者的沟通交流,在情景模拟中,培养学生具备对护理对象的关心、责任心、爱心等综合素养,体现人道主义精神。

本教材适用于全国高等学校护理学专业的教学,也适用于护生临床实习前的综合训练,也可作为临床低年资护士在职培训的参考用书。本教材在编写过程中,参考和借鉴了有关教材和文献资料,在此向各位编者表示诚挚的谢意!

本教材的编写难免有不妥之处,恳请广大师生、读者和护理界同仁提出宝贵意见和建议,以臻完善。

编　者

2021年3月

目　录

第一章 内科护理综合实训

第一节 慢性阻塞性肺疾病患者的护理实训

☞**学习目标**

1.能够对慢性阻塞性肺疾病的患者进行评估。

2.能够理解慢性阻塞性肺疾病的发病机制与临床表现之间的关系。

3.能够根据评估,为慢性阻塞性肺疾病的患者制定相应的护理措施。

4.教会患者进行呼吸功能锻炼,能够规范地进行雾化吸入的操作,并能帮助患者进行拍背排痰和体位引流,掌握有效排痰的正确方法。

5.能够对慢性阻塞性肺疾病的患者,进行有效的健康指导,并教会患者以及家属理解家庭氧疗的作用及注意事项。

慢性阻塞性肺疾病(chronic obstructive pulmonary disease,COPD)在世界上居当前死亡原因的第四位,患者数多,死亡率高。在我国,COPD患者约占15岁以上人口的3%。由于COPD是一个渐进性疾病,早期防范尤为重要,不仅仅是药物治疗,护理干预亦起到延缓COPD发展的作用。

【教学案例】

患者,男,75岁,因反复咳嗽、咳痰、喘息10余年,加重伴发热5天入院。患者自述10余年来,每年因天气转凉或受凉后,反复出现上述症状累计3个月以上,抗感染、化痰治疗后症状尚可控制。患者5天前受凉后出现咳嗽、咳痰、气喘,自行服用阿莫西林胶囊,症状未改善且气喘加重并伴有发热,痰液颜色由白色转为黄白色,量增多且黏稠,不易咳出。之后患者出现痰中带血症状,并有左胸隐痛,呼气时明显,自觉呼吸费力,口唇青紫,夜间平卧时加重,坐起可稍缓解。患者既往有高血压病史 5 年余,血压最高达 170/110 mmHg,长期不规则服用降压药硝苯地平片,血压控制不稳定,吸烟 40 余年,约 20 支/天。

体格检查:体温(T)38.5 ℃,脉搏(P)108 次/分,呼吸(R)23 次/分,血压(BP)150/90 mmHg;意识清醒,急性面容,口唇发绀;桶状胸,肋间隙增宽,双肺语颤减弱,叩诊呈过清音,双肺闻及干湿性啰音,呼气音延长。

实验室检查:血常规结果示白细胞(WBC)11.2×10^9/L,中性粒细胞百分比(NEU%)82%,血红蛋白(Hb)125 g/L,红细胞数目(RBC)4.2×10^{12}/L;血气分析结果示 pH 值 7.4,动脉血氧分压(PaO_2)60 mmHg,动脉血二氧化碳分压($PaCO_2$)75 mmHg,碳酸氢根浓度(HCO_3^-)27 mmol/L,剩余碱(BE)2 mmol/L。

辅助检查:胸部 X 线片示慢性支气管炎、肺气肿伴感染。

入院诊断:慢性阻塞性肺疾病(急性加重期)。

实训一　动脉血标本采集

【情境一】

患者入院后遵医嘱予以吸氧、化痰、抗感染等治疗,住院第二天仍发热,自觉呼吸费力,口唇发绀;咳嗽、咳黄白色黏痰,痰不易咳出;诉左胸隐痛,吸气时明显。T 38 ℃,P 112 次/分,R 19 次/分,BP 145/75 mmHg,血氧饱和度(SaO_2)88%,医嘱予以抽动脉血查血气分析。

【实训任务】

动脉血标本采集。

【护理程序】

动脉血标本采集护理程序

护理程序	要点
护理评估	1.**健康状况**:患者自觉呼吸费力,口唇发绀;咳嗽、咳黄白色黏痰,痰不易咳出;诉左胸隐痛,吸气时明显;既往有高血压病史,吸烟 40 余年。 2.**身体状况**:意识清醒,食欲欠佳;T 38 ℃,P 112 次/分,R 19 次/分,BP 145/75mmHg,动脉血氧饱和度(SaO_2)88%;桶状胸,肋间隙增宽,双肺呼吸音对称,闻及少量干湿性啰音。 3.**心理及社会状况**:患者有两儿一女,均已成家,与父母分开居住;患者性格内向,脾气较固执,不愿麻烦别人。
护理诊断	1.**气体交换受损**:与呼吸道炎症感染、阻塞有关。 2.**清理呼吸道无效**:与呼吸道分泌物多、黏稠不易咳出有关。 3.**体温过高**:与肺部感染有关。

续表

护理程序	要点
护理目标	1.呼吸道分泌物减少,通气改善。 2.体温恢复正常。
护理措施	1.保持呼吸道通畅:遵医嘱行气道湿化和雾化,鼓励患者多饮水,定时翻身拍背,指导患者有效咳嗽、咳痰,必要时机械吸痰。 2.正确采集**动脉血标本**,根据血气分析结果合理氧疗。 3.营养支持:少量多餐,保证足够热量、蛋白质和维生素的摄取,避免食用产气食物。 4.休息:半坐卧位或端坐位,改善呼吸运动。 5.病情观察:监测患者生命体征及咳嗽、咳痰情况,观察痰液的颜色、性质及量。 6.基础护理:做好口腔护理,保持皮肤清洁、干燥,及时更换衣服和床单位。
护理评价	1.患者痰液易咳出,痰量减少,呼吸道通畅。 2.血气分析结果示 pH 值 7.37,PaO_2 70mmHg,$PaCO_2$ 45 mmHg,HCO_3^- 28 mmol/L,SaO_2 94%,二氧化碳分压较前下降。 3.患者 T 36.4 ℃,已恢复正常。

【操作流程图】

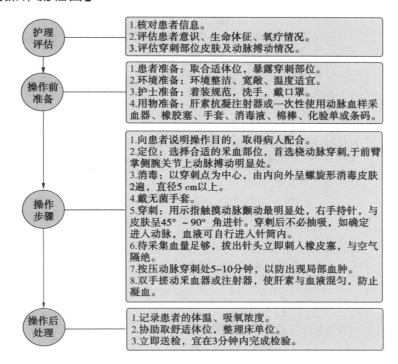

护理评估	1.核对患者信息。 2.评估患者意识、生命体征、氧疗情况。 3.评估穿刺部位皮肤及动脉搏动情况。
操作前准备	1.患者准备:取合适体位,暴露穿刺部位。 2.环境准备:环境整洁、宽敞、温度适宜。 3.护士准备:着装规范,洗手,戴口罩。 4.用物准备:肝素抗凝注射器或一次性使用动脉血样采血器、橡胶塞、手套、消毒液、棉棒、化验单或条码。
操作步骤	1.向患者说明操作目的,取得病人配合。 2.定位:选择合适的采血部位,首选桡动脉穿刺,于前臂掌侧腕关节上动脉搏动明显处。 3.消毒:以穿刺点为中心,由内向外呈螺旋形消毒皮肤2遍,直径5 cm以上。 4.戴无菌手套。 5.穿刺:用示指触摸动脉颤动最明显处,右手持针,与皮肤呈45°～90°角进针。穿刺后不必抽吸,如确定进入动脉,血液可自行进入针筒内。 6.待采集血量足够,拔出针头立即刺入橡皮塞,与空气隔绝。 7.按压动脉穿刺处5~10分钟,以防出现局部血肿。 8.双手搓动采血器或注射器,使肝素与血液混匀,防止凝血。
操作后处理	1.记录患者的体温、吸氧浓度。 2.协助取舒适体位,整理床单位。 3.立即送检,宜在3分钟内完成检验。

【实训测评】

动脉血标本采集实训测评

考核对象：　　　　班级：　　　　学号：　　　　考核得分：　　　　考核时间：

项目	考核内容	分值	扣分点	得分
仪表与素质	仪表端庄，服装整洁，不留长指甲，按医院要求着装。	5		
护理评估	1.核对执行单与医嘱单，准确无误。	3		
	2.评估患者的病情、意识、心理状态、合作程度等。	4		
	3.评估穿刺部位的皮肤以及动脉搏动情况。	3		
操作前准备	1.患者准备：取合适体位，暴露穿刺部位。	2		
	2.环境准备：环境整洁、宽敞、温度适宜。	2		
	3.护士准备：着装规范，洗手，戴口罩。	2		
	4.用物准备：肝素抗凝注射器、橡胶塞、手套、消毒液、棉棒、条形码等。	4		
操作步骤	1.向患者说明操作目的，取得患者配合。	5		
	2.选择合适的采血部位（首选桡动脉），确定穿刺点。	5		
	3.消毒：以穿刺点为中心，由内向外呈螺旋形消毒皮肤2遍，直径在5 cm以上。	5		
	4.戴无菌手套。	10		
	5.穿刺：触摸动脉颤动最明显处，右手持针，与皮肤呈45°～90°角进针。	10		
	6.待采集血量足够，拔出针头立即刺入橡皮塞，与空气隔绝。	5		
	7.按压动脉穿刺处5～10分钟，以防出现局部血肿。	5		
	8.双手搓动采血器或注射器，使肝素与血液混匀，防止凝血。	5		
操作后处理	1.记录、送检。	5		
	2.协助取舒适体位，整理床单位。	5		

续表

项目	考核内容	分值	扣分点	得分
综合评价	1.操作熟练,符合规范要求。	4		
	2.无菌观念强,无污染,符合无菌原则。	4		
	3.态度严谨,动作敏捷,操作细心准确。	4		
	4.操作过程中能与患者有效沟通,能做到关心患者,以患者为中心,从而确保安全。	3		

【注意事项】

1.严格执行无菌技术操作原则,预防感染。

2.标本采集后应立即隔绝空气,以免影响检验结果的准确性。

3.凝血功能障碍者穿刺后延长按压时间,至不出血为止;如为股动脉采血嘱患者勿过早下床活动;如压迫止血无效可加压包扎。

4.若患者有饮热水、洗澡、运动等情况,需休息30分钟后再采血。

5.标本采集后及时标识患者的体温和吸氧浓度,且30分钟内送检。

◈知识拓展

改良艾伦(Allen)试验方法——侧支循环检测

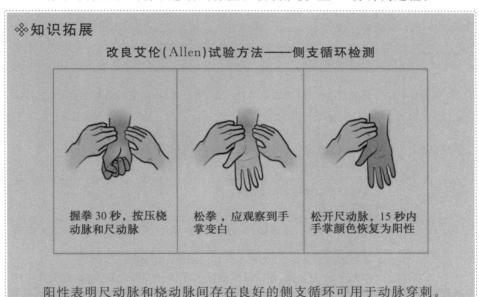

| 握拳30秒,按压桡动脉和尺动脉 | 松拳,应观察到手掌变白 | 松开尺动脉,15秒内手掌颜色恢复为阳性 |

阳性表明尺动脉和桡动脉间存在良好的侧支循环可用于动脉穿刺。

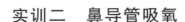

实训二　鼻导管吸氧

【情境二】

在住院第 5 天下午,患者排便后出现呼吸困难加重,有提肩呼吸,不能平卧,口唇发绀,心率(HR)126 次/分,R 26 次/分,BP 156/78 mmHg,立即报告医生。抽动脉血查血气分析,结果示 pH 值 7.34,PaO_2 42 mmHg,$PaCO_2$ 54 mmHg,SaO_2 78%。患者家属请求医生尽快采取措施,减轻患者呼吸困难的症状。

【实训任务】

护士给予吸氧,改善氧合。

【护理程序】

鼻导管吸氧的护理程序

护理程序	要点
护理评估	1.**健康状况**:患者呼吸困难加重,有提肩呼吸,不能平卧;咳嗽、咳黄白色黏痰,痰不易咳出,诉左胸隐痛,吸气时明显;既往有高血压病史,吸烟 40 余年。 2.**身体状况**:意识清醒,口唇发绀,食欲欠佳;HR 126 次/分,R 26 次/分,BP 156/78 mmHg;桶状胸,肋间隙增宽,双肺呼吸音对称,闻及少量干湿性啰音。动脉血查血气分析,结果示 pH 值 7.34,PaO_2 42 mmHg,$PaCO_2$ 54 mmHg,SaO_2 78%。 3.**心理及社会状况**:患者有两儿一女,均已成家,与父母分开居住;患者性格内向,脾气较固执,不愿麻烦别人。
护理诊断	1.**气体交换受损**:与呼吸道炎症感染、阻塞有关。 2.**清理呼吸道无效**:与呼吸道分泌物多、黏稠不易咳出有关。 3.**体温过高**:与肺部感染有关。
护理目标	1.呼吸道分泌物减少,通气改善。 2.体温恢复正常。
护理措施	1.保持呼吸道通畅:遵医嘱行气道湿化和雾化,鼓励患者多饮水,定时翻身拍背,指导患者有效咳嗽、咳痰,必要时机械吸痰。 2.正确采集动脉血标本,根据血气分析结果合理**氧疗**。 3.营养支持:少量多餐,保证足够热量、蛋白质和维生素的摄取,避免食用产气食物。 4.休息:半坐卧位或端坐位,改善呼吸运动。 5.病情观察:监测患者生命体征及咳嗽、咳痰情况,观察痰液的颜色、性质及量。 6.基础护理:做好口腔护理,保持皮肤清洁、干燥,及时更换衣服和床单位。

续表

护理程序	要点
护理评价	1. 患者痰液易咳出,痰量减少,呼吸道通畅。 2. 血气分析结果示 pH 值 7.37,PaO_2 70 mmHg,$PaCO_2$ 40 mmHg,HCO_3^- 28 mmol/L,SaO_2 94%,二氧化碳分压较前下降。 3. 患者 T 36.3 ℃,已恢复正常。

【操作流程图】

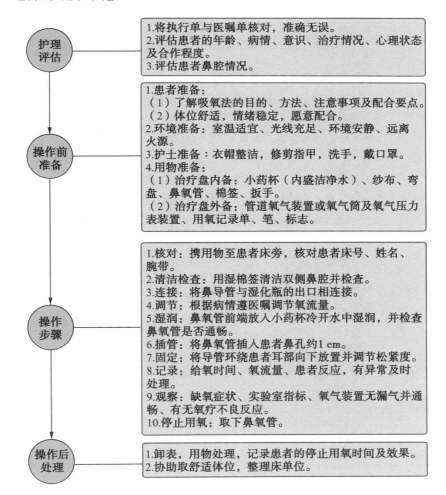

护理评估
1. 将执行单与医嘱单核对,准确无误。
2. 评估患者的年龄、病情、意识、治疗情况、心理状态及合作程度。
3. 评估患者鼻腔情况。

操作前准备
1. 患者准备:
(1) 了解吸氧法的目的、方法、注意事项及配合要点。
(2) 体位舒适,情绪稳定,愿意配合。
2. 环境准备:室温适宜、光线充足、环境安静、远离火源。
3. 护士准备:衣帽整洁,修剪指甲,洗手,戴口罩。
4. 用物准备:
(1) 治疗盘内备:小药杯(内盛洁净水)、纱布、弯盘、鼻氧管、棉签、扳手。
(2) 治疗盘外备:管道氧气装置或氧气筒及氧气压力表装置、用氧记录单、笔、标志。

操作步骤
1. 核对:携用物至患者床旁,核对患者床号、姓名、腕带。
2. 清洁检查:用湿棉签清洁双侧鼻腔并检查。
3. 连接:将鼻导管与湿化瓶的出口相连接。
4. 调节:根据病情遵医嘱调节氧流量。
5. 湿润:鼻氧管前端放入小药杯冷开水中湿润,并检查鼻氧管是否通畅。
6. 插管:将鼻氧管插入患者鼻孔约 1 cm。
7. 固定:将导管环绕患者耳部向下放置并调节松紧度。
8. 记录:给氧时间、氧流量、患者反应,有异常及时处理。
9. 观察:缺氧症状、实验室指标、氧气装置无漏气并通畅、有无氧疗不良反应。
10. 停止用氧:取下鼻氧管。

操作后处理
1. 卸表,用物处理,记录患者的停止用氧时间及效果。
2. 协助取舒适体位,整理床单位。

【实训测评】

鼻导管吸氧的实训测评

考核对象：　　　　班级：　　　　学号：　　　　考核得分：　　　　考核时间：

项目	考核内容	分值	扣分点	得分
仪表与素质	仪表端庄，服装整洁，不留长指甲，按医院要求着装。	5		
护理评估	1.核对执行单与医嘱单，做到准确无误。	5		
	2.评估患者的一般情况、心理状态及合作程度。	5		
操作前准备	1.患者准备： (1)了解吸氧法的目的、方法、注意事项及配合要点。 (2)体位舒适，情绪稳定，愿意配合。	3		
	2.环境准备：室温适宜、光线充足、环境安静、远离火源。	2		
	3.护士准备：衣帽整洁，修剪指甲，洗手，戴口罩。	2		
	4.用物准备：小药杯(内盛洁净水)、纱布、弯盘、鼻氧管、棉签、扳手、管道氧气装置或氧气筒及氧气压力表装置、用氧记录单、笔、标志牌等。	3		
操作步骤	1.核对：携用物至患者床旁，核对患者床号、姓名、腕带。	5		
	2.清洁检查：用湿棉签清洁双侧鼻腔并检查。	5		
	3.连接：将鼻导管与湿化瓶的出口相连接。	5		
	4.调节：根据病情遵医嘱调节氧流量。	5		
	5.湿润：鼻氧管前端放入小药杯冷开水中湿润，并检查鼻氧管是否通畅。	5		
	6.插管：将鼻氧管插入患者鼻孔约1 cm。	5		
	7.固定：将导管环绕患者耳部向下放置并调节松紧度。	5		
	8.记录：给氧时间、氧流量、患者反应，有异常及时处理。	5		
	9.观察：缺氧症状、实验室指标、氧气装置无漏气并通畅、有无氧疗不良反应。	5		
	10.停止用氧：先取下鼻氧管。	5		

续表

项目	考核内容	分值	扣分点	得分
操作后处理	1.卸表,用物处理,记录患者的停止用氧时间及效果。	5		
	2.协助取舒适体位,整理床单位。	5		
综合评价	1.操作熟练,符合规范要求。	4		
	2.无菌观念强,无污染,符合无菌原则。	4		
	3.态度严谨,动作敏捷,操作细心准确。	4		
	4.操作过程中沟通有效,能做到关心患者,以患者为中心,确保安全。	3		

【注意事项】

1.用氧前,检查氧气装置有无漏气,是否通畅。

2.严格遵守操作规程,注意用氧安全,切实做好"四防"。

3.使用氧气时,应先调节流量后应用。

4.常用湿化液灭菌蒸馏水。

5.氧气筒内氧勿用尽,以免灰尘进入筒内,再充气时引起爆炸。

6.对未用完或已用尽的氧气筒,应分别悬挂"满"或"空"的标志。

7.用氧过程中,应加强监测。

❖❖知识拓展

鼻塞法:鼻塞是一种用塑料制成的球状物,操作时将鼻塞塞入一侧鼻孔鼻前庭内给氧,此法刺激性小,患者较为舒适,且两侧鼻孔可交替使用,适用于长期吸氧的患者。

面罩法:将面罩置于患者的口鼻部供氧,氧气自下端输入,呼出的气体从面罩两侧孔排出,由于口、鼻部都能吸入氧气,效果较好,给氧时必须有足够的氧流量,一般需6~8 L/min。此法适用于张口呼吸且病情较重患者。

实训三　超声雾化吸入

【情境三】

患者吸氧后仍感觉呼吸困难,气喘,呼气时明显,咳嗽、咳痰,痰液黏稠,不易咳出,双肺呼吸音粗,可闻及少许干、湿啰音,有散在哮鸣音,心音低。家属看着患者吸氧后仍透不过气来,心里非常焦急,请求医生尽快采取措施,减轻气喘的症状。

【实训任务】

护士给予雾化吸入沙美特罗丙酸氟替卡松吸入剂平喘。

【护理程序】

超声雾化吸入的护理程序

护理程序	要点
护理评估	1.**健康状况**:患者自觉呼吸费力,气喘,口唇发绀;咳嗽、咳黄白色黏痰,痰不易咳出;诉左胸隐痛,吸气时明显;既往有高血压病史,吸烟40余年。 2.**身体状况**:意识清醒,食欲欠佳,T 38 ℃,P 112 次/分,R 19 次/分,BP 145/75 mmHg,SaO_2 88%;桶状胸,肋间隙增宽,双肺呼吸音粗,可闻及少许干、湿啰音,有散在哮鸣音,心音低。 3.**心理及社会状况**:患者有两儿一女,均已成家,与父母分开居住;患者性格内向,脾气较固执,不愿麻烦别人。
护理诊断	1.**气体交换受损**:与呼吸道炎症感染、阻塞有关。 2.**清理呼吸道无效**:与呼吸道分泌物多、黏稠不易咳出有关。 3.**体温过高**:与肺部感染有关。
护理目标	1.呼吸道分泌物减少,通气改善。 2.体温恢复正常。
护理措施	1.保持呼吸道通畅,遵医嘱行**气道湿化和雾化**,鼓励患者多饮水,定时翻身拍背,指导患者有效咳嗽、咳痰,必要时机械吸痰。 2.正确采集动脉血标本,根据血气分析结果合理氧疗。 3.营养支持:少量多餐,保证足够热量、蛋白质和维生素的摄取,避免食用产气食物。 4.休息:半坐卧位或端坐位,改善呼吸运动。 5.病情观察:监测患者生命体征及咳嗽、咳痰情况,观察痰液的颜色、性质及量。 6.基础护理:做好口腔护理,保持皮肤清洁、干燥,及时更换衣服和床单位。
护理评价	1.患者痰液易咳出,痰量减少,呼吸道通畅。 2.血气分析结果示 pH 值 7.37,PaO_2 70 mmHg,$PaCO_2$ 39 mmHg,HCO_3^- 26 mmol/L,SaO_2 95%,二氧化碳分压较前下降。 3.患者 T 36.5℃,已恢复正常。

【操作流程图】

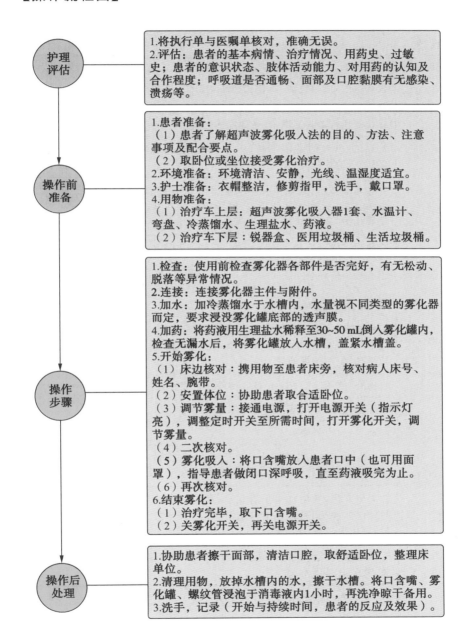

护理评估
1.将执行单与医嘱单核对，准确无误。
2.评估：患者的基本病情、治疗情况、用药史、过敏史；患者的意识状态、肢体活动能力、对用药的认知及合作程度；呼吸道是否通畅、面部及口腔黏膜有无感染、溃疡等。

操作前准备
1.患者准备：
（1）患者了解超声波雾化吸入法的目的、方法、注意事项及配合要点。
（2）取卧位或坐位接受雾化治疗。
2.环境准备：环境清洁、安静，光线、温湿度适宜。
3.护士准备：衣帽整洁，修剪指甲，洗手，戴口罩。
4.用物准备：
（1）治疗车上层：超声波雾化吸入器1套、水温计、弯盘、冷蒸馏水、生理盐水、药液。
（2）治疗车下层：锐器盒、医用垃圾桶、生活垃圾桶。

操作步骤
1.检查：使用前检查雾化器各部件是否完好，有无松动、脱落等异常情况。
2.连接：连接雾化器主件与附件。
3.加水：加冷蒸馏水于水槽内，水量视不同类型的雾化器而定，要求浸没雾化罐底部的透声膜。
4.加药：将药液用生理盐水稀释至30~50 mL倒入雾化罐内，检查无漏水后，将雾化罐放入水槽，盖紧水槽盖。
5.开始雾化：
（1）床边核对：携用物至患者床旁，核对病人床号、姓名、腕带。
（2）安置体位：协助患者取合适卧位。
（3）调节雾量：接通电源，打开电源开关（指示灯亮），调整定时开关至所需时间，打开雾化开关，调节雾量。
（4）二次核对。
（5）雾化吸入：将口含嘴放入患者口中（也可用面罩），指导患者做闭口深呼吸，直至药液吸完为止。
（6）再次核对。
6.结束雾化：
（1）治疗完毕，取下口含嘴。
（2）关雾化开关，再关电源开关。

操作后处理
1.协助患者擦干面部，清洁口腔，取舒适卧位，整理床单位。
2.清理用物，放掉水槽内的水，擦干水槽。将口含嘴、雾化罐、螺纹管浸泡于消毒液内1小时，再洗净晾干备用。
3.洗手，记录（开始与持续时间，患者的反应及效果）。

【实训测评】

超声雾化吸入的实训测评

考核对象： 班级： 学号： 考核得分： 考核时间：

项目	考核内容	分值	扣分点	得分
仪表与素质	仪表端庄,服装整洁,不留长指甲,按医院要求着装。	5		
护理评估	1.核对执行单与医嘱单,做到准确无误。	5		
	2.评估:患者的基本病情、治疗情况、合作程度、呼吸道情况等。	5		
操作前准备	1.患者准备:了解超声波雾化吸入法的目的、方法、注意事项及配合要点;取卧位或坐位接受雾化治疗。	1		
	2.环境准备:环境清洁、安静,光线、温湿度适宜。	1		
	3.护士准备:衣帽整洁,修剪指甲,洗手,戴口罩。	1		
	4.用物准备:超声波雾化吸入器1套、水温计、弯盘、冷蒸馏水、生理盐水、药液、锐器盒、医用垃圾桶、生活垃圾桶等。	2		
操作步骤	1.检查:使用前检查雾化器各部件是否完好。	8		
	2.连接:连接雾化器主件与附件。	8		
	3.加水:加冷蒸馏水于水槽内。	8		
	4.加药:将药液用生理盐水稀释至30～50 mL倒入雾化罐内,将雾化罐放入水槽,盖紧水槽盖。	8		
	5.开始雾化:携用物至患者床旁,核对患者床号、姓名、腕带;协助患者取合适卧位;调节雾量;雾化吸入;再次核对。	15		
	6.结束雾化:治疗完毕,取下口含嘴;关雾化开关,再关电源开关。	8		

续表

项目	考核内容	分值	扣分点	得分
操作后处理	1.协助患者擦干面部,清洁口腔,取舒适卧位,整理床单位。	3		
	2.清理用物。	4		
	3.洗手,记录。	3		
综合评价	1.操作熟练,符合规范要求。	4		
	2.无菌观念强,无污染,符合无菌原则。	4		
	3.态度严谨,动作敏捷。操作细心准确。	3		
	4.操作过程中与患者沟通有效,能做到关心患者,以患者为中心,确保安全。	4		

【注意事项】

1.护士熟悉雾化器性能,水槽内应保持足够的水量,水温不宜超过 50 ℃。

2.水槽底部的晶体换能器和雾化罐底部的透声膜薄而质脆,在操作及清洗过程中,动作要轻,防止损坏。

3.观察患者痰液排出是否困难,若因黏稠的分泌物经湿化后膨胀致痰液不易咳出时,应予以拍背以协助痰液排出,必要时吸痰。

4.治疗过程需加入药液时,不必关机,直接从盖上小孔内添加即可;若要加水入水槽,必须关机操作。

❖知识拓展

护士应教给患者深呼吸的方法及用深呼吸配合雾化的方法。正确的深呼吸方法要把握两个原则,即"匀"和"缓"。吸气时,尽量用鼻子均匀缓慢地吸气,尽量深吸,直至吸不进气体为止,缓慢呼气,以保证交换的气体多一些。最科学的呼吸方法为"吸—停(屏气 10～20 秒)—呼"。

第二节　冠心病患者的护理实训

☞**学习目标**

　1.能够对冠心病患者进行评估。

　2.能够理解冠心病的发病机制与临床表现之间的关系。

　3.能够根据评估,为冠心病患者制定相应的护理措施。

　4.能够对患者进行心电图描记,对伴有严重心律失常的危重患者进行电复律治疗。

　5.能够对心冠状动脉介入术患者进行护理配合。

　6.能够对冠心病患者进行有效的健康指导。

　　冠心病(coronary heart disease,CHD)是指冠状动脉发生粥样硬化引起管腔狭窄或闭塞,导致心肌缺血缺氧或坏死而引起的心脏病。此病多发生于 40 岁以上成人,男性发病早于女性,冬季多发,脑力劳动者多发,经济发达国家发病率较高。近年来冠心病发病呈年轻化趋势,已成为威胁人类健康的主要疾病之一。

【**教学案例**】

　　患者,男,55 岁,因胸骨后压榨性痛,伴恶心、呕吐 2 小时入院。患者于 2 小时前搬重物时突然感到胸骨后疼痛,压榨性,有濒死感,休息与口含硝酸甘油均不能缓解,伴大汗、恶心,呕吐过 2 次,为胃内容物,二便正常。患者既往无高血压和心绞痛病史,无药物过敏史,吸烟 20 余年,每天 1 包。

　　体格检查:T 36.8 ℃,P 100 次/分,R 20 次/分,BP 100/60 mmHg,急性痛苦病容,平卧位,无皮疹和发绀,浅表淋巴结未触及,巩膜不黄,颈软,颈静脉无怒张,心界不大,心率 100 次/分,有期前收缩 5～6 次/分,心尖部有 S_4 杂音,肺音清无啰音,腹平软,肝脾未触及,下肢不肿。

　　心电图示:$STV_{1\sim5}$ 升高,$QRSV_{1\sim5}$ 呈 Qr 型,T 波倒置和室性早搏。

　　入院诊断:(1)冠心病、急性前壁心肌梗死。

　　　　　　(2)心律失常、室性期前收缩。

　　　　　　(3)心力衰竭(心功能Ⅰ级)。

实训四　经皮冠状动脉介入治疗术的护理配合

【情境一】

患者入院后遵医嘱予以生命体征监护、减轻心脏负荷、心肌营养药等治疗，行急行冠状动脉介入术。

【实训任务】

经皮冠状动脉介入治疗术（PCI）的护理配合。

【护理程序】

PCI 的护理程序

护理程序	要点
护理评估	1. **健康状况**：患者于 2 小时前搬重物时突然感到胸骨后疼痛，压榨性，有濒死感，休息与口含硝酸甘油均不能缓解，伴大汗、恶心，呕吐过 2 次，为胃内容物，二便正常。患者既往无高血压和心绞痛病史，无药物过敏史，吸烟 20 余年，每天 1 包。 2. **身体状况**：T 36.8℃，P 100 次/分，R 20 次/分，BP 100/60 mmHg，急性痛苦病容，平卧位，无皮疹和发绀，浅表淋巴结未触及，巩膜不黄，颈软，颈静脉无怒张，心界不大，心率 100 次/分，有期前收缩 5～6 次/分，心尖部有 S_4 杂音，肺音清无湿啰音，腹平软，肝脾未触及，下肢不肿。 3. **心理及社会状况**：患者有一儿，已成家，与父母分开居住。患者性格内向，脾气较固执。
护理诊断	1. **疼痛**：与心肌缺血缺氧有关。 2. **活动无耐力**：与心肌氧的供需失调有关。
护理目标	1. 疼痛缓解。 2. 活动能力接近正常。

续表

护理程序	要点
护理措施	1.休息与活动:心肌梗死发作时应立即停止活动,绝对卧床休息。 2.心理护理:安慰患者,解除紧张不安情绪,以减少心肌耗氧量。 3.给氧:保证患者血氧饱和度在95%以上。 4.疼痛观察:评估患者疼痛的部位、性质、程度、持续时间,观察患者有无面色苍白、大汗、恶心、呕吐等伴随症状;疼痛发作时测血压、心率,做心电图、行冠状动脉造影,为判断病情提供依据。 5.用药护理。 6.急行冠状动脉介入术,进行**冠状动脉介入术的护理配合**。 7.减少或避免诱因:疼痛缓解后,与患者一起分析引起心绞痛发作的诱因;保持排便通畅,切忌用力排便,以免病情反复;调节饮食,禁烟酒;保持心境平和,改变焦躁易怒、争强好胜的性格等。
护理评价	1.疼痛缓解,症状消失。 2.活动能力接近正常。

❖**知识拓展**

1.冠状动脉造影检查(CAG)是用特殊形状的心导管经桡动脉、股动脉或肱动脉送到主动脉根部(目前最常选用经桡动脉途径),分别插入左、右冠状动脉口,注入造影剂使冠状动脉及其主要分支显影的一种检查方法。

2.经皮冠状动脉腔内血管成形术(PTCA)是在冠状动脉造影确定狭窄病变部位后,将带球囊的导管送入冠状动脉到达狭窄节段,扩张球囊使狭窄管腔扩大,是冠状动脉介入治疗最基本的手段。

【操作流程图】

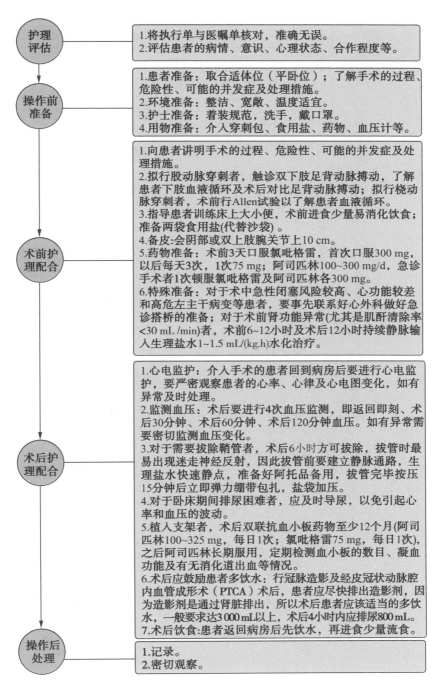

护理评估
1.将执行单与医嘱单核对，准确无误。
2.评估患者的病情、意识、心理状态、合作程度等。

操作前准备
1.患者准备：取合适体位（平卧位）；了解手术的过程、危险性、可能的并发症及处理措施。
2.环境准备：整洁、宽敞、温度适宜。
3.护士准备：着装规范，洗手，戴口罩。
4.用物准备：介入穿刺包、食用盐、药物、血压计等。

术前护理配合
1.向患者讲明手术的过程、危险性、可能的并发症及处理措施。
2.拟行股动脉穿刺者，触诊双下肢足背动脉搏动，了解患者下肢血液循环及术后对比足背动脉搏动；拟行桡动脉穿刺者，术前行Allen试验以了解患者血液循环。
3.指导患者训练床上大小便，术前进食少量易消化饮食；准备两袋食用盐（代替沙袋）。
4.备皮:会阴部或双上肢腕关节上10 cm。
5.药物准备：术前3天口服氯吡格雷，首次口服300 mg，以后每天3次，1次75 mg；阿司匹林100~300 mg/d，急诊手术者1次顿服氯吡格雷及阿司匹林各300 mg。
6.特殊准备：对于术中急性闭塞风险较高、心功能较差和高危左主干病变等患者，要事先联系好心外科做好急诊搭桥的准备；对于术前肾功能异常(尤其是肌酐清除率<30 mL/min)者，术前6~12小时及术后12小时持续静脉输入生理盐水1~1.5 mL/(kg.h)水化治疗。

术后护理配合
1.心电监护：介入手术的患者回到病房后要进行心电监护，要严密观察患者的心率、心律及心电图变化，如有异常及时处理。
2.监测血压：术后要进行4次血压监测，即返回即刻、术后30分钟、术后60分钟、术后120分钟血压。如有异常需要密切监测血压变化。
3.对于需要拔除鞘管者，术后6小时方可拔除，拔管时最易出现迷走神经反射，因此拔管前要建立静脉通路，生理盐水快速静点，准备好阿托品备用，拔管完毕按压15分钟后立即弹力绷带包扎，盐袋加压。
4.对于卧床期间排尿困难者，应及时导尿，以免引起心率和血压的波动。
5.植入支架者，术后双联抗血小板药物至少12个月(阿司匹林100~325 mg，每日1次；氯吡格雷75 mg，每日1次)，之后阿司匹林长期服用，定期检测血小板的数目、凝血功能及有无消化道出血等情况。
6.术后应鼓励患者多饮水：行冠脉造影及经皮冠状动脉腔内血管成形术（PTCA）术后，患者应尽快排出造影剂，因为造影剂是通过肾脏排出，所以术后患者应该适当的多饮水，一般要求达3 000 mL以上，术后4小时内应排尿800 mL。
7.术后饮食:患者返回病房后先饮水，再进食少量流食。

操作后处理
1.记录。
2.密切观察。

【实训测评】

PCI 的实训测评

考核对象： 　　班级： 　　学号： 　　考核得分： 　　考核时间：

项目	考核内容	分值	扣分点	得分
仪表与素质	仪表端庄,服装整洁,不留长指甲,按医院要求着装。	5		
护理评估	1.核对执行单与医嘱单,做到准确无误。	5		
	2.评估患者的病情、意识、心理状态、合作程度等。	5		
操作前准备	1.患者准备:取合适体位;了解手术的过程、危险性、可能的并发症及处理措施。	1		
	2.环境准备:整洁、宽敞、温度适宜。	1		
	3.护士准备:着装规范,洗手,戴口罩。	1		
	4.用物准备:介入穿刺包、食用盐、药物、血压计等。	2		
术前护理配合	1.向患者讲明手术的过程、危险性、可能的并发症及处理措施。	5		
	2.拟行股动脉穿刺者,了解患者下肢血液循环及术后对比足背动脉搏动;拟行桡动脉穿刺者,术前了解患者血液循环。	5		
	3.指导患者训练床上大小便,术前进食少量易消化饮食;准备盐袋。	5		
	4.备皮:会阴部或双上肢腕关节上 10 cm。	5		
	5.药物准备:术前 3 天口服氯吡格雷,首次口服 300 mg,以后每天 1 次,1 次 75 mg;阿司匹林 100~300 mg/d,急诊手术者 1 次顿服氯吡格雷及阿司匹林各 300 mg。	5		
	6.特殊准备。	5		

续表

项目	考核内容	分值	扣分点	得分
术后护理配合	1.观察:行心电监护,严密观察患者的心率、心律及心电图变化,如有异常及时处理。	5		
	2.监测血压:术后要进行4次血压监测。	5		
	3.对于(术后6小时)需要拔除鞘管者,拔管前要建立静脉通路,生理盐水快速静滴,准备好阿托品备用,拔管完毕按压15分钟后立即弹力绷带包扎,盐袋加压。	5		
	4.对于卧床期间排尿困难者,应及时导尿,以免引起心率和血压的波动。	5		
	5.植入支架者,术后双联抗血小板药物至少12个月,之后阿司匹林长期服用,定期检测血小板的数目、凝血功能及有无消化道出血等情况。	5		
	6.术后应鼓励患者多饮水。	5		
	7.术后饮食:患者返回病房后先饮水,再进食少量流食。	5		
综合评价	1.操作熟练,符合规范要求。	5		
	2.态度严谨,动作敏捷,操作细心准确。	5		
	3.操作过程中与患者沟通有效,能做到关心患者,以患者为中心,确保安全。	5		

【注意事项】

1.改善生活方式:应永久戒烟,合理膳食,低脂少盐,控制总热量和减少饱和脂肪酸、反式脂肪酸以及胆固醇摄入。对超重和肥胖的患者,建议通过控制饮食与增加运动降低体质量。存在有睡眠障碍、焦虑、情绪低落等精神心理问题者,应寻求心理干预。

2.控制冠心病危险因素:将血压、血糖及血脂控制在合理范围内。

3.坚持服用他汀类等抗粥样硬化药物。

4.坚持正确的抗血栓治疗。

5.坚持心脏康复训练。

6.定期复诊。

实训五　心电图描记

【情境二】

患者行 PCI 术后,遵医嘱予生命体征监护、减轻心脏负荷、吸氧等治疗,术后第二天,医嘱予以复查心电图。

【实训任务】

心电图描记。

【护理程序】

心电图描记的护理程序

护理程序	要点
护理评估	1.**健康状况**:患者于 2 小时前搬重物时突然感到胸骨后疼痛,压榨性,有濒死感,休息与口含硝酸甘油均不能缓解,伴大汗、恶心,呕吐过两次,为胃内容物,二便正常。患者既往无高血压和心绞痛病史,无药物过敏史,吸烟 20 余年,每天 1 包。 2.**身体状况**:T 36.5 ℃,P 80 次/分,R 17 次/分,BP 100/65 mmHg,平卧位,无皮疹和发绀,浅表淋巴结未触及,巩膜不黄,颈软,颈静脉无怒张,心界不大,心率 80 次/分,有期前收缩 5～6 次/分,肺(一),腹平软,肝脾未触及,下肢不肿。 3.**心理及社会状况**:患者有一儿,已成家,与父母分开居住。患者性格内向,脾气较固执。
护理诊断	1.**疼痛**:与心肌缺血缺氧有关。 2.**活动无耐力**:与心肌氧的供需失调有关。
护理目标	1.疼痛缓解。 2.活动能力接近正常。
护理措施	1.休息与活动:绝对卧床休息。 2.心理护理:安慰患者,解除紧张不安情绪,以减少心肌耗氧量。 3.给氧:保证患者血氧饱和度在 95％ 以上。 4.疼痛观察:评估患者疼痛的部位、性质、程度、持续时间,观察患者有无面色苍白、大汗、恶心、呕吐等伴随症状;复查**做心电图**,为判断病情提供依据。 5.用药护理,注意监测药物的安全性。 6.PCI 术后护理。 7.减少或避免诱因:保持排便通畅,切忌用力排便,以免病情反复。调节饮食,禁烟酒。保持心境平和,改变焦躁易怒、争强好胜的性格等。 8.制订后期活动计划。

续表

护理程序	要点
护理评价	1.疼痛缓解。 2.活动能力接近正常。

【操作流程图】

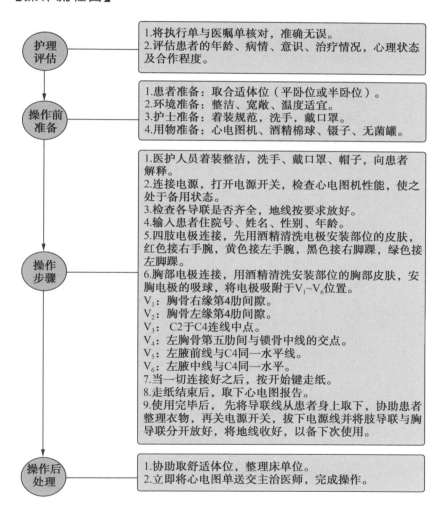

护理评估
1.将执行单与医嘱单核对，准确无误。
2.评估患者的年龄、病情、意识、治疗情况，心理状态及合作程度。

操作前准备
1.患者准备：取合适体位（平卧位或半卧位）。
2.环境准备：整洁、宽敞、温度适宜。
3.护士准备：着装规范，洗手，戴口罩。
4.用物准备：心电图机、酒精棉球、镊子、无菌罐。

操作步骤
1.医护人员着装整洁，洗手、戴口罩、帽子，向患者解释。
2.连接电源，打开电源开关，检查心电图机性能，使之处于备用状态。
3.检查各导联是否齐全，地线按要求放好。
4.输入患者住院号、姓名、性别、年龄。
5.四肢电极连接，先用酒精清洗电极安装部位的皮肤，红色接右手腕，黄色接左手腕，黑色接右脚踝，绿色接左脚踝。
6.胸部电极连接，用酒精清洗安装部位的胸部皮肤，安胸电极的吸球，将电极吸附于$V_1 \sim V_6$位置。
V_1：胸骨右缘第4肋间隙。
V_2：胸骨左缘第4肋间隙。
V_3：C2于C4连线中点。
V_4：左胸骨第五肋间与锁骨中线的交点。
V_5：左腋前线与C4同一水平线。
V_6：左腋中线与C4同一水平。
7.当一切连接好之后，按开始键走纸。
8.走纸结束后，取下心电图报告。
9.使用完毕后，先将导联线从患者身上取下，协助患者整理衣物，再关电源开关，拔下电源线并将肢导联与胸导联分开放好，将地线收好，以备下次使用。

操作后处理
1.协助取舒适体位，整理床单位。
2.立即将心电图单送交主治医师，完成操作。

【**实训测评**】

心电图描记的实训测评

考核对象： 班级： 学号： 考核得分： 考核时间：

项目	考核内容	分值	扣分点	得分
仪表与素质	仪表端庄,服装整洁,不留长指甲,按医院要求着装。	5		
护理评估	1.核对执行单与医嘱单,做到准确无误。	5		
	2.评估患者的病情、意识、心理状态、合作程度等。	5		
操作前准备	1.患者准备:取合适体位(平卧位或半卧位)。	1		
	2.环境准备:整洁、宽敞、温度适宜。	1		
	3.护士准备:着装规范,洗手,戴口罩。	1		
	4.用物准备:包括心电图机、酒精棉球、镊子、无菌罐。	2		
操作步骤	1.医护人员着装整洁,洗手、戴口罩、帽子,向患者解释。	5		
	2.连接电源,打开电源开关,检查心电图机性能,使之处于备用状态。	5		
	3.检查各导联是否齐全,地线按要求放好。	5		
	4.输入患者住院号、姓名、性别、年龄、日期。	5		
	5.四肢电极连接,先用酒精清洗电极安装部位的皮肤,红色接右手腕,黄色接左手腕,黑色接右脚踝,绿色接左脚踝。	5		
	6.胸部电极连接,用酒精清洗安装部位的胸部皮肤,安胸电极的吸球,将电极吸附于 $V_1\sim V_6$ 位置。	15		
	7.当一切连接好之后,按开始键走纸。	5		
	8.走纸结束后,取下心电图报告。	5		
	9.使用完毕后,先将导联线从患者身上取下,协助患者整理衣物,再关电源开关,拔下电源线并将肢导联与胸导联分开放好,将地线收好,以备下次使用。	5		

续表

项目	考核内容	分值	扣分点	得分
操作后处理	1.协助取舒适体位,整理床单位。	5		
	2.立即将心电图单送交主治医师,完成操作。	5		
综合评价	1.操作熟练,符合规范要求。	5		
	2.态度严谨,动作敏捷,操作细心准确。	5		
	3.操作过程中与患者沟通有效,能做到关心患者,以患者为中心,确保安全。	5		

【注意事项】

1.保证安静状态下休息5~10分钟以上,避免剧烈活动、精神紧张、情绪激动,避免喝咖啡、浓茶。

2.在抗心律失常药物使用前进行心电图检查可以判断心律失常的类型,服药后可判断药物的疗效。

3.避免皮肤过于干燥潮湿,进行心电图检查时注意呼吸起伏不要过度,在描记心电图时需要安静不动。

实训六　静脉留置针的使用

【情境三】

患者遵医嘱进行输液治疗,以减轻患者痛苦。

【实训任务】

静脉留置针的使用。

【护理程序】

静脉留置针使用的护理程序

护理程序	要点
护理评估	1.**健康状况**:患者因胸骨后压榨性痛,伴恶心、呕吐2小时入院。患者排便过程中出现意识丧失、口唇发绀、抽搐。患者既往无高血压和心绞痛病史,无药物过敏史,吸烟20余年,每天1包。 2.**身体状况**:BP 80/45 mmHg,意识丧失、口唇发绀、抽搐,心电监护示:室颤,肺(一),腹平软,肝脾未触及,下肢不肿。 3.**心理及社会状况**:患者有一儿,已成家,与父母分开居住。患者性格内向,脾气较固执。

续表

护理程序	要点
护理诊断	1.**疼痛**:与心肌缺血缺氧有关。 2.**活动无耐力**:与心肌氧的供需失调有关。 3.潜在并发症:心律失常。
护理目标	1.疼痛缓解。 2.活动能力接近正常。 3.心律失常恢复。
护理措施	1.休息与活动:绝对卧床休息。 2.心理护理:安慰患者,解除紧张不安情绪,以减少心肌耗氧量。 3.给氧:保证患者血氧饱和度在 95% 以上。 4.病情观察:评估患者疼痛的部位、性质、程度、持续时间,观察患者有无面色苍白、大汗、恶心、呕吐等伴随症状。 5.心电监护,为判断病情提供依据,如出现严重心律失常可急行心脏电复律。 6.用药护理,注意监测药物的安全性。 7.PCI 术后护理。 8.减少或避免诱因:保持排便通畅,切忌用力排便,以免病情反复。调节饮食,禁烟酒;保持心境平和,改变焦躁易怒、争强好胜的性格等。 9.制订后期活动计划。
护理评价	1.疼痛缓解。 2.活动能力接近正常。

【操作流程图】

护理
评估

1.核对执行单与医嘱单,评估药液瓶签(药名、浓度、剂量等)、用药的时间及方法;检查药液的质量、静脉留置针的情况。
2.评估患者的年龄、病情、意识、心理状况、治疗情况及配合程度,了解穿刺部位的血管皮肤状况及肢体活动程度。

操作前
准备

1.患者准备:取合适体位。
2.环境准备:整洁、宽敞、温度适宜,减少人员走动。
3.护士准备:着装规范,洗手,戴口罩。
4.用物准备:输液盘(0.5%安尔碘、棉签、止血带、胶布或输液胶贴、一次性输、留置针、敷贴、一次性治疗巾、静脉小垫枕、弯盘)、医嘱单、执行单、手消毒剂、封管液、剪刀、输液架,必要时准备正压无菌接头或肝素帽等。

操作
步骤

1.加药:
(1)开启瓶盖,用开瓶器启开输液瓶铝盖的中心部分,常规消毒瓶塞。
(2)按医嘱加入药液。
(3)根据病情需要有计划地安排输液顺序。
2.排气:
(1)检查输液器质量,无问题后取出输液器,将输液器的插头根部直接插入瓶塞,关闭调节器。
(2)将输液瓶挂于输液架上,一手将茂菲式滴管倒置,另一只手抬高滴管下输液导管并打开调节器,使输液瓶内的液体流入滴管内,茂菲式滴管内液面达1/3~2/3满时,迅速转正滴管,使药液平面下降,直至排尽输液导管和针头内的空气,关闭调节器。
(3)以第一次排气不排出药液为原则,查看有无气泡,将头皮针放置于输液器袋内,置于治疗盘中。
3.连接留置针与输液器:
(1)打开静脉留置针及肝素帽外包装,手持外包装将肝素帽连接在留置针的一侧导管上。
(2)打开调节器,将套管内的气体排至弯盘中,关闭调节器,将留置针放回留置针盒内。
4.穿刺部位选择并消毒:
(1)选择上肢静脉进行穿刺,穿刺肢体下垫输液小枕,铺治疗巾,在穿刺点上方8~10 cm处扎止血带。
(2)按常规消毒穿刺部位的皮肤,消毒范围大于5 cm(大于敷贴面积),备胶布及透明敷贴,并在透明敷贴上注明日期、时间和责任人。
5.静脉穿刺:
(1)再次核对。
(2)再次扎止血带、消毒穿刺部位。
(3)取下针套,旋转松动外套管(转动针芯)。
(4)右手拇指与示指夹住两翼,再次排气至弯盘中。
(5)进针:嘱患者握拳,绷紧皮肤,固定静脉,右手持留置针,在血管的上方,使针头与皮肤呈15°~30°角进针,刺入静脉;见回血后降低角度,顺静脉走行再继续进针0.1~0.2 cm。
(6)送外套管:左手固定Y接口,右手后撤针芯约0.5 cm,持针柄将针芯与外套管一起送入静脉内。
(7)撤针芯:左手固定两翼,右手迅速将针芯抽出,放于锐器回收盒内。
6.固定:
(1)松开止血带,打开调节器,叮嘱患者松拳。
(2)用无菌透明敷贴,以穿刺点为中心固定妥当,用注明置管日期、时间和责任人的透明胶布固定三叉接口,再用胶布固定插入肝素帽内的输液器针头及输液导管。
(3)根据患者的年龄、病情、药物的性质等调节滴速。

操作后
处理

1.整理用物。
2.洗手,记录。

【实训测评】

静脉置留针使用的实训测评

考核对象： 班级： 学号： 考核得分： 考核时间：

项目	考核内容	分值	扣分点	得分
仪表与素质	仪表端庄,服装整洁,不留长指甲,按医院要求着装。	5		
护理评估	1.核对执行单与医嘱单,评估药液瓶签(药名、浓度、剂量等)、用药的时间及方法;检查药液的质量、静脉留置针的情况。	5		
	2.评估患者的年龄、病情、意识、心理状况、治疗情况及配合程度,了解穿刺部位的血管皮肤状况及肢体活动程度。	5		
操作前准备	1.患者准备:取合适体位。	1		
	2.环境准备:整洁、宽敞、温度适宜,减少人员走动。	1		
	3.护士准备:着装规范,洗手,戴口罩。	1		
	4.用物准备:输液盘(0.5%安尔碘、棉签、止血带、胶布或输液胶贴、一次性输液器、留置针、敷贴、一次性治疗巾、静脉小垫枕、弯盘)、医嘱单、执行单、手消毒剂、封管液、剪刀、输液架,必要时准备正压无菌接头或肝素帽等。	2		
操作步骤	1.加药: (1)开启瓶盖,用开瓶器启开输液瓶铝盖的中心部分,常规消毒瓶塞。 (2)按医嘱加入药液。 (3)根据病情需要有计划地安排输液顺序。	5		
	2.排气: (1)检查输液器质量,无问题后取出输液器,将输液器的插头根部直接插入瓶塞,关闭调节器。 (2)将输液瓶挂于输液架上,一手将茂菲式滴管倒置,另一只手抬高滴管下输液导管并打开调节器,使输液瓶内的液体流入滴管内,茂菲式滴管内液面达1/3~2/3满时,迅速转正滴管,使药液平面下降,直至排尽输液导管和针头内的空气,关闭调节器。 (3)以第一次排气不排出药液为原则,查看有无气泡,将头皮针放置于输液器袋内,置于治疗盘中。	15		

续表

项目	考核内容	分值	扣分点	得分
	3.连接留置针与输液器: (1)打开静脉留置针及肝素帽外包装,手持外包装将肝素帽连接在留置针的一侧导管上。 (2)打开调节器,将套管内的气体排至弯盘中,关闭调节器,将留置针放回留置针盒内。	5		
	4.穿刺部位选择并消毒: (1)选择上肢静脉进行穿刺,穿刺肢体下垫输液小枕,铺治疗巾,在穿刺点上方8～10 cm处扎止血带。 (2)按常规消毒穿刺部位的皮肤,消毒范围大于5 cm(大于敷贴面积),备胶布及透明敷贴,并在透明敷贴上注明日期、时间和责任人。	10		
操作步骤	5.静脉穿刺: (1)再次核对。 (2)再次扎止血带、消毒穿刺部位。 (3)取下针套,旋转松动外套管(转动针芯)。 (4)右手拇指与示指夹住两翼,再次排气至弯盘中。 (5)进针:嘱患者握拳,绷紧皮肤,固定静脉,右手持留置针,在血管的上方,使针头与皮肤呈15°～30°角进针,刺入静脉;见回血后降低角度,顺静脉走行再继续进针0.1～0.2 cm。 (6)送外套管:左手持Y接口,右手后撤针芯约0.5 cm,持针柄将针芯与外套管一起送入静脉内。 (7)撤针芯:左手固定两翼,右手迅速将针芯抽出,放于锐器回收盒内。	15		
	6.固定 (1)松开止血带,打开调节器,嘱患者松拳。 (2)用无菌透明敷贴,以穿刺点为中心固定妥当,用注明置管日期、时间和责任人的透明胶布固定三叉接口,再用胶布固定插入肝素帽内的输液器针头及输液导管。 (3)根据患者的年龄、病情、药物的性质等调节滴速。	5		
操作后处理	1.协助患者取舒适体位,整理床单位,整理用物。	5		
	2.洗手,做好护理记录。	5		

续表

项目	考核内容	分值	扣分点	得分
综合评价	1.操作熟练,符合规范要求。	5		
	2.态度严谨,动作敏捷,操作细心准确。	5		
	3.操作过程中与患者沟通有效,能做到关心患者,以患者为中心,确保安全。	5		

【注意事项】

1.穿刺的部位尽量配合医生做到无菌,应该在注射前洗手、洗脸,注意穿刺部位,保证皮肤干燥和皮肤洁净,切勿弄湿局部。

2.不可自行抓挠输液贴或自行拔针。

3.不可随意调节静脉输液的输液滴速。

4.注意穿刺部位的保护,避免肢体活动剧烈或用力过度而引起穿刺部位的感染。

5.穿刺部位如有红、肿、热、痛等感觉,要及时告知医生和护士。

6.穿刺过程中或穿刺过后如有不适,例如神经刺激痛等临床症状,需及时通知医护人员。

第三节　上消化道出血患者的护理实训

☞学习目标

1.能够对上消化道出血的患者进行评估。

2.能够理解上消化道出血的发病机制与临床表现之间的关系。

3.能够根据评估,为上消化道出血的患者制定相应的护理措施。

4.能够对上消化道出血的患者进行有效的健康指导,并教会患者或家属理解相关的注意事项。

上消化道出血(upper gastrointetinal hemorhage)是常见的临床急症,死亡率约为10%,在老年人、伴有严重疾患的患者中死亡率可达25%~30%。及早识别出血征象,严密观察周围循环状况的变化,迅速准确的抢救治疗和细致的临床护理,均是抢救患者生命的关键环节。

【教学案例】

患者,男,65 岁,因反复黑便 3 周,呕血 1 天入院。3 周前,自觉上腹部不适,偶有嗳气,反酸,口服甲氰咪胍有好转,但发现大便色黑,次数大致同前,1～2 次/天,仍成形,未予注意。1 天前,其进食辣椒及烤馒头后,觉上腹不适,伴恶心,并有便意如厕,排出柏油便约 600 mL,并呕鲜血约 500 mL,当即晕倒,家人急送医院,查 Hb 48 g/L,收入院。患者发病以来乏力明显,睡眠、体重大致正常,无发热。20 世纪 70 年代曾在农村插队,1979 年发现乙型肝炎表面抗原 HbsAg(＋),有胃溃疡病史 10 年,常用制酸剂。其否认高血压、心脏病史,否认结核史,药物过敏史。

体格检查:T 37 ℃,P 120 次/分,BP 90/70 mmHg,重病容,皮肤苍白,无出血点,面颊可见蜘蛛痣 2 个,浅表淋巴结不大,结膜苍白,巩膜可疑黄染,心界正常,心率 120 次/分,律齐,未闻杂音,肺无异常,腹饱满,未见腹壁静脉曲张,全腹无压痛、肌紧张,肝脏未及,脾于肋下 10 cm,并过正中线 2 cm,质硬,肝浊音界第Ⅶ肋间,移动性浊音阳性,肠鸣音 3～5 次/分。

辅助检查:血常规示 Hb 48 g/L,WBC 10.8×10⁹/L,血小板数目 (Plt) 105×10⁹/L。

入院诊断:上消化道出血。

实训七　三腔二囊管压迫止血术

【情境一】

患者入院后遵医嘱予禁食、输血、输液治疗,为达到快速止血效果行三腔二囊管压迫止血术。

【实训任务】

三腔二囊管压迫止血术。

【护理程序】

三腔二囊管压迫止血术护理程序

护理程序	要点
护理评估	**1.健康状况**:患者因反复黑便3周,呕血1天"入院。3周前,自觉上腹部不适,偶有嗳气,反酸,口服甲氰咪胍有好转,但发现大便色黑,次数大致同前,1～2次/天,仍成形,未予注意。1天前,其进食辣椒及烤馒头后,觉上腹不适,伴恶心,并有便意如厕,排出柏油便约600 mL,并呕鲜血约500 mL,当即晕倒,家人急送医院,查Hb 48 g/L,收入院。患者发病以来乏力明显,睡眠、体重大致正常,1979年发现HbsAg(＋),有胃溃疡病史10年,常用制酸剂。其否认高血压、心脏病史,否认结核史,药物过敏史。 **2.身体状况**:T 37 ℃,P 120次/分,BP 90/70 mmHg,重病容,皮肤苍白,无出血点,面颊可见蜘蛛痣2个,结膜苍白,巩膜可疑黄染,心肺无异常,腹饱满,腹壁静脉曲张,肝脏未及,脾于肋下10 cm,并过正中线2 cm,质硬,肝浊音界第Ⅶ肋间,移动性浊音阳性,肠鸣音3～5次/分;血常规示Hb 48 g/L,WBC 10.8×10^9/L,Plt 105×10^9/L。 **3.心理及社会状况**:患者有两儿一女,均已成家,与父母分开居住。患者性格内向,脾气较固执,不愿麻烦别人。
护理诊断	**1.活动无耐力**:与失血性周围循环衰竭有关。 **2.有窒息的危险**:与血液凝固堵塞气道有关。 **3.潜在并发症**:血容量不足。
护理目标	1.出血部位止血。 2.血容量恢复。
护理措施	1.体位与保持呼吸道通畅,给予吸氧。 2.休息与活动:精神上的安静和减少身体活动有利于出血停止。 3.安全的护理:轻症患者可起身稍事活动,重症患者应多巡视。 4.生活护理:限制活动期间,协助患者完成个人日常生活活动。卧床者特别是老年人和重症患者注意预防压疮。 5.饮食护理:急性大出血伴恶心、呕吐者应禁食。 6.治疗护理:立即建立静脉通道,配合医生迅速、准确地实施输血、输液、各种止血治疗及用药等抢救措施,并观察治疗效果及不良反应。 7.心理护理。 8.病情监测:生命体征、周围循环状况的观察、出血量的估计、继续或再次出血的判断、患者原发病的病情观察。
护理评价	1.患者出血停止,呼吸道通畅。 2.血压已恢复正常。

【操作流程图】

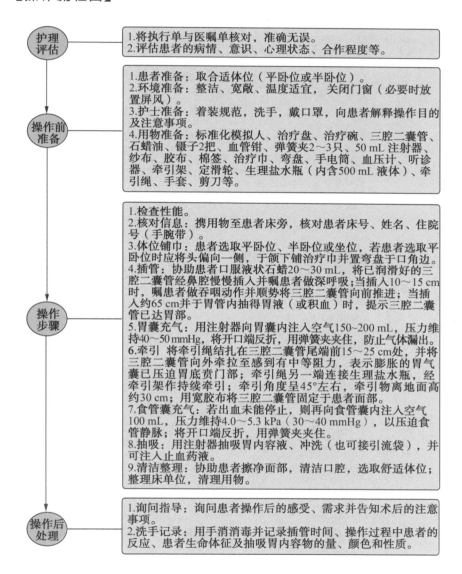

护理评估

1. 将执行单与医嘱单核对，准确无误。
2. 评估患者的病情、意识、心理状态、合作程度等。

操作前准备

1. 患者准备：取合适体位（平卧位或半卧位）。
2. 环境准备：整洁、宽敞、温度适宜，关闭门窗（必要时放置屏风）。
3. 护士准备：着装规范，洗手，戴口罩，向患者解释操作目的及注意事项。
4. 用物准备：标准化模拟人、治疗盘、治疗碗、三腔二囊管、石蜡油、镊子2把、血管钳、弹簧夹2～3只、50 mL注射器、纱布、胶布、棉签、治疗巾、弯盘、手电筒、血压计、听诊器、牵引架、定滑轮、生理盐水瓶（内含500 mL液体）、牵引绳、手套、剪刀等。

操作步骤

1. 检查性能。
2. 核对信息：携用物至患者床旁，核对患者床号、姓名、住院号（手腕带）。
3. 体位铺巾：患者选取平卧位、半卧位或坐位，若患者选取平卧位时应将头偏向一侧，于颌下铺治疗巾并置弯盘于口角边。
4. 插管：协助患者口服液状石蜡20～30 mL，将已润滑好的三腔二囊管经鼻腔慢慢插入并嘱患者做深呼吸；当插入10～15 cm时，嘱患者做吞咽动作并顺势将三腔二囊管向前推进；当插入约65 cm并于胃管内抽得胃液（或积血）时，提示三腔二囊管已达胃部。
5. 胃囊充气：用注射器向胃囊内注入空气150～200 mL，压力维持40～50 mmHg，将开口端反折，用弹簧夹夹住，防止气体漏出。
6. 牵引 将牵引绳结扎在三腔二囊管尾端前15～25 cm处，并将三腔二囊管向外牵拉至感到有中等阻力，表示膨胀的胃气囊已压迫胃底贲门部；牵引绳另一端连接生理盐水瓶，经牵引架作持续牵引；牵引角度呈45°左右，牵引物离地面高约30 cm；用宽胶布将三腔二囊管固定于患者面部。
7. 食管囊充气：若出血未能停止，则再向食管囊内注入空气100 mL，压力维持4.0～5.3 kPa（30～40 mmHg），以压迫食管静脉；将开口端反折，用弹簧夹夹住。
8. 抽吸：用注射器抽吸胃内容液、冲洗（也可接引流袋），并可注入止血药液。
9. 清洁整理：协助患者擦净面部，清洁口腔，选取舒适体位；整理床单位，清理用物。

操作后处理

1. 询问指导：询问患者操作后的感受、需求并告知术后的注意事项。
2. 洗手记录：用手消消毒并记录插管时间、操作过程中患者的反应、患者生命体征及抽吸胃内容物的量、颜色和性质。

【实训测评】

三腔二管压迫止血术的实训测评

考核对象： 　　班级： 　　学号： 　　考核得分： 　　考核时间：

项目	考核内容	分值	扣分点	得分
仪表与素质	仪表端庄,服装整洁,不留长指甲,按医院要求着装。	5		
护理评估	1.核对执行单与医嘱单,做到准确无误。	5		
	2.评估患者的病情、意识、心理状态、合作程度等。	5		
操作前准备	1.患者准备:取合适体位。	1		
	2.环境准备:整洁、宽敞、温度适宜,关闭门窗。	1		
	3.护士准备:着装规范,洗手,戴口罩。	1		
	4.用物准备:包括标准化模拟人、治疗盘、治疗碗、三腔二囊管、石蜡油、镊子2把、血管钳、50 mL注射器、纱布、胶布、棉签、治疗巾、弯盘、手电筒、血压计、听诊器、牵引架、定滑轮、牵引绳、手套、剪刀等。	2		
操作步骤	1.用物检查。	5		
	2.核对信息:携用物至患者床旁,核对患者床号、姓名、住院号(手腕带)。	5		
	3.体位铺巾:患者选取平卧位、半卧位或坐位,若患者选取平卧位时应将头偏向一侧,于颌下铺治疗巾并置弯盘于口角边。	5		
	4.插管:协助患者口服液状石蜡20～30 mL,将已润滑好的三腔二囊管经鼻腔慢慢插入并嘱患者做深呼吸;当插入10～15 cm时,嘱患者做吞咽动作并顺势将三腔二囊管向前推进;当插入约65 cm并于胃管内抽得胃液(或积血)时,提示三腔二囊管已达胃部。	10		
	5.胃囊充气:用注射器向胃囊内注入空气150～200 mL,压力维持40～50 mmHg,将开口端反折,用弹簧夹夹住,防止气体漏出。	5		

续表

项目	考核内容	分值	扣分点	得分
操作步骤	6.牵引:将牵引绳结扎在三腔二囊管尾端前15～25 cm处,并将三腔二囊管向外牵拉至感到有中等阻力;牵引绳另一端连接生理盐水瓶,经牵引架作持续牵引;牵引角度呈45°左右,牵引物离地面高约30 cm;用宽胶布将三腔二囊管固定于患者面部。	10		
	7.食管囊充气:若出血未能停止,则再向食管囊内注入空气100 mL,压力维持在4.0～5.3 kPa,以压迫食管静脉;将开口端反折,用弹簧夹夹住。	5		
	8.抽吸:用注射器抽吸胃内容液、冲洗,并可注入止血药液。	5		
	9.清洁整理。	5		
操作后处理	1.询问指导:询问患者操作后的感受、需求并告知术后的注意事项。	5		
	2.洗手、记录。	5		
综合评价	1.操作熟练,符合规范要求。	4		
	2.无菌观念强,无污染,符合无菌原则。	4		
	3.态度严谨,动作敏捷。操作细心准确。	3		
	4.操作过程中与患者沟通有效,能做到关心患者,以患者为中心,确保安全。	4		

【注意事项】

术中护士应密切观察患者的反应,若出现紧急情况应立即停止操作,密切观察生命体征,防止休克。

❖知识拓展

食管胃底静脉曲张内镜下止血术主要包括内镜食管静脉曲张硬化剂治疗(EVS)和内镜食管静脉套扎术(EVL)。前者主要目的是控制急性出血和预防再出血,后者则主要适合于中度和重度静脉曲张的患者,与硬化剂治疗联合应用可以提高疗效。

食管胃底静脉曲张内镜下止血术的适应证与操作禁忌证

适应证	操作禁忌证
1.食管静脉曲张和(或)胃底静脉曲张破裂出血药物止血无效者。 2.既往曾接受分流术、断流术或脾切除术后再出血。 3.经三腔管压迫和血管加压素或生长抑素暂时止血后数小时。 4.重度食管静脉曲张,有出血史,全身状况差,不能耐受外科手术者。 5.拟外科手术治疗,术前行 EVS。 6.预防食管静脉曲张破裂出血的择期治疗。	1.心、肺、脑、肾严重功能不全者。 2.严重出血、出血性休克未纠正者。 3.全身情况极差,不能配合和耐受治疗者。

实训八　生命体征监测

【情境二】

术前、术后均要密切观察患者的病情变化,包括有无心率加快、心律失常、脉搏细弱、血压降低、脉压变小、呼吸困难、体温不升或发热,必要时进行心电监护。

【实训任务】

生命体征监测。

【护理程序】

生命体征监测护理程序

护理程序	要点
护理评估	1.**健康状况**:患者,因反复黑便 3 周,呕血 1 天入院。其发病以来乏力明显,1979 年发现 HbsAg(+),有胃溃疡病史 10 年,常用制酸剂。其否认高血压、心脏病史,否认结核史,药物过敏史。 2.**身体状况**:重病容,皮肤苍白,无出血点,面颊可见蜘蛛痣 2 个,结膜苍白,巩膜可疑黄染,心肺无异常,腹饱满,脾肋下 10 cm,并过正中线 2 cm,质硬,肝浊音界第 Ⅶ 肋间,移动性浊音阳性,肠鸣音 3～5 次/分;血常规示 Hb 48g/L,WBC 10.8×10^9/L, Plt 105×10^9/L。 3.**心理及社会状况**:患者有两儿一女,均已成家,与父母分开居住。患者性格内向,脾气较固执,不愿麻烦别人。

续表

护理程序	要点
护理诊断	1.**活动无耐力**:与失血性周围循环衰竭有关。 2.**有窒息的危险**:与血液凝固堵塞气道有关。 3.**潜在并发症**:血容量不足。
护理目标	1.出血部位止血。 2.血容量恢复。
护理措施	1.体位与保持呼吸道通畅,给予吸氧。 2.休息与活动:精神上的安静和减少身体活动有利于出血停止。 3.安全的护理:轻症患者可起身稍事活动,重症患者应多巡视。 4.生活护理:限制活动期间,协助患者完成个人日常生活活动;卧床者特别是老年人和重症患者注意预防压疮。 5.饮食护理:急性大出血伴恶心、呕吐者应禁食。 6.治疗护理:立即建立静脉通道,配合医生迅速、准确地实施输血、输液、各种止血治疗及用药等抢救措施,并观察治疗效果及不良反应。 7.心理护理。 8.病情监测:**生命体征**、周围循环状况的观察、出血量的估计、继续或再次出血的判断、患者原发病的病情观察。
护理评价	1.患者出血停止,呼吸道通畅。 2.血压已恢复正常。

❖**知识拓展**

　　婴幼儿除了肛门、腋窝可以作为测量体温的部位外,还可在以下部位测量体温:

　　1.颌下:用于测颌下颈温。

　　2.背部肩胛间:用于测背部肩胛间温。

　　3.腹股沟:用于测腹股沟温。

　　4.臀部、腹部、鼓膜及耳背均可作为婴幼儿体温测量的部位。

【操作流程图】

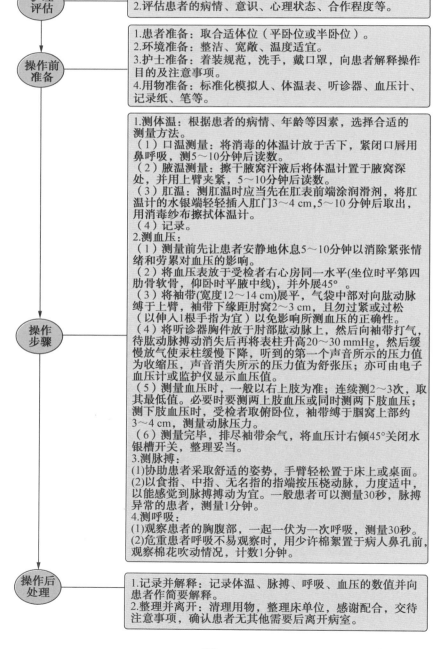

护理评估
1.将执行单与医嘱单核对，准确无误。
2.评估患者的病情、意识、心理状态、合作程度等。

操作前准备
1.患者准备：取合适体位（平卧位或半卧位）。
2.环境准备：整洁、宽敞、温度适宜。
3.护士准备：着装规范，洗手，戴口罩，向患者解释操作目的及注意事项。
4.用物准备：标准化模拟人、体温表、听诊器、血压计、记录纸、笔等。

操作步骤
1.测体温：根据患者的病情、年龄等因素，选择合适的测量方法。
（1）口温测量：将消毒的体温计放于舌下，紧闭口唇用鼻呼吸，测5～10分钟后读数。
（2）腋温测量：擦干腋窝汗液后将体温计置于腋窝深处，并用上臂夹紧，5～10分钟后读数。
（3）肛温：测肛温时应当先在肛表前端涂润滑剂，将肛温计的水银端轻轻插入肛门3～4 cm,5～10分钟后取出，用消毒纱布擦拭体温计。
（4）记录。
2.测血压：
（1）测量前先让患者安静地休息5～10分钟以消除紧张情绪和劳累对血压的影响。
（2）将血压表放于受检者右心房同一水平(坐位时平第四肋骨软骨，仰卧时平腋中线)，并外展45°。
（3）将袖带(宽度12～14 cm)展平，气袋中部对向肱动脉缚于上臂，袖带下缘距肘窝2～3 cm，且勿过紧或过松（以伸入1根手指为宜）以免影响所测血压的正确性。
（4）将听诊器胸件放于肘部肱动脉上，然后向袖带打气，待肱动脉搏动消失后再将表柱升高20～30 mmHg，然后缓慢放气使汞柱缓慢下降，听到的第一个声音所示的压力值为收缩压，声音消失所示的压力值为舒张压；亦可由电子血压计或监护仪显示血压值。
（5）测量血压时，一般以右上肢为准；连续测2～3次，取其最低值。必要时要测两上肢血压或同时测两下肢血压；测下肢血压时，受检者取俯卧位，袖带缚于腘窝上部约3～4 cm，测量动脉压力。
（6）测量完毕，排尽袖带余气，将血压计右倾45°关闭水银槽开关，整理妥当。
3.测脉搏：
(1)协助患者采取舒适的姿势，手臂轻松置于床上或桌面。
(2)以食指、中指、无名指的指端按压桡动脉，力度适中，以能感觉到脉搏搏动为宜。一般患者可以测量30秒，脉搏异常的患者，测量1分钟。
4.测呼吸：
(1)观察患者的胸腹部，一起一伏为一次呼吸，测量30秒。
(2)危重患者呼吸不易观察时，用少许棉絮置于病人鼻孔前，观察棉花吹动情况，计数1分钟。

操作后处理
1.记录并解释：记录体温、脉搏、呼吸、血压的数值并向患者作简要解释。
2.整理并离开：清理用物，整理床单位，感谢配合，交待注意事项，确认患者无其他需要后离开病室。

【实训测评】

生命体征监测护理程序

考核对象：　　　　班级：　　　　学号：　　　　考核得分：　　　　考核时间：

项目	考核内容	分值	扣分点	得分
仪表与素质	仪表端庄,服装整洁,不留长指甲,按医院要求着装。	5		
护理评估	1.核对执行单与医嘱单,做到准确无误。	5		
	2.评估患者的病情、意识、心理状态、合作程度等。	5		
操作前准备	1.患者准备:取合适体位。	1		
	2.环境准备:整洁、宽敞、温度适宜。	1		
	3.护士准备:着装规范,洗手,戴口罩。	1		
	4.用物准备:标准化模拟人、体温表、听诊器、血压计、记录纸、笔等。	2		
操作步骤	1.测体温: (1)口温测量:将消毒的体温计放于舌下,紧闭口唇用鼻呼吸,测5～10分钟后读数。 (2)腋温测量:擦干腋窝汗液后将体温计置于腋窝深处,并用上臂夹紧,5～10分钟后读数。 (3)肛温:测肛温时应当先在肛表前端涂润滑剂,将肛温计的水银端轻轻插入肛门3～4 cm,5～10分钟后取出,用消毒纱布擦拭体温计。	15		
	2.测血压(汞柱血压计): (1)患者休息5～10分钟。 (2)将血压表放于受检者右心房同一水平(坐位时平第四肋骨软骨,仰卧时平腋中线),并外展45°。 (3)将袖带展平,气袋中部对向肱动脉缚于上臂,袖带下缘距肘窝2～3 cm,切勿过紧或过松(以伸入1根手指为宜)以免影响所测血压的正确性。 (4)将听诊器胸件放于肘部肱动脉上,然后向袖带打气,待肱动脉搏动消失后再将表柱升高20～30 mmHg,然后缓慢放气使汞柱缓慢下降,听到的第一个声音所示的压力值为收缩压,声音消失所示的压力值为舒张压;一般以右上肢为准;连续测2～3次,取其最低值;必要时要测两上肢血压或同时测两下肢血压;测下肢血压时,受检者取俯卧位,袖带缚于腘窝上部约3～4 cm,测量动脉压力。 (5)测量完毕,排尽袖带余气,将血压计右倾45°关闭水银槽开关,整理妥当。	20		

续表

项目	考核内容	分值	扣分点	得分
操作步骤	3.测脉搏: (1)协助患者采取舒适的姿势,手臂轻松置于床上或桌面。 (2)以食指、中指、无名指的指端按压桡动脉,力度适中,以能感觉到脉搏搏动为宜。一般患者可以测量 30 秒,脉搏异常的患者,测量 1 分钟。	10		
	4.测呼吸: (1)观察患者的胸腹部,一起一伏为一次呼吸,测量 30 秒。 (2)危重患者呼吸不易观察时,用少许棉絮置于患者鼻孔前,观察棉花吹动情况,计数 1 分钟。	10		
操作后处理	1.记录体温、脉搏、呼吸、血压的数值并向患者作简要解释。	5		
	2.清理用物,整理床单位,代患者注意事项,确认患者无其他需要后离开病室。	5		
综合评价	1.操作熟练,符合规范要求。	4		
	2.无菌观念强,无污染,符合无菌原则。	4		
	3.态度严谨,动作敏捷,操作细心准确。	3		
	4.操作过程中与患者沟通有效,能做到关心患者,以患者为中心,确保安全。	4		

【注意事项】

1.测量体温前应清点体温计数量,并检查有无破损,定期检查体温计的准确性。

2.婴幼儿、危重患者、躁动患者,应设专人守护,防止意外。

3.测口温时,若患者不慎咬破体温计时,首先应及时清除玻璃碎屑,以免损伤唇、舌、口腔、食管、胃肠道黏膜,再口服蛋清或牛奶,以延缓汞的吸收。若病情允许,可食用粗纤维食物,加速汞的排出。

4.避免影响体温测量的各种因素,如运动、进食、冷热饮、冷热敷、洗澡、坐浴、灌肠等。

5.勿用拇指诊脉,因拇指小动脉的搏动较强,易与患者的脉搏相混淆。

6.异常脉搏应测量 1 分钟;脉搏细弱难以触诊应测心尖搏动 1 分钟。

7.定期检测、校对血压计。测量前,检查血压计:玻璃管无裂损,刻度清晰,加压气球和橡胶管无老化、不漏气,袖带宽窄合适,水银充足、无断裂;检查听诊器:橡胶管无老化、衔接紧密,听诊器传导正常。

实训九　粪便隐血标本的采集

【情境三】

定期复查血红蛋白浓度、红细胞计数、血细胞比容、网织红细胞计数、血尿素氮、大便隐血,以了解贫血程度、出血是否停止。

【实训任务】

粪便隐血标本的采集。

【护理程序】

粪便隐血标本采集的护理程序

护理程序	要点
护理评估	1.**健康状况**:因反复黑便3周,呕血1天入院。发病以来乏力明显,睡眠、体重大致正常,1979年发现HbsAg(＋),有胃溃疡病史10年,常用制酸剂。否认高血压、心脏病史,其否认结核史,药物过敏史。 2.**身体状况**:T 37 ℃,P 120次/分,BP 90/70 mmHg,重病容,皮肤苍白,无出血点,面颊可见蜘蛛痣2个,结膜苍白,心无异常,腹饱满,脾于肋下10 cm,并过正中线2 cm,质硬,肝浊音界第Ⅷ肋间,移动性浊音阳性,肠鸣音3～5次/分。血常规示Hb 48g/L,WBC $10.8×10^9$/L, Plt $105×10^9$/L。 3.**心理及社会状况**:患者有两儿一女,均已成家,与父母分开居住。患者性格内向,脾气较固执,不愿麻烦别人。
护理诊断	1.**活动无耐力**:与失血性周围循环衰竭有关。 2.**有窒息的危险**:与血液凝固堵塞气道有关。 3.**潜在并发症**:血容量不足。
护理目标	1.出血部位止血。 2.血容量恢复。

续表

护理程序	要点
护理措施	1.体位与保持呼吸道通畅,给予吸氧。 2.休息与活动:精神上的安静和减少身体活动有利于出血停止。 3.安全的护理:轻症患者可起身稍事活动,重症患者应多巡视。 4.生活护理:限制活动期间,协助患者完成个人日常生活活动。卧床者特别是老年人和重症患者注意预防压疮。 5.饮食护理:少量出血无呕吐者,可进温凉、清淡流质;出血停止后改为营养丰富、易消化、无刺激性半流质、软食,少量多餐,逐步过渡到正常饮食。 6.治疗护理:立即建立静脉通道;配合医生迅速、准确地实施输血、输液、各种止血治疗及用药等抢救措施,并观察治疗效果及不良反应。 7.心理护理。 8.病情监测:生命体征、周围循环状况的观察、出血量的估计、继续或再次出血的判断、患者原发病的病情观察。
护理评价	1.患者出血停止,呼吸道通畅。 2.血压已恢复正常。

【操作流程图】

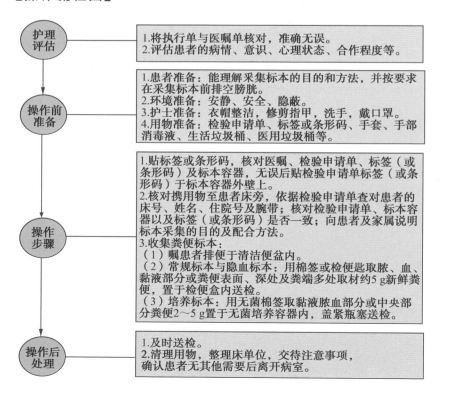

【实训测评】

粪便隐血标本采集的实训测评

考核对象： 班级： 学号： 考核得分： 考核时间：

项目	考核内容	分值	扣分点	得分
仪表与素质	仪表端庄，服装整洁，不留长指甲，按医院要求着装。	5		
护理评估	1.核对执行单与医嘱单，做到准确无误。	5		
	2.评估患者的病情、意识、心理状态、合作程度等。	5		
操作前准备	1.患者准备：能理解标本采集的目的和方法，并按要求在采集标本前排空膀胱。	1		
	2.环境准备：安静、安全、隐蔽。	1		
	3.护士准备：衣帽整洁，修剪指甲，洗手，戴口罩。	1		
	4.用物准备：检验申请单、条形码、手套、手消毒液、生活垃圾桶、医用垃圾桶。	2		
操作步骤	1.贴标签或条形码，核对医嘱、检验申请单、条形码及标本容器，无误后贴条形码于标本容器外壁上。	15		
	2.核对信息：携用物至患者床旁，依据检验申请单查对患者的床号、姓名、住院号及腕带；核对检验申请单、标本容器以及条形码是否一致；向患者及家属说明标本采集的目的及配合方法。	15		
	3.收集粪便标本： (1)嘱患者排便于清洁便盆内。 (2)常规标本与隐血标本：用棉签或检便匙取脓、血、黏液部分或粪便表面、深处及粪端多处取材约 5 g 新鲜粪便，置于检便盒内送检。 (3)培养标本：用无菌棉签取黏液脓血部分或中央部分粪便 2～5 g 置于无菌培养容器内，盖紧瓶塞送检。	25		
操作后处理	1.及时送检。	5		
	2.清理用物，整理床单位，感谢患者配合，交代注意事项，确认患者无其他需要后离开病室。	5		

续表

项目	考核内容	分值	扣分点	得分
综合评价	1.操作熟练,符合规范要求。	5		
	2.态度严谨,动作敏捷。操作细心准确。	5		
	3.操作过程中沟通有效,能做到关心患者,以患者为中心,确保安全。	5		

【注意事项】

1.盛粪便标本的容器必须有盖,有明显标记。

2.不应留取尿壶或混有尿液的便盆中的粪便标本。

> ❖ **知识拓展**
>
> 1.采集寄生虫标本时,如患者服用驱虫药或做血吸虫孵化检查,应取黏液、脓、血部分,如需孵化毛蚴应留取不少于30 g的粪便,并尽快送检,必要时留取整份粪便送检。
>
> 2.检查痢疾阿米巴滋养体时,在采集标本前几天,不应给患者服用钡剂、油质或含金属的泻剂,以免金属制剂影响阿米巴虫卵或胞囊的显露。同时应床边留取新排出的粪便,从脓血和稀软部分取材,并立即保温送实验室检查。

第四节 慢性肾衰竭患者的护理实训

> ☞ **学习目标**
>
> 1.能够对慢性肾衰竭的患者进行评估。
>
> 2.能够理解慢性肾衰竭的发病机制与临床表现之间的关系。
>
> 3.能够根据评估,为慢性肾衰竭的患者制定相应的护理措施。
>
> 4.能够对慢性肾衰竭的患者,进行有效的健康指导,并教会患者或家属理解各项检查操作的注意事项。

慢性肾衰竭(chronic renal failure,CRF),简称慢性肾衰,指各种原发性或继发性慢性肾脏病进行性进展引起肾小球滤过率(GFR)下降和肾功能损害,出现以代谢产物潴留,水、电解质和酸碱平衡紊乱和全身各系统症状为主要表现的临床综合征。在我国,慢性肾衰竭发病率约为 100 百万人口,男女发病率分别占 55%、45%,高发年龄为 45~50 岁。

【教学案例】

患者,男,35 岁,因水肿 5 年,夜尿增多 2 年,乏力、厌食 1 个月就诊。患者 5 年前无明显诱因出现晨起眼睑水肿,无乏力,食欲缺乏,腰痛,血尿等,于当地医务室测血压 150/90 mmHg,未规律诊治。此后水肿间断出现,时有时无,时轻时重,未予重视。近 2 年来其出现夜尿增多,3~4 次/夜,未诊治。患者近 1 个月无诱因感乏力、厌食,有时伴恶心、腹胀,无腹痛、腹泻或发热,自服多潘立酮(吗丁啉)无效,乏力厌食症状进行性加重,遂就诊。患者自发病以来睡眠可,大便正常,尿量无明显改变,近 1 年体重有下降(具体不详)。既往无糖尿病史,无药物滥用史,无药物过敏史。

体格检查:T 36.8 ℃,P 90 次/分,R 20 次/分,BP 160/100 mmHg;慢性病容,贫血貌,双眼睑轻度水肿,皮肤有氨味,浅表淋巴结无肿大,巩膜无黄染。心、肺、腹部查体未见异常;双下肢无水肿。

实验室检查:血常规示 Hb 88g/L;尿常规示蛋白(++),RBC(++);粪便常规(一)。血生化示肌酐(Cr) 900 μmol/L,HCO$_3$$^-$ 15 mmol/L,血磷升高。

其他辅助检查:B 超示双肾缩小,左肾 8.7 c×4.0 cm,右肾 9.0 cm×4.1 cm,双肾皮质回声增强,皮髓质分界不清。

入院诊断:慢性肾衰竭(尿毒症期)、肾性高血压、肾性贫血(中度)。

实训十　尿液标本采集

【情境一】

患者入院后遵医嘱予以营养治疗,优质低蛋白饮食、降压、纠正肾性贫血、纠正代谢性酸中毒、防治并发症等治疗,完善辅助检查,2 天后遵医嘱予以尿常规复查。

【实训任务】

尿液标本(尿常规、蛋白定量检查)采集。

【护理程序】

尿液标本采集的护理程序

护理程序	要点
护理评估	1.**健康状况**:患者,因水肿 5 年,夜尿增多 2 年,乏力、厌食 1 个月就诊。患者自发病以来睡眠可,大便正常,尿量无明显改变,近 1 年体重有下降(具体不详)。既往无糖尿病史,无药物滥用史,无药物过敏史。 2.**身体状况**:BP 160/100 mmHg;慢性病容,贫血貌,双眼睑轻度水肿,皮肤有氨味;心、肺、腹部查体未见异常;双下肢无水肿;血常规示 Hb 88 g/L;尿常规示蛋白(＋＋),RBC(＋＋)。血生化示 Cr 900 μmol/L,HCO_3^- 15 mmol/L,血磷升高;B 超示双肾缩小,左肾 8.7 cm×4.0 cm,右肾 9.0 cm×4.1 cm,双肾皮质回声增强,皮髓质分界不清。 3.**心理及社会状况**:患者有一儿,性格内向,脾气较固执。
护理诊断	1.**营养失调**:与食欲减退、消化吸收功能紊乱、长期限制蛋白质摄入等因素有关。 2.**有皮肤完整性受损的危险**:与皮肤水肿、瘙痒,凝血机制异常、机体抵抗力下降有关。 3.**有感染的危险**:与机体免疫功能低下、白细胞功能异常、透析等有关。 4.**潜在并发症**:水、电解质、酸碱平衡失调。
护理目标	1.患者能保持足够的营养物质的摄入,身体营养状况有所改善。 2.维持机体水、电解质、酸碱平衡。 3.水肿减轻或消退,瘙痒缓解,皮肤清洁、完整。 4.贫血情况能够被早期发现并得到纠正。 5.住院期间未发生感染。
护理措施	1.病情观察:观察患者的生命体征的变化,尤其血压变化的情况。观察尿液量、色等情况,定期复查**尿常规**;观察水肿的分布、部位、特点等,观察全身水肿的征象,定期测量体重,严格记录 24 小时出入量,尤其尿液的变化情况。 2.饮食护理:对有氮质血症的患者,应限制蛋白摄入,以优质蛋白为主。 3.皮肤护理:以免损害皮肤引起感染。 4.药物护理:合理用药,注意药物的作用和不良反应。 5.休息与活动。
护理评价	1.患者能保持足够的营养物质的摄入,身体营养状况有所改善。 2.维持机体水、电解质、酸碱平衡。 3.水肿减轻或消退,瘙痒缓解,皮肤清洁、完整。 4.贫血情况能够被早期发现并得到纠正。 5.住院期间未发生感染。

【操作流程图】

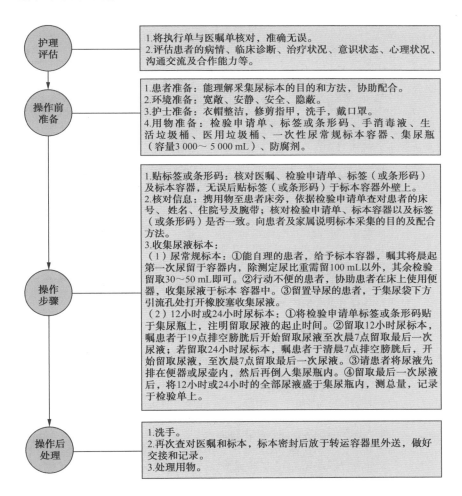

护理评估
1.将执行单与医嘱单核对,准确无误。
2.评估患者的病情、临床诊断、治疗状况、意识状态、心理状况、沟通交流及合作能力等。

操作前准备
1.患者准备:能理解采集尿标本的目的和方法,协助配合。
2.环境准备:宽敞、安静、安全、隐蔽。
3.护士准备:衣帽整洁,修剪指甲,洗手,戴口罩。
4.用物准备:检验申请单、标签或条形码、手消毒液、生活垃圾桶、医用垃圾桶、一次性尿常规标本容器、集尿瓶(容量3 000~5 000 mL)、防腐剂。

操作步骤
1.贴标签或条形码:核对医嘱、检验申请单、标签(或条形码)及标本容器,无误后贴标签(或条形码)于标本容器外壁上。
2.核对信息:携用物至患者床旁,依据检验申请单查对患者的床号、姓名、住院号及腕带;核对检验申请单、标本容器以及标签(或条形码)是否一致。向患者及家属说明标本采集的目的及配合方法。
3.收集尿液标本:
(1)尿常规标本:①能自理的患者,给予标本容器,嘱其将晨起第一次尿留于容器内,除测定尿比重需留100 mL以外,其余检验留取30~50 mL即可。②行动不便的患者,协助患者在床上使用便器,收集尿液于标本容器中。③留置导尿的患者,于集尿袋下方引流孔处打开橡胶塞收集尿液。
(2)12小时或24小时尿标本:①将检验申请单标签或条形码贴于集尿瓶上,注明留取尿液的起止时间。②留取12小时尿标本,嘱患者于19点排空膀胱后开始留取尿液至次晨7点留最后一次尿液;若留取24小时尿标本,嘱患者于清晨7点排空膀胱后,开始留取尿液,至次晨7点留取最后一次尿液。③请患者将尿液先排在便器或尿壶内,然后再倒入集尿瓶内。④留取最后一次尿液后,将12小时或24小时的全部尿液盛于集尿瓶内,测总量,记录于检验单上。

操作后处理
1.洗手。
2.再次查对医嘱和标本,标本密封后放于转运容器里外送,做好交接和记录。
3.处理用物。

【实训测评】

尿液标本采集的实训测评

考核对象:　　　　班级:　　　　学号:　　　　考核得分:　　　　考核时间:

项目	考核内容	分值	扣分点	得分
仪表与素质	仪表端庄,服装整洁,不留长指甲,按医院要求着装。	5		

续表

项目	考核内容	分值	扣分点	得分
护理评估	1.核对执行单与医嘱单,做到准确无误。	5		
	2.评估患者的病情、临床诊断、治疗状况、意识状态、心理状况、沟通交流及合作能力等。	5		
操作前准备	1.患者准备:能理解采集尿标本的目的和方法,协助配合。	1		
	2.环境准备:宽敞、安静、安全、隐蔽。	1		
	3.护士准备:衣帽整洁,修剪指甲,洗手,戴口罩。	1		
	4.用物准备:检验申请单、条形码、手消毒液、生活垃圾桶、医用垃圾桶、一次性尿常规标本容器、集尿瓶、防腐剂等。	2		
操作步骤	1.贴条形码:核对医嘱、检验申请单、条形码及标本容器,无误后贴条形码于标本容器外壁上。	10		
	2.核对信息:携用物至患者床旁,依据检验申请单查对患者的床号、姓名、住院号及腕带;核对检验申请单、标本容器以及条形码是否一致;向患者及家属说明标本采集的目的及配合方法。	15		
	3.收集尿液标本: (1)尿常规标本:①能自理的患者,给予标本容器,嘱其将晨起第一次尿留于容器内,除测定尿比重需留 100 mL 以外,其余检验留取 30～50 mL 即可。②行动不便的患者,协助患者在床上使用便器,收集尿液于标本容器中。③留置导尿的患者,于集尿袋下方引流孔处打开橡胶塞收集尿液。 (2)12 小时或 24 小时尿标本:①将检验申请单条形码贴于集尿瓶上,注明留取尿液的起止时间。②留取 12 小时尿标本,嘱患者于 19 点排空膀胱后开始留取尿液至次晨 7 点留取最后一次尿液;若留取 24 小时尿标本,嘱患者于清晨 7 点排空膀胱后,开始留取尿液,至次晨 7 点留取最后一次尿液。③请患者将尿液先排在便器或尿壶内,然后再倒入集尿瓶内。④留取最后一次尿液后,将 12 小时或 24 小时的全部尿液盛于集尿瓶内,测总量,记录于检验单上。	30		

续表

项目	考核内容	分值	扣分点	得分
操作后处理	1.洗手。	3		
	2.查对、密封、送检。	4		
	3.记录并处理用物。	3		
综合评价	1.操作熟练,符合规范要求。	4		
	2.无菌观念强,无污染,符合无菌原则。	4		
	3.态度严谨,动作敏捷,操作细心准确。	3		
	4.操作过程中与患者沟通有效,能做到关心患者,以患者为中心,确保安全。	4		

【注意事项】

1.尿液标本必须新鲜,并按要求留取。

2.尿液标本应避免经血、白带、精液、粪便等混入。此外,还应注意避免烟灰、便纸等异物混入。

3.标本留取后,应及时送检,以免细菌繁殖、细胞溶解或被污染等。送检标本时要置于有盖容器内,以免尿液蒸发影响检测结果。

4.常规检查在标本采集后尽快送检,最好不超过 2 小时,如不能及时送检和分析,必须采取保存措施,如冷藏或防腐等。

实训十一　留置导尿术

【情境二】

入院后 5 天,查房发现患者精神状态较差,自诉腹胀、睡眠质量差,10 余小时未排尿,查体示尿潴留,与患者沟通后行留置导尿术。

【实训任务】

留置导尿术。

【护理程序】

留置导尿术的护理程序

护理程序	要点
护理评估	1.**健康状况**:患者,因水肿 5 年,夜尿增多 2 年,乏力、厌食 1 个月就诊。患者目前腹胀、睡眠质量差。既往无糖尿病史,无药物滥用史,无药物过敏史。 2.**身体状况**:慢性病容,贫血貌,双眼睑轻度水肿,皮肤有氨味,心、肺、腹部查体未见异常;双下肢无水肿;尿常规示蛋白(＋＋),RBC(＋＋);B 超示双肾缩小,左肾 8.7 cm×4.0 cm,右肾 9.0 cm×4.1 cm,双肾皮质回声增强,皮髓质分界不清。 3.**心理及社会状况**:患者有一儿,性格内向,脾气较固执。
护理诊断	1.**营养失调**:与食欲减退、消化吸收功能紊乱、长期限制蛋白质摄入等因素有关。 2.**有皮肤完整性受损的危险**:与皮肤水肿、瘙痒,凝血机制异常、机体抵抗力下降有关。 3.**有感染的危险**:与机体免疫功能低下、白细胞功能异常、透析等有关。 4.**潜在并发症**:水、电解质、酸碱平衡失调。
护理目标	1.患者能保持足够的营养物质的摄入,身体营养状况有所改善。 2.维持机体水、电解质、酸碱平衡。 3.水肿减轻或消退,瘙痒缓解,皮肤清洁、完整。 4.贫血情况能够被早期发现并得到纠正。 5.住院期间未发生感染。
护理措施	1.病情观察:观察患者的生命体征的变化,定期测量体重,严格记录 24 小时出入量,尤其尿液的变化情况,必要时行**留置导尿术**。 2.饮食护理:对有氮质血症的患者,应限制蛋白摄入,以优质蛋白为主。饮食应选用易消化、热量充足富含维生素的食物。 3.皮肤护理:以免损害皮肤引起感染。 4.药物护理:合理用药,注意药物的作用和不良反应。 5.休息与活动。
护理评价	1.患者能保持足够的营养物质的摄入,身体营养状况有所改善。 2.维持机体水、电解质、酸碱平衡。 3.水肿减轻或消退,瘙痒缓解,皮肤清洁、完整。 4.贫血情况能够被早期发现并得到纠正。 5.住院期间未发生感染。

【操作流程图】

护理评估	1.将执行单与医嘱单核对，准确无误。 2.评估患者的年龄、病情、临床诊断、导尿的目的、意识状态、生命体征、合作程度、心理状况、生活自理能力、膀胱充盈度及会阴部皮肤黏膜情况。
操作前准备	1.患者准备：患者及家属了解留置导尿的目的、过程和注意事项，学会在活动时防止导尿管脱落的方法等，如患者不能配合时，请他人协助维持适当的姿势；清洁外阴，做好导尿的准备。 2.环境准备：酌情关闭门窗，围帘或屏风遮挡患者；保持合适的室温；光线充足或有足够的照明。 3.护士准备：着装规范，洗手，戴口罩。 4.用物准备：一次性导尿包、手消毒液、弯盘、一次性垫巾或小橡胶单和治疗巾1套，浴巾、生活垃圾桶、医疗垃圾桶，酌情准备屏风。
操作步骤	1.核对信息：携用物至患者床旁，核对患者床号、姓名、腕带。 2.根据男、女患者尿道的解剖特点进行消毒、导尿消毒。 男性患者： （1）初步消毒：操作者一手持镊子夹取消毒棉球进行初步消毒，依次为阴阜、阴茎、阴囊；另一戴手套的手取无菌纱布裹住阴茎将包皮向后推暴露尿道口，自尿道口向外向后旋转擦拭尿道口、龟头及冠状沟；污棉球、纱布置弯盘内；消毒完毕将小方盘、弯盘移至床尾，脱下手套。 （2）打开导尿包：用洗手消毒液消毒双手后，将导尿包放在患者两腿之间，按无菌技术操作原则打开治疗巾。 （3）戴无菌手套，铺孔巾：取出无菌手套，按无菌技术操作原则戴好无菌手套，取出孔巾，铺在患者的外阴处并暴露阴茎。 （4）润滑尿管：按操作顺序整理好用物，取出导尿管，用润滑液棉球润滑导尿管前段，根据需要将导尿管和集尿袋的引流管连接，放于方盘内，取消毒液棉球放于弯盘内。 （5）再次消毒：弯盘移至近外阴处，一手用纱布包住阴茎向后推，暴露尿道口；另一只手持镊子夹消毒棉球再次消毒尿道口、龟头及冠状沟；污棉球、镊子放床尾弯盘内。 （6）导尿：一手继续持无菌纱布固定阴茎并提起，使之与腹壁成60°角，将方盘置于孔巾口旁，嘱患者张口呼吸，用另一镊子夹持导尿管对准尿道口轻轻插入尿道20～22 cm。 女性患者： （1）初步消毒：操作者一手持镊子夹取消毒液棉球初步消毒阴阜、大阴唇，另一戴手套的手分开大阴唇，消毒小阴唇和尿道口；污棉球置弯盘内；消毒完毕脱下手套置弯盘内，将弯盘及小方盘移至床尾处。 （2）打开导尿包：用洗手消毒液消毒双手后，将导尿包放在患者两腿之间，按无菌技术操作原则打开治疗巾。 （3）戴无菌手套，铺孔巾：取出无菌手套，按无菌技术操作原则戴好无菌手套，取出孔巾，铺在患者的外阴处并暴露会阴部。 （4）整理用物，润滑尿管：按操作顺序整理好用物，取出导尿管，用润滑液棉球润滑导尿管前段，根据需要将导尿管和集尿袋的引流管连接，取消毒液棉球放于弯盘内。 （5）再次消毒：弯盘置于外阴处，一手分开并固定小阴唇，一手持镊子夹取消毒液棉球，分别消毒尿道口、两侧小阴唇、尿道口、污棉球、弯盘、镊子放床尾弯盘内。 （6）导尿：将方盘置于孔巾口旁，嘱患者张口呼吸，用另一镊子夹持导尿管对准尿道口轻轻插入尿道4～6 cm。 3.固定：见尿液后再插入7～10 cm，夹住导尿管尾端 或连接集尿袋，连接注射器，根据导尿管上注明的气囊容 积向气囊注入等量的无菌溶液，轻拉导尿管有阻力感，即证实导尿管固定于膀胱内。 4.固定集尿袋：导尿成功后，关闭引流管，撤出孔巾，擦净外阴，用安全别针将集尿袋的引流管固定在床单上，集尿袋固定于床沿下，开放导尿管。
操作后处理	1.整理导尿用物弃于医用垃圾桶内，撤出患者臀下的小橡胶单和治疗巾放治疗车下层，脱去手套。 2.协助患者穿好裤子，取舒适卧位，整理床单位。 3.洗手，记录。

【实训测评】

留置导尿术的实训测评

考核对象：　　　　班级：　　　　学号：　　　　考核得分：　　　　考核时间：

项目	考核内容	分值	扣分点	得分
仪表与素质	仪表端庄，服装整洁，不留长指甲，按医院要求着装。	5		
护理评估	1.核对执行单与医嘱单，做到准确无误。	5		
	2.评估患者的年龄、病情、临床诊断、导尿的目的、意识状态、生命体征、合作程度、心理状况、生活自理能力、膀胱充盈度及会阴部皮肤黏膜情况。	5		
操作前准备	1.患者准备：患者及家属了解留置导尿的目的、过程和注意事项，学会在活动时防止导尿管脱落的方法等，如患者不能配合时，请他人协助维持适当的姿势，清洁外阴，做好导尿的准备。	1		
	2.环境准备：酌情关闭门窗、围帘或屏风遮挡患者；保持合适的室温；光线充足或有足够的照明。	1		
	3.护士准备：着装规范，洗手，戴口罩。	1		
	4.用物准备：一次性导尿包、手消毒液、弯盘、一次性垫巾或小橡胶单和治疗巾1套、浴巾、生活垃圾桶、医疗垃圾桶，酌情准备屏风。	2		
操作步骤	1.核对：携用物至患者床旁，核对患者床号、姓名、腕带。	5		
	2.导尿消毒： 男性患者： (1)初步消毒。 (2)打开导尿包。 (3)戴无菌手套，铺孔巾。 (4)润滑尿管。 (5)再次消毒。 (6)导尿。 女性患者： (1)初步消毒。 (2)打开导尿包。 (3)戴无菌手套，铺孔巾。 (4)整理用物，润滑尿管。 (5)再次消毒。 (6)导尿。	35		

续表

项目	考核内容	分值	扣分点	得分
操作步骤	3.固定:见尿液后再插入 7～10 cm。夹住导尿管尾端或连接集尿袋,连接注射器,根据导尿管上注明的气囊容积向气囊注入等量的无菌溶液,轻拉导尿管有阻力感。	10		
	4.固定集尿袋:导尿成功后,夹闭引流管,撤下孔巾,擦净外阴,用安全别针将集尿袋的引流管固定在床单上,集尿袋固定于床沿下,开放导尿管。	5		
操作后处理	1.整理用物,脱去手套。	4		
	2.协助患者穿好裤子,取舒适卧位,整理床单位。	3		
	3.洗手,记录。	3		
综合评价	1.操作熟练,符合规范要求。	4		
	2.无菌观念强,无污染,符合无菌原则。	4		
	3.态度严谨,动作敏捷,操作细心准确。	3		
	4.操作过程中与患者沟通有效,能做到关心患者,以患者为中心,确保安全。	4		

【注意事项】

1.严格执行查对制度和无菌技术操作原则。

2.在操作过程中注意保护患者的隐私,并采取适当的保暖措施,防止患者着凉。

3.对膀胱高度膨胀且极度虚弱的患者,第一次放尿不得超过 1 000 mL。大量放尿可使腹腔内压急剧下降,血液大量滞留在腹腔内,导致血压下降而虚脱。另外,膀胱内压突然降低,还可导致膀胱黏膜急剧充血,发生血尿。

4.老年女性尿道口回缩,插管时应仔细观察、辨认,避免误入阴道。

5.为女患者插尿管时,如导尿管误入阴道,应更换无菌导尿管,然后重新插管。

6.为避免损伤和导致泌尿系统的感染,必须掌握男性和女性尿道的解剖特点。

7.气囊导尿管固定时要注意不能过度牵拉尿管,以防膨胀的气囊卡在尿道内口,压迫膀胱壁或尿道,导致黏膜组织的损伤。

实训十二　肾脏透析的护理

【情境三】

患者入院后一般治疗效果较差,复查肾功能示:Cr 1 300 μmol/L,医嘱予透析治疗。

【实训任务】

肾脏透析的护理。

【护理程序】

肾脏透析的护理程序

护理程序	要点
护理评估	1.**健康状况**:患者因水肿 5 年,夜尿增多 2 年,乏力、厌食 1 个月就诊。患者自发病以来睡眠可,大便正常,尿量无明显改变,近 1 年体重有下降(具体不详)。患者既往无糖尿病史,无药物滥用史,无药物过敏史。 2.**身体状况**:慢性病容,贫血貌,双眼睑轻度水肿,皮肤有氨味;心、肺、腹部查体未见异常;双下肢无水肿。Cr 1 300 μmol/L;尿常规示蛋白(＋＋),RBC(＋＋);B 超示双肾缩小,左肾 8.7 cm×4.0 cm,右肾 9.0 cm×4.1 cm,双肾皮质回声增强,皮髓质分界不清。 3.**心理及社会状况**:患者有一儿,性格内向,脾气较固执。
护理诊断	1.**营养失调**:与食欲减退、消化吸收功能紊乱、长期限制蛋白质摄入等因素有关。 2.**有皮肤完整性受损的危险**:与皮肤水肿、瘙痒,凝血机制异常、机体抵抗力下降有关。 3.**有感染的危险**:与机体免疫功能低下、白细胞功能异常、透析等有关。 4.**潜在并发症**:水、电解质、酸碱平衡失调。
护理目标	1.患者能保持足够的营养物质的摄入,身体营养状况有所改善。 2.维持机体水、电解质、酸碱平衡。 3.水肿减轻或消退,瘙痒缓解,皮肤清洁、完整。 4.贫血情况能够被早期发现并得到纠正。 5.住院期间未发生感染。
护理措施	1.**病情观察**:观察患者的生命体征的变化,尤其血压变化的情况;观察尿液量、色等情况,定期复查尿常规,观察水肿的分布、部位、特点等,观察全身水肿的征象;定期测量体重;严格记录 24 小时出入量,尤其尿液的变化情况。 2.**饮食护理**:对有氮质血症的患者,应限制蛋白摄入,以优质蛋白为主。饮食应选用易消化、热量充足富含维生素的食物。 3.**皮肤护理**:以免损害皮肤引起感染。 4.**药物护理**:合理用药,注意药物的作用和副反应。 5.**休息与活动**。 6.**肾脏透析**。

续表

护理程序	要点
护理评价	1.患者能保持足够的营养物质的摄入，身体营养状况有所改善。 2.维持机体水、电解质、酸碱平衡。 3.水肿减轻或消退，瘙痒缓解，皮肤清洁、完整。 4.贫血情况能够被早期发现并得到纠正。 5.住院期间未发生感染。

【操作流程图】

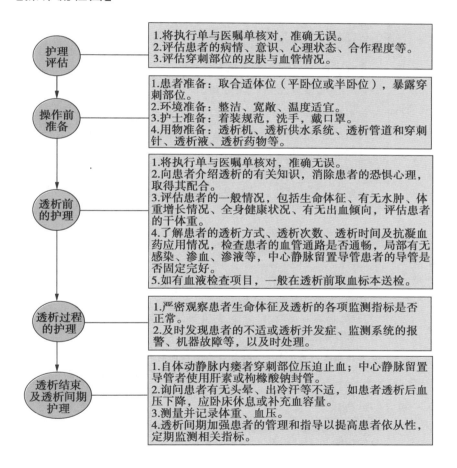

护理评估
1.将执行单与医嘱单核对，准确无误。
2.评估患者的病情、意识、心理状态、合作程度等。
3.评估穿刺部位的皮肤与血管情况。

操作前准备
1.患者准备：取合适体位（平卧位或半卧位），暴露穿刺部位。
2.环境准备：整洁、宽敞、温度适宜。
3.护士准备：着装规范，洗手，戴口罩。
4.用物准备：透析机、透析供水系统、透析管道和穿刺针、透析液、透析药物等。

透析前的护理
1.将执行单与医嘱单核对，准确无误。
2.向患者介绍透析的有关知识，消除患者的恐惧心理，取得其配合。
3.评估患者的一般情况，包括生命体征、有无水肿、体重增长情况、全身健康状况、有无出血倾向，评估患者的干体重。
4.了解患者的透析方式、透析次数、透析时间及抗凝血药应用情况，检查患者的血管通路是否通畅，局部有无感染、渗血、渗液等，中心静脉留置导管患者的导管是否固定完好。
5.如有血液检查项目，一般在透析前取血标本送检。

透析过程的护理
1.严密观察患者生命体征及透析的各项监测指标是否正常。
2.及时发现患者的不适或透析并发症、监测系统的报警、机器故障等，以及时处理。

透析结束及透析间期护理
1.自体动静脉内瘘者穿刺部位压迫止血；中心静脉留置导管者使用肝素或枸橼酸钠封管。
2.询问患者有无头晕、出冷汗等不适，如患者透析后血压下降，应卧床休息或补充血容量。
3.测量并记录体重、血压。
4.透析间期加强患者的管理和指导以提高患者依从性，定期监测相关指标。

【实训测评】

肾脏透析的实训测评

考核对象：　　　　班级：　　　　学号：　　　　考核得分：　　　　考核时间：

项目	考核内容	分值	扣分点	得分
仪表与素质	仪表端庄,服装整洁,不留长指甲,按医院要求着装。	5		
护理评估	1.核对执行单与医嘱单,做到准确无误。	1		
	2.评估患者的病情、意识、心理状态、合作程度等。	2		
	3.评估穿刺部位的皮肤与血管情况。	2		
操作前准备	1.患者准备:取合适体位,暴露穿刺部位。	1		
	2.环境准备:整洁、宽敞、温度适宜。	1		
	3.护士准备:着装规范,洗手,戴口罩。	1		
	4.用物准备:透析机、透析供水系统、透析管道和穿刺针、透析液、透析药物等。	2		
透析前的护理	1.核对执行单与医嘱单,做到准确无误。	6		
	2.向患者介绍透析的有关知识,消除患者的恐惧心理,取得其配合。	6		
	3.评估患者的一般情况,包括生命体征、有无水肿、体重增长情况、全身健康状况、有无出血倾向,评估患者的干体重。	6		
	4.了解患者的透析方式、透析次数、透析时间及抗凝血药应用情况,检查患者的血管通路是否通畅,局部有无感染、渗血、渗液等,中心静脉留置导管患者的导管是否固定完好。	6		
	5.如有血液检查项目,一般在透析前取血标本送检。	6		
透析过程的护理	1.严密观察患者生命体征及透析的各项监测指标是否正常。	6		
	2.及时发现患者的不适或透析并发症、监测系统的报警、机器故障等,以及时处理。	6		

续表

项目	考核内容	分值	扣分点	得分
透析结束及透析间期护理	1.自体动静脉内瘘穿刺部位压迫止血;中心静脉留置导管者使用肝素或枸橼酸钠封管。	6		
	2.询问患者有无头晕、出冷汗等不适,如患者透析后血压下降,应卧床休息或补充血容量。	6		
	3.测量并记录体重、血压。	6		
	4.透析间期加强患者的管理和指导以提高患者依从性,定期监测相关指标。	6		
综合评价	1.操作熟练,符合规范要求。	5		
	2.无菌观念强,无污染,符合无菌原则。	5		
	3.态度严谨,动作敏捷。操作细心准确。	4		
	4.操作过程中与患者沟通有效,能做到关心患者,以患者为中心,确保安全。	5		

【注意事项】

1.血透相关知识指导:告诉患者血透的目的和意义以及定期透析的重要性;帮助患者建立健康生活方式,如戒烟戒酒、生活规律。鼓励患者适当运动锻炼,参与社会活动和力所能及的工作。

2.血管通路护理指导:教会使用自体动静脉内瘘的患者每天判断内瘘是否通畅;保持内瘘局部皮肤清洁,每次透析前清洁手臂;保持穿刺部位清洁干燥,避免弄湿;避免内瘘侧肢体受压、负重、戴手表;注意保护内瘘,避免碰撞等外伤,以延长其使用期。

3.饮食指导:血液透析患者的营养问题极为重要,营养状况直接影响患者的长期存活及生存质量的改善,因此要加强饮食指导,使患者合理调配饮食。

❖ 知识拓展

肾移植是将来自供体的肾脏通过手术植入受者体内,从而恢复肾脏功能。成功的肾移植可全面恢复肾脏功能,相比于透析患者生活质量更佳、维持治疗费用更低、存活率更高,已成为终末期肾病患者首选治疗方式。目前肾移植手术已较为成熟,对其相关内科问题的管理是影响长期存活率的关键。

第五节　糖尿病患者的护理实训

> **☞学习目标**
> 1.能够对糖尿病患者进行评估。
> 2.能够理解糖尿病的发病机制与临床表现之间的关系。
> 3.能够根据评估,为糖尿病患者制定相应的护理措施。
> 4.能够对糖尿病患者,进行有效的健康指导,并教会患者或家属理解"五驾马车"原则及注意事项。

糖尿病(diabetes mellitus,DM)是由遗传和环境因素共同作用而引起的一组以慢性高血糖为特征的代谢性疾病。根据国际糖尿病联盟(IDF)统计,2011年全球糖尿病患者已达 3.7 亿,我国已成为世界上糖尿病患者数最多的国家。其中,儿童和青少年 2 型糖尿病的患病率显著增加。糖尿病已成为严重威胁国人健康的公共卫生问题。

【教学案例】

患者,女,67 岁,因多饮、多食、消瘦 10 余年,下肢水肿伴麻木 1 个月来诊。10 年前无明显诱因出现烦渴、多饮,饮水量每日达 4 000 mL,伴尿量增多,主食由 6 两/日增至 1 斤/日,体重在 6 个月内下降 5 kg,门诊查血糖 12.5 mmol/L,尿糖(＋＋＋＋),服用降糖药物治疗好转。近 1 年来逐渐出现视物模糊,眼科检查为轻度白内障,视网膜有新生血管。1 个月来出现双下肢麻木,时有针刺样疼痛,伴下肢水肿,大便正常,睡眠差。其既往 7 年来有时血压偏高,无药物过敏史,个人史和家族史无特殊。

体格检查:T 36 ℃,P 78 次/分,R 18 次/分,BP 160/100 mmHg,无皮疹,浅表淋巴结未触及,巩膜不黄,双晶体稍混浊,颈软,颈静脉无怒张,心肺无异常,腹平软,肝脾未触及,双下肢可凹性水肿,感觉减退,巴宾斯基征(一)。

实验室检查:Hb 123 g/L,WBC 6.5×10⁹/L,NEU% 65%,淋巴细胞百分比(LYM%) 35%,Plt 235 × 10⁹/L,尿蛋白（＋）,尿糖（＋＋＋）,WBC 0~3 个/HPF,血糖 13 mmol/L,尿素氮 BUN 7.0mmol/L。

入院诊断:(1)2 型糖尿病。

(2)高血压。

实训十三　血糖测定

【情境一】

患者入院后遵医嘱予以控制饮食、调整降糖药、适当运动，对肾脏、神经、眼科等合并症进行处理，积极控制血压。为了更好地监测血糖，患者应每日进行空腹、三餐后两小时 4 次微量血糖测定。

【实训任务】

微量血糖测定。

【护理程序】

血糖测定的护理程序

护理程序	要点
护理评估	1.**健康状况**：患者，因多饮、多食、消瘦 10 余年，下肢水肿伴麻木 1 个月来诊。十年前无明显诱因出现烦渴、多饮，饮水量每日达 4 000 mL，伴尿量增多，主食由 0.3 kg/日增至 0.5 kg/日，体重在 6 个月内下降 5 kg，门诊查血糖 12.5 mmol/L，尿糖（＋＋＋＋），服用降糖药物治疗好转。近 1 年来逐渐出现视物模糊，眼科检查为轻度白内障，视网膜有新生血管。1 个月来出现双下肢麻木，时有针刺样疼痛，伴下肢水肿，大便正常，睡眠差。其既往 7 年来有时血压偏高，无药物过敏史，个人史和家族史无特殊。 2.**身体状况**：T 36 ℃，P 78 次/分，R 18 次/分，BP 160/100 mmHg，心肺无异常，腹平软，肝脾未触及，双下肢可凹性水肿，感觉减退，膝腱反射消失，巴宾斯基征（－）。Hb 123g/L，WBC $6.5×10^9$/L，NEU％ 65％，LYM％ 35％，Plt $235×10^9$/L，尿蛋白（＋），尿糖（＋＋＋），WBC 0～3 个/HPF，血糖 13 mmol/L，BUN 7.0 mmol/L。 3.**心理及社会状况**：患者有一儿一女，均已成家，与父母分开居住。患者性格内向，脾气较固执。
护理诊断	1.营养失调（低于机体需要量）：与胰岛素分泌或作用缺陷有关。 2.有感染的危险：与血糖增高、脂代谢紊乱、营养不良、微循环障碍等因素有关。 3.潜在并发症：糖尿病足、酮症酸中毒、高渗高血糖综合征、低血糖。
护理目标	1.患者体重恢复正常并保持稳定，血糖、血脂正常或维持理想水平。 2.未发生感染或发生时能被及时发现和处理。 3.能采取有效措施预防糖尿病足的发生，未发生糖尿病足或发生糖尿病足时能得到有效处理。 4.未发生糖尿病急性并发症和（或）低血糖，或发生时能被及时发现和处理。

续表

护理程序	要点
护理措施	1.密切观察血糖变化,定期**血糖测定**,了解患者有无感觉异常,注意检查足部皮肤,每天检查足部 1 次,观察皮肤颜色温度以及足部神经感觉,足背的动脉搏动等情况。 2.正确执行医嘱,准时、准量给予口服降糖药,并观察药物的作用与不良反应;注射胰岛素时剂型、剂量、时间要准确,注意轮换注射部位;观察有无低血糖的表现。 3.饮食护理:遵医嘱控制总热量,使患者了解饮食与治疗的关系;注意定时、定量、定餐、禁食各种甜食,遵守饮食规定;每周定期测量体重,了解饮食是否符合治疗标准。 4.适量运动,告之患者早晨进行体育锻炼时不宜空腹,防止发生低血糖。 5.保持室内通风,注意保暖,做好基础护理,防止感染。 6.低血糖反应及护理:使患者及家属认识低血糖反应的表现,如低血糖应立即进食糖类食物或饮料,嘱患者随时携带糖果以备低血糖时用。
护理评价	1.患者代谢紊乱症状得到控制,血糖控制理想或较好,体重恢复或接近正常。 2.无感染发生或发生时得到及时发现和控制。 3.足部无破损、感染等发生,局部血液循环良好。 4.无糖尿病急性并发症或低血糖发生或发生时得到及时纠正和控制。

【操作流程图】

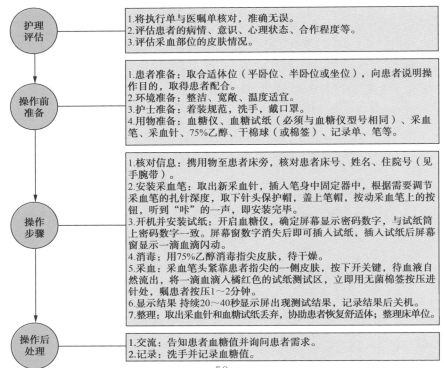

【实训测评】

血糖测定的实训测评

考核对象： 班级： 学号： 考核得分： 考核时间：

项目	考核内容	分值	扣分点	得分
仪表与素质	仪表端庄,服装整洁,不留长指甲,按医院要求着装。	5		
护理评估	1.核对执行单与医嘱单,做到准确无误。	3		
	2.评估患者的病情、意识、心理状态、合作程度等。	3		
	3.评估采血部位的皮肤情况。	4		
操作前准备	1.患者准备:取合适体位(平卧位、半卧位或坐位),向患者说明操作目的,取得患者配合。	1		
	2.环境准备:整洁、宽敞、温度适宜。	1		
	3.护士准备:着装规范,洗手,戴口罩。	1		
	4.用物准备:包括血糖仪、血糖试纸(必须与血糖仪型号相同)、采血笔、采血针、75%乙醇、棉签、记录单、笔等。	2		
操作步骤	1.核对信息:携用物至患者床旁,核对患者床号、姓名、住院号。	7		
	2.安装采血笔:取出新采血针,插入笔身中固定器中,根据需要调节采血笔的扎针深度,取下针头保护帽,盖上笔帽,按动采血笔上的按钮,听到"咔"的一声,即安装完毕。	8		
	3.开机并安装试纸:开启血糖仪,确定屏幕显示密码数字,与试纸筒上密码数字一致,屏幕窗数字消失后即可插入试纸,插入试纸后屏幕窗显示一滴血滴闪动。	8		
	4.消毒:用75%乙醇消毒指尖皮肤,待干燥。	8		
	5.采血:采血笔头紧靠患者指尖的一侧皮肤,按下开关键,待血液自然流出,将一滴血滴入橘红色的试纸测试区,立即用无菌棉签按压进针处,嘱患者按压1~2分钟。	8		
	6.显示结果:持续20~40秒显示屏出现测试结果,记录结果后关机。	8		
	7.整理:取出采血针和血糖试纸丢弃,协助患者取舒适体位;整理床单位,清理用物。	8		

续表

项目	考核内容	分值	扣分点	得分
操作后处理	1.交流:告知患者血糖值并询问患者需求。	5		
	2.记录:洗手并记录血糖值。	5		
综合评价	1.操作熟练,符合规范要求。	4		
	2.无菌观念强,无污染,符合无菌原则。	4		
	3.态度严谨,动作敏捷。操作细心准确。	3		
	4.操作过程中与患者沟通有效,能做到关心患者,以患者为中心,确保安全。	4		

【注意事项】

1.严格执行无菌技术操作原则,预防感染。

2.酒精消毒指尖时不要有残留酒精,否则会使测量值偏低。

3.手指取血需从手指根部朝指尖方向挤血,切不可掐指尖取血,掐血会导致血清多,使测量值偏低。

实训十四　胰岛素注射

【情境二】

患者入院后为保证降血糖效果,应用注射胰岛素治疗。

【实训任务】

胰岛素注射。

【护理程序】

胰岛素注射的护理程序

护理程序	要点
护理评估	1.**健康状况**：患者因多饮、多食、消瘦 10 余年，下肢水肿伴麻木 1 个月来诊。1 个月来出现双下肢麻木，时有针刺样疼痛，伴下肢水肿；大便正常，睡眠差，既往 7 年来有时血压偏高，无药物过敏史，个人史和家族史无特殊。 2.**身体状况**：T 36℃，P 78 次/分，R 18 次/分，BP 160/100 mmHg，心肺无异常；腹平软，肝脾未触及，双下肢可凹性水肿，感觉减退，膝腱反射消失，巴宾斯基征（一）。Hb 123 g/L，WBC 6.5×10^9/L，NEU% 65%，LYM% 35%，Plt 235×10^9/L，尿蛋白（＋），尿糖（＋＋＋），WBC 0～3 个/HPF，血糖 13 mmol/L，BUN 7.0 mmol/L。 3.**心理及社会状况**：患者有一儿一女，均已成家，与父母分开居住。患者性格内向，脾气较固执。
护理诊断	1.营养失调（低于或高于机体需要量）：与胰岛素分泌或作用缺陷有关。 2.有感染的危险：与血糖增高、脂代谢紊乱、营养不良、微循环障碍等因素有关。 3.潜在并发症：糖尿病足、酮症酸中毒、高渗高血糖综合征、低血糖。
护理目标	1.患者体重恢复正常并保持稳定，血糖、血脂正常或维持理想水平。 2.未发生感染或发生时能被及时发现和处理。 3.能采取有效措施预防糖尿病足的发生，未发生糖尿病足或发生糖尿病足时能得到有效处理。 4.未发生糖尿病急性并发症和（或）低血糖，或发生时能被及时发现和处理。
护理措施	1.密切观察血糖变化，了解患者有无感觉异常，注意检查足部皮肤，每天检查足部一次，观察皮肤颜色温度以及足部神经感觉，足背的动脉搏动等情况。 2.正确执行医嘱，准时、准量给予口服降糖药，并观察药物的作用与不良反应。**注射胰岛素**时剂型、剂量、时间要准确，注意轮换注射部位。观察有无低血糖的表现。 3.饮食护理：遵医嘱控制总热量，使患者了解饮食与治疗的关系。 4.适量运动，告之患者早晨进行体育锻炼时不宜空腹，防止发生低血糖。 5.保持室内通风，注意保暖，做好基础护理，防止感染。 6.低血糖反应及护理。
护理评价	1.患者代谢紊乱症状得到控制，血糖控制理想或较好，体重恢复或接近正常。 2.无感染发生或发生时得到及时发现和控制。 3.足部无破损、感染等发生，局部血液循环良好。 4.无糖尿病急性并发症或低血糖发生或发生时得到及时纠正和控制。

【操作流程图】

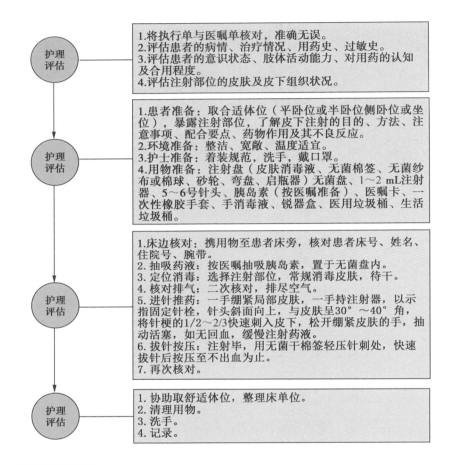

护理
评估

1.将执行单与医嘱单核对，准确无误。
2.评估患者的病情、治疗情况、用药史、过敏史。
3.评估患者的意识状态、肢体活动能力、对用药的认知及合用程度。
4.评估注射部位的皮肤及皮下组织状况。

护理
评估

1.患者准备：取合适体位（平卧位或半卧位侧卧位或坐位），暴露注射部位，了解皮下注射的目的、方法、注意事项、配合要点、药物作用及其不良反应。
2.环境准备：整洁、宽敞、温度适宜。
3.护士准备：着装规范，洗手，戴口罩。
4.用物准备：注射盘（皮肤消毒液、无菌棉签、无菌纱布或棉球、砂轮、弯盘、启瓶器）无菌盘、1～2 mL注射器、5～6号针头、胰岛素（按医嘱准备）、医嘱卡、一次性橡胶手套、手消毒液、锐器盒、医用垃圾桶、生活垃圾桶。

护理
评估

1.床边核对：携用物至患者床旁，核对患者床号、姓名、住院号、腕带。
2.抽吸药液：按医嘱抽吸胰岛素，置于无菌盘内。
3.定位消毒：选择注射部位，常规消毒皮肤，待干。
4.核对排气：二次核对，排尽空气。
5.进针推药：一手绷紧局部皮肤，一手持注射器，以示指固定针栓，针头斜面向上，与皮肤呈30°～40°角，将针梗的1/2～2/3快速刺入皮下，松开绷紧皮肤的手，抽动活塞，如无回血，缓慢注射药液。
6.拔针按压：注射毕，用无菌干棉签轻压针刺处，快速拔针后按压至不出血为止。
7.再次核对。

护理
评估

1.协助取舒适体位，整理床单位。
2.清理用物。
3.洗手。
4.记录。

【实训测评】

胰岛素注射的实训测评

考核对象：　　　　班级：　　　　学号：　　　　考核得分：　　　　考核时间：

项目	考核内容	分值	扣分点	得分
仪表与素质	仪表端庄,服装整洁,不留长指甲,按医院要求着装。	5		

续表

项目	考核内容	分值	扣分点	得分
护理评估	1.核对执行单与医嘱单,做到准确无误。	2		
	2.评估患者的病情、治疗情况、用药史、过敏史。	2		
	3.评估患者的意识状态、肢体活动能力、对用药的认知及合作程度。	3		
	4.评估注射部位的皮肤及皮下组织状况。	3		
操作前准备	1.患者准备:取合适体位,暴露注射部位,了解皮下注射的目的、方法、注意事项、配合要点、药物作用及其不良反应。	1		
	2.环境准备:整洁、宽敞、温度适宜。	1		
	3.护士准备:着装规范,洗手,戴口罩。	1		
	4.用物准备:注射盘(皮肤消毒液、无菌棉签、无菌纱布或棉球、砂轮、弯盘、启瓶器)、无菌盘、1～2 mL注射器、5～6号针头、胰岛素(按医嘱准备)、医嘱卡、一次性橡胶手套、手消毒液、锐器盒、医用垃圾桶、生活垃圾桶。	2		
操作步骤	1.床边核对:携用物至患者床旁,核对患者床号、姓名、住院号、腕带。	7		
	2.抽吸药液:按医嘱抽吸胰岛素,置于无菌盘内。	8		
	3.定位消毒:选择注射部位,常规消毒皮肤,待干。	8		
	4.核对排气:二次核对,排尽空气。	8		
	5.进针推药:一手绷紧局部皮肤,一手持注射器,以示指固定针栓,针头斜面向上,与皮肤呈30°～40°,将针梗的1/2～2/3快速刺入皮下,松开绷紧皮肤的手,抽动活塞,如无回血,缓慢注射药液。	8		
	6.拔针按压:注射毕,用无菌干棉签轻压针刺处,快速拔针后按压至不出血为止。	8		
	7.再次核对。	8		
操作后处理	1.协助取舒适体位,整理床单位。	5		
	2.清理用物。	5		

续表

项目	考核内容	分值	扣分点	得分
综合评价	1.操作熟练,符合规范要求。	4		
	2.无菌观念强,无污染,符合无菌原则。	4		
	3.态度严谨,动作敏捷。操作细心准确。	3		
	4.操作过程中与患者沟通有效,能做到关心患者,以患者为中心,确保安全。	4		

【注意事项】

1.严格执行查对制度和无菌操作原则。

2.长期皮下注射胰岛素的患者,应有计划地经常更换注射部位,防止局部产生硬结。

3.过于消瘦者,护士可捏起局部组织,适当减小进针角度。

> ◈◈知识拓展
>
> 胰岛素笔具有注射剂量准确、操作简单、携带保管方便等优点,特别适用于糖尿病患者在家中自我注射。
>
> 国内市场上胰岛素笔有诺和笔(丹麦诺和诺德公司)、优伴笔(美国礼来公司)、自动笔(英国欧曼福德公司)、得时笔(法国安万特公司)、东宝笔(我国通化东宝公司)。患者要了解自己用的是哪个厂家的胰岛素笔,必须使用该厂家生产的配套胰岛素笔芯。如诺和笔只能使用诺和诺德公司生产的各种剂型笔芯,优伴笔只能使用礼来公司生产的各种剂型笔芯,得时笔只能使用安万特公司生产的长效基础胰岛素来得时。注射前准备好胰岛素笔芯、针头、胰岛素笔、75％医用酒精及医用棉签。

实训十五　糖尿病足的护理

【情境三】

患者出院后未按医嘱有效控制血糖,一年后再次来院就诊,自诉足部袜套感明显,走路如同踩在棉花上,查体发现足背动脉搏动明显减弱、皮温低,左足有 6×0.5 cm 的伤口,有脓液溢出,考虑为糖尿病足收入院。

【实训任务】

糖尿病足的护理。

【护理程序】

糖尿病足的护理程序

护理程序	要点
护理评估	1.**健康状况**:患者,因糖尿病足来诊。1 年来足部袜套感明显,走路如同踩在棉花上,伴下肢水肿;大便正常,睡眠差;既往 8 年来有时血压偏高,无药物过敏史,个人史和家族史无特殊。 2.**身体状况**:T 36.5 ℃,P 70 次/分,R 15 次/分,BP 150/100 mmHg,心肺无异常;腹平软,肝脾未触及,双下肢可凹性水肿,足背动脉搏动明显减弱、皮温低,左足有 6×0.5 cm 的伤口,有脓液溢出,膝腱反射消失,巴宾斯基征(一);血常规示 Hb 123 g/L,WBC 6.5×10^9/L,NEU% 65%,LYM% 35%,Plt 235×10^9/L,尿蛋白(+),尿糖(+++),WBC 0~4 个/HPF,血糖 16 mmol/L,BUN 8.0mmol/L。 3.**心理及社会状况**:患者有一儿一女,均已成家,与父母分开居住。患者性格内向,脾气较固执。
护理诊断	1.营养失调(低于或高于机体需要量):与胰岛素分泌或作用缺陷有关。 2.有感染的危险:与血糖增高、脂代谢紊乱、营养不良、微循环障碍等因素有关。 3.潜在并发症:糖尿病足、酮症酸中毒、高渗高血糖综合征、低血糖。
护理目标	1.患者体重恢复正常并保持稳定,血糖、血脂正常或维持理想水平。 2.未发生感染或发生时能被及时发现和处理。 3.能采取有效措施预防糖尿病足的发生,未发生糖尿病足或发生糖尿病足时能得到有效处理。 4.未发生糖尿病急性并发症和(或)低血糖,或发生时能被及时发现和处理。
护理措施	1.**糖尿病足的护理**:了解患者有无感觉异常,注意检查足部皮肤,每天检查足部 1 次,观察皮肤颜色温度以及足部神经感觉,足背的动脉搏动等情况。 2.正确执行医嘱,准时、准量给予口服降糖药,并观察药物的作用与不良反应;注射胰岛素时剂型、剂量、时间要准确,注意轮换注射部位;观察有无低血糖的表现。 3.饮食护理:遵医嘱控制总热量,使患者了解饮食与治疗的关系;注意定时、定量、定餐、禁食各种甜食,遵守饮食规定;每周定期测量体重,了解饮食是否符合治疗标准。 4.适量运动,告之患者早晨进行体育锻炼时不宜空腹,防止发生低血糖。 5.密切观察血糖变化,保持室内通风,注意保暖,做好基础护理,防止感染。 6.低血糖反应及护理:使患者及家属认识低血糖反应的表现,如低血糖应立即进食糖类食物或饮料,嘱患者随时携带糖果以备低血糖时用。

续表

护理程序	要点
护理评价	1. 患者代谢紊乱症状得到控制，血糖控制理想或较好，体重恢复或接近正常。 2. 无感染发生或发生时得到及时发现和控制。 3. 足部无破损、感染等发生，局部血液循环良好。 4. 无糖尿病急性并发症或低血糖发生或发生时得到及时纠正和控制。

【操作流程图】

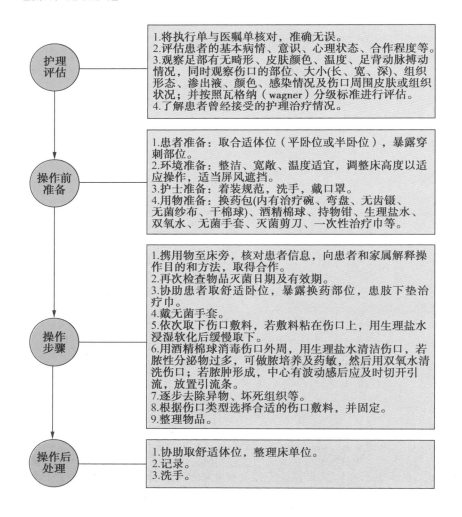

护理评估
1. 将执行单与医嘱单核对，准确无误。
2. 评估患者的基本病情、意识、心理状态、合作程度等。
3. 观察足部有无畸形、皮肤颜色、温度、足背动脉搏动情况，同时观察伤口的部位、大小（长、宽、深）、组织形态、渗出液、颜色、感染情况及伤口周围皮肤或组织状况；并按照瓦格纳（wagner）分级标准进行评估。
4. 了解患者曾经接受的护理治疗情况。

操作前准备
1. 患者准备：取合适体位（平卧位或半卧位），暴露穿刺部位。
2. 环境准备：整洁、宽敞、温度适宜，调整床高度以适应操作，适当屏风遮挡。
3. 护士准备：着装规范，洗手，戴口罩。
4. 用物准备：换药包(内有治疗碗、弯盘、无齿镊、无菌纱布、干棉球)、酒精棉球、持物钳、生理盐水、双氧水、无菌手套、灭菌剪刀、一次性治疗巾等。

操作步骤
1. 携用物至床旁，核对患者信息，向患者和家属解释操作目的和方法，取得合作。
2. 再次检查物品灭菌日期及有效期。
3. 协助患者取舒适卧位，暴露换药部位，患肢下垫治疗巾。
4. 戴无菌手套。
5. 依次取下伤口敷料，若敷料粘在伤口上，用生理盐水浸湿软化后缓慢取下。
6. 用酒精棉球消毒伤口外周，用生理盐水清洁伤口，若脓性分泌物过多，可做脓培养及药敏，然后用双氧水清洗伤口；若脓肿形成，中心有波动感后应及时切开引流，放置引流条。
7. 逐步去除异物、坏死组织等。
8. 根据伤口类型选择合适的伤口敷料，并固定。
9. 整理物品。

操作后处理
1. 协助取舒适体位，整理床单位。
2. 记录。
3. 洗手。

【实训测评】

糖尿病足的实训测评

考核对象：　　　　班级：　　　　学号：　　　考核得分：　　　　考核时间：

项目	考核内容	分值	扣分点	得分
仪表与素质	仪表端庄，服装整洁，不留长指甲，按医院要求着装。	5		
护理评估	1.核对执行单与医嘱单，做到准确无误。	2		
	2.评估患者的基本病情、意识、心理状态、合作程度等，了解患者曾经接受的护理治疗情况。	5		
	3.评估足部。	3		
操作前准备	1.患者准备：取合适体位，暴露穿刺部位。	4		
	2.环境准备：整洁、宽敞、温度适宜，调整床高度以适应操作，适当屏风遮挡。	4		
	3.护士准备：着装规范，洗手，戴口罩。	3		
	4.用物准备：换药包、酒精棉球、持物钳、生理盐水、过氧化氢、无菌手套、灭菌剪刀、一次性治疗巾等。	4		
操作步骤	1.携用物至床旁，核对患者信息向患者和家属解释操作目的和方法，取得合作。	5		
	2.再次检查物品灭菌日期及有效期。	5		
	3.协助患者取舒适卧位，暴露换药部位，患肢下垫治疗巾。	5		
	4.戴无菌手套。	5		
	5.依次取下伤口敷料，若敷料粘在伤口上，用生理盐水浸湿软化后缓慢取下。	5		
	6.用酒精棉球消毒伤口外周，用生理盐水清洁伤口，若脓性分泌物过多，可做脓培养及药敏，然后用过氧化氢清洗伤口；若脓肿形成，中心有波动感后应及时切开引流，放置引流条。	5		
	7.逐步去除异物、坏死组织等。	5		
	8.根据伤口类型选择合适的伤口敷料，并固定。	5		
	9.整理物品。	5		

续表

项目	考核内容	分值	扣分点	得分
操作后处理	1.协助取舒适体位,整理床单位。	5		
	2.记录、洗手。	5		
综合评价	1.操作熟练,符合规范要求。	4		
	2.无菌观念强,无污染,符合无菌原则。	4		
	3.态度严谨,动作敏捷。操作细心准确。	4		
	4.操作过程中沟通有效,能做到关心患者,以患者为中心,确保安全。	3		

【注意事项】

1.定期对伤口进行观察、测量和记录。

2.根据伤口渗出情况确定伤口换药频率。

3.由外向内正确消毒伤口周围皮肤。

第六节　白血病患者的护理实训

☞学习目标

1.能够对白血病患者进行评估。

2.能够理解白血病的发病机制与临床表现之间的关系。

3.能够根据评估,为白血病患者制定相应的护理措施。

4.能够对白血病患者进行有效的健康指导,并教会患者或家属理解隔离的作用及注意事项。

急性白血病(acute leukemia,AL)是造血干细胞的恶性克隆性疾病。在我国,白血病发病率为(3~4)/10万,接近于其他亚洲国家,但低于欧美国家,多为急性白血病,男性发病率略高于女性,各年龄组均可发病。在恶性肿瘤所致的死亡率中,白血病居第六位(男性)和第七位(女性),但在儿童及35岁以下成人中则居第一位。

【教学案例】

患者,男,35岁,因发热,伴全身酸痛半个月,加重伴出血倾向1周来诊。半月前无明显诱因发热38.5 ℃,伴全身酸痛,轻度咳嗽,无痰,二便正常,血化验异常(具体不详),给一般抗感冒药治疗无效,1周来病情加重,刷牙时牙龈出血。病后进食减少,睡眠差,体重无明显变化;既往体健,无药敏史。

体格检查:T 38℃,P 96次/分,R 20次/分,BP 120/80 mmHg,前胸和下肢皮肤有少许出血点,浅表淋巴结不大,巩膜不黄,咽充血(+),扁桃体不大,胸骨轻压痛,心率96次/分,律齐,肺叩清,右下肺少许湿啰音,腹平软,肝脾未扪及。

实验室检查:Hb 82 g/L,网织红细胞百分比0.5%,WBC $5.4×10^9$/L,原幼细胞20%,Plt $29×10^9$/L,尿粪常规(-)。

入院诊断:(1)急性白血病。

(2)肺部感染。

实训十六　静脉血标本采集

【情境一】

患者入院后,遵医嘱予以进一步完善辅助检查,抗生素抗感染,化疗等处理。

【实训任务】

静脉血标本采集。

【护理程序】

静脉血标本采集护理程序

护理程序	要点
护理评估	1.**健康状况**:患者,因发热,伴全身酸痛半个月,加重伴出血倾向1周来诊;病后进食减少,睡眠差,体重无明显变化;既往体健,无药敏史。 2.**身体状况**:前胸和下肢皮肤有少许出血点,浅表淋巴结不大,巩膜不黄,咽充血(+),扁桃体不大,胸骨轻压痛,心率96次/分,律齐,肺叩清,右下肺少许湿啰音,腹平软,肝脾未及。 3.**心理及社会状况**:患者有一女。患者性格内向,脾气较固执。

续表

护理程序	要点
护理诊断	1.**有受伤的危险:出血**与血小板减少、白血病细胞浸润等有关。 2.**有感染的危险:**与正常粒细胞减少、化疗有关。 3.潜在并发症:化疗药物的不良反应。 4.悲伤情绪:与急性白血病治疗效果差、死亡率高有关。
护理目标	1.患者能积极配合,采取正确、有效的预防措施,减少或避免出血。 2.能说出预防感染的重要性,积极配合,减少或避免感染的发生。 3.能说出化疗可出现的不良反应,并认识到化疗期间合理的休息与活动的重要性,积极应对,体力逐渐恢复,生活自理。 4.能正确对待疾病,悲观情绪减轻或消除。
护理措施	1.改善活动的措施:注意观察病情变化完善辅助检查、指导休息与营养、吸氧、输血和输红细胞。 2.避免出血等损伤的措施,应密切注意有无出血征兆。 3.防止感染的护理措施。 4.化疗后的护理措施: (1)掌握常用化疗药物的不良反应和防护知识:局部反应、骨髓抑制、消化道反应、肝肾功能损害等化疗药物的不良反应。 (2)化疗期间预防尿酸性肾病的发生:鼓励患者多饮水,观察是否有血尿。 (3)鞘内注射化疗药物:注射宜慢,观察有无头痛发热等并发症。 5.心理的护理。
护理评价	1.患者能描述引起或加重出血的危险因素,积极采取预防措施,减少或避免了出血。 2.能说出预防感染的重要性,积极配合治疗与护理,未发生感染。 3.能列举化疗的不良反应,积极采取应对措施,主动配合治疗,合理安排休息和饮食。 4.能正确对待疾病,悲观情绪减轻并逐渐消除。

【操作流程图】

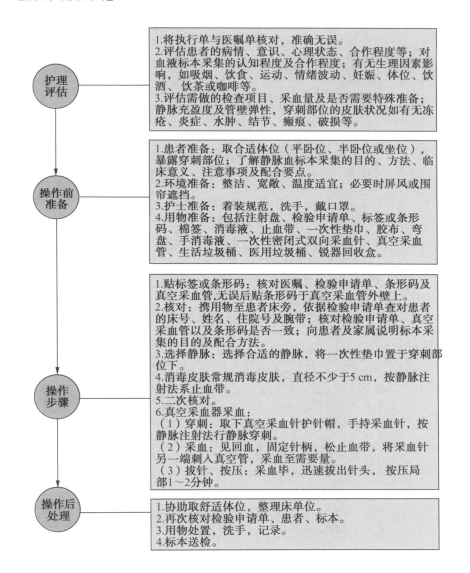

护理评估

1.将执行单与医嘱单核对,准确无误。
2.评估患者的病情、意识、心理状态、合作程度等;对血液标本采集的认知程度及合作程度;有无生理因素影响,如吸烟、饮食、运动、情绪波动、妊娠、体位、饮酒、饮茶或咖啡等。
3.评估需做的检查项目、采血量及是否需要特殊准备;静脉充盈度及管壁弹性、穿刺部位的皮肤状况如有无冻疮、炎症、水肿、结节、瘢痕、破损等。

操作前准备

1.患者准备:取合适体位(平卧位、半卧位或坐位),暴露穿刺部位;了解静脉血标本采集的目的、方法、临床意义、注意事项及配合要点。
2.环境准备:整洁、宽敞、温度适宜;必要时屏风或围帘遮挡。
3.护士准备:着装规范,洗手,戴口罩。
4.用物准备:包括注射盘、检验申请单、标签或条形码、棉签、消毒液、止血带、一次性垫巾、胶布、弯盘、手消毒液、一次性密闭式双向采血针、真空采血管、生活垃圾桶、医用垃圾桶、锐器回收盒。

操作步骤

1.贴标签或条形码:核对医嘱、检验申请单、条形码及真空采血管,无误后贴条形码于真空采血管外壁上。
2.核对:携用物至患者床旁,依据检验申请单查对患者的床号、姓名、住院号及腕带;核对检验申请单、真空采血管以及条形码是否一致;向患者及家属说明标本采集的目的及配合方法。
3.选择静脉:选择合适的静脉,将一次性垫巾置于穿刺部位下。
4.消毒皮肤常规消毒皮肤,直径不少于5 cm,按静脉注射法系止血带。
5.二次核对。
6.真空采血器采血:
(1)穿刺:取下真空采血针护针帽,手持采血针,按静脉注射法行静脉穿刺。
(2)采血:见回血,固定针柄,松止血带,将采血针另一端刺入真空管,采血至需要量。
(3)拔针、按压:采血毕,迅速拔出针头,按压局部1~2分钟。

操作后处理

1.协助取舒适体位,整理床单位。
2.再次核对检验申请单、患者、标本。
3.用物处置,洗手,记录。
4.标本送检。

【实训测评】

静脉血标本采集的实训测评

考核对象：　　　　班级：　　　　学号：　　　　考核得分：　　　　考核时间：

项目	考核内容	分值	扣分点	得分
仪表与素质	仪表端庄,服装整洁,不留长指甲,按医院要求着装。	5		
护理评估	1.核对执行单与医嘱单,做到准确无误。	3		
	2.评估患者的病情、意识、心理状态、合作程度等;对血液标本采集的认知程度及合作程度;有无生理因素影响。	3		
	3.评估需做的检查项目、采血量及是否需要特殊准备;静脉充盈度及管壁弹性、穿刺部位的皮肤状况。	4		
操作前准备	1.患者准备:取合适体位,暴露穿刺部位;了解静脉血标本采集的目的、方法、临床意义、注意事项及配合要点。	2		
	2.环境准备:整洁、宽敞、温度适宜;必要时屏风或围帘遮挡。	2		
	3.护士准备:着装规范,洗手,戴口罩。	2		
	4.用物准备:注射盘、检验申请单、条形码、棉签、消毒液、止血带、一次性垫巾、胶布、弯盘、手消毒液、一次性密闭式双向采血针、真空采血管、生活垃圾桶、医用垃圾桶、锐器回收盒等。	4		
操作步骤	1.贴条形码:核对医嘱、检验申请单、条形码及真空采血管,无误后贴条形码于真空采血管外壁上。	7		
	2.核对信息:携用物至患者床旁,查对患者的床号、姓名、住院号及腕带;核对检验申请单、真空采血管以及条形码是否一致。	7		
	3.选择静脉:选择合适的静脉,将一次性垫巾置于穿刺部位下。	7		
	4.消毒皮肤:常规消毒皮肤,直径不少于 5 cm,按静脉注射法系止血带。	7		
	5.二次核对。	7		
	6.真空采血器采血:穿刺、采血、拔针、按压。	10		

续表

项目	考核内容	分值	扣分点	得分
操作后处理	1.协助取舒适体位,整理床单位。	2		
	2.再次核对检验申请单、患者、标本,标本送检。	4		
	3.用物处置,洗手,记录。	3		
综合评价	1.操作熟练,符合规范要求。	3		
	2.无菌观念强,无污染,符合无菌原则。	2		
	3.态度严谨,动作敏捷,操作细心准确。	2		
	4.操作过程中与患者沟通有效,能做到关心患者,以患者为中心,确保安全。	3		

【注意事项】

1.严格执行无菌技术操作原则,预防感染。

2.加强核对:每一项检验都有一式两份(病房)或一式三份(门诊)的条形码,通过条形码的唯一识别,杜绝差错事故的发生。

3.及时送检:标本采集后应及时送检,以免影响检验结果。

4.用物处置采集标本所用的材料应安全处置。

实训十七　口腔护理

【情境二】

患者入院后,为预防口腔感染,护理人员做好患者的口腔护理。

【实训任务】

口腔护理。

【护理程序】

口腔护理的护理程序

护理程序	要点
护理评估	1.**健康状况**:患者,因发热伴全身酸痛半个月,加重伴出血倾向 1 周来诊;病后进食减少,睡眠差,体重无明显变化;既往体健,无药敏史。 2.**身体状况**:前胸和下肢皮肤有少许出血点,浅表淋巴结不大,巩膜不黄,咽充血(+)扁桃体不大,胸骨轻压痛,心率 96 次/分,律齐,肺叩清,右下肺少许湿啰音,腹平软,肝脾未及。 3.**心理及社会状况**:患者有一女。患者性格内向,脾气较固执。
护理诊断	1.**有受伤的危险**:出血与血小板减少、白血病细胞浸润等有关。 2.**有感染的危险**:与正常粒细胞减少、化疗有关。 3.潜在并发症:化疗药物的不良反应。 4.悲伤情绪:与急性白血病治疗效果差、死亡率高有关。
护理目标	1.患者能积极配合,采取正确、有效的预防措施,减少或避免出血。 2.能说出预防感染的重要性,积极配合,减少或避免感染的发生。 3.能说出化疗可出现的不良反应,并认识到化疗期间合理的休息与活动的重要性,积极应对,体力逐渐恢复,生活自理。 4.能正确对待疾病,悲观情绪减轻或消除。
护理措施	1.改善活动的措施:注意观察病情变化、指导休息与营养、吸氧、输血和输红细胞。 2.避免出血等损伤的措施:应密切注意有无出血征兆。 3.防止感染的护理措施。 4.化疗后的护理措施: (1)掌握常用化疗药物的不良反应和防护知识:局部反应、骨髓抑制、消化道反应、肝肾功能损害等化疗药物的不良反应。 (2)化疗期间预防尿酸性肾病的发生:鼓励患者多饮水,观察是否有血尿。 (3)鞘内注射化疗药物:注射宜慢,观察有无头痛发热等并发症。 5.心理的护理。
护理评价	1.患者能描述引起或加重出血的危险因素,积极采取预防措施,减少或避免出血。 2.能说出预防感染的重要性,积极配合治疗与护理,未发生感染。 3.能列举化疗的不良反应,积极采取应对措施,主动配合治疗,合理安排休息和饮食。 4.能正确对待疾病,悲观情绪减轻并逐渐消除。

【操作流程图】

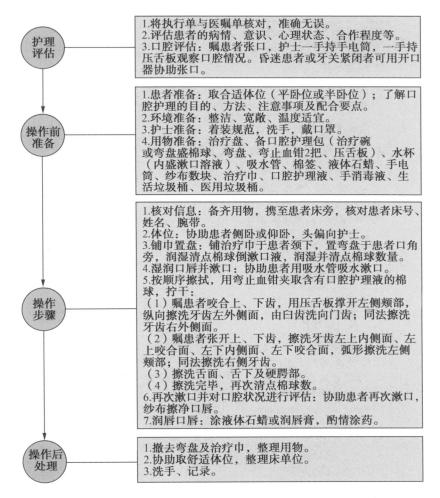

护理评估
1.将执行单与医嘱单核对，准确无误。
2.评估患者的病情、意识、心理状态、合作程度等。
3.口腔评估：嘱患者张口，护士一手持手电筒，一手持压舌板观察口腔情况。昏迷患者或牙关紧闭者可用开口器协助张口。

操作前准备
1.患者准备：取合适体位（平卧位或半卧位）；了解口腔护理的目的、方法、注意事项及配合要点。
2.环境准备：整洁、宽敞、温度适宜。
3.护士准备：着装规范，洗手，戴口罩。
4.用物准备：治疗盘、备口腔护理包（治疗碗或弯盘盛棉球、弯盘、弯止血钳2把、压舌板）、水杯（内盛漱口溶液）、吸水管、棉签、液体石蜡、手电筒、纱布数块、治疗巾、口腔护理液、手消毒液、生活垃圾桶、医用垃圾桶。

操作步骤
1.核对信息：备齐用物，携至患者床旁，核对患者床号、姓名、腕带。
2.体位：协助患者侧卧或仰卧，头偏向护士。
3.铺巾置盘：铺治疗巾于患者颈下，置弯盘于患者口角旁，润湿清点棉球倒漱口液，润湿并清点棉球数量。
4.湿润口唇并漱口：协助患者用吸水管吸水漱口。
5.按顺序擦拭，用弯止血钳夹取含有口腔护理液的棉球，拧干：
（1）嘱患者咬合上、下齿，用压舌板撑开左侧颊部，纵向擦洗牙齿左外侧面，由臼齿洗向门齿；同法擦洗牙齿右外侧面。
（2）嘱患者张开上、下齿，擦洗牙齿左上内侧面、左上咬合面、左下内侧面、左下咬合面，弧形擦洗左侧颊部；同法擦洗右侧牙齿。
（3）擦洗舌面、舌下及硬腭部。
（4）擦洗完毕，再次清点棉球数。
6.再次漱口并对口腔状况进行评估：协助患者再次漱口，纱布擦净口唇。
7.润唇口唇：涂液体石蜡或润唇膏，酌情涂药。

操作后处理
1.撤去弯盘及治疗巾，整理用物。
2.协助取舒适体位，整理床单位。
3.洗手、记录。

【实训测评】

口腔护理的实训测评

考核对象：　　　　　班级：　　　　　学号：　　　　　考核得分：　　　　　考核时间：

项目	考核内容	分值	扣分点	得分
仪表与素质	仪表端庄，服装整洁，不留长指甲，按医院要求着装。	5		

续表

项目	考核内容	分值	扣分点	得分
护理评估	1.核对执行单与医嘱单,做到准确无误。	3		
	2.评估患者的病情、意识、心理状态、合作程度等。	3		
	3.口腔评估。	4		
操作前准备	1.患者准备:取合适体位(平卧位或半卧位);了解口腔护理的目的、方法、注意事项及配合要点。	3		
	2.环境准备:整洁、宽敞、温度适宜。	2		
	3.护士准备:着装规范,洗手,戴口罩。	2		
	4.用物准备:治疗盘、备口腔护理包、水杯(内盛漱口溶液)、吸水管、棉签、液体石蜡、手电筒、纱布数块、治疗巾、口腔护理液、手消毒液、生活垃圾桶、医用垃圾桶。	3		
操作步骤	1.核对信息:备齐用物,携至患者床旁,核对患者床号、姓名、腕带。	6		
	2.体位:协助患者侧卧或仰卧,头偏向护士。	6		
	3.铺巾置盘。	6		
	4.湿润口唇并漱口。	6		
	5.按顺序擦拭,用弯止血钳夹取含有口腔护理液的棉球,拧干: (1)嘱患者咬合上、下齿,用压舌板撑开左侧颊部,纵向擦洗牙齿左外侧面,由白齿洗向门齿;同法擦洗牙齿右外侧面。 (2)嘱患者张开上、下齿,擦洗牙齿左上内侧面、左上咬合面、左下内侧面、左下咬合面,弧形擦洗左侧颊部;同法擦洗右侧牙齿。 (3)擦洗舌面、舌下及硬腭部。 (4)擦洗完毕,再次清点棉球数。	9		
	6.再次漱口并对口腔状况进行评估。	6		
	7.润唇口唇涂液体石蜡或润唇膏,酌情涂药。	6		
操作后处理	1.撤去弯盘及治疗巾,整理用物。	3		
	2.协助取舒适体位,整理床单位。	3		
	3.洗手、记录。	4		

续表

项目	考核内容	分值	扣分点	得分
综合评价	1.操作熟练,符合规范要求。	4		
	2.无菌观念强,无污染,符合无菌原则。	4		
	3.态度严谨,动作敏捷。操作细心准确。	4		
	4.操作过程中与患者沟通有效,能做到关心患者,以患者为中心,确保安全。	3		

【注意事项】

1.昏迷患者禁止漱口,以免引起误吸。

2.观察口腔时,对长期使用抗生素和激素的患者,应注意观察口腔内有无真菌感染。

3.传染病患者的用物需按消毒隔离原则进行处理。

实训十八　骨髓穿刺术的护理配合

【情境三】

患者入院后,为进一步明确白血病类型,从而指导化疗,医嘱行骨髓穿刺术,护士做好相关护理配合。

【实训任务】

骨髓穿刺术的护理配合。

【护理程序】

骨髓穿刺术的护理配合

护理程序	要点
护理评估	1.**健康状况**:患者,因发热伴全身酸痛半个月,加重伴出血倾向1周来诊。病后进食减少,睡眠差,体重无明显变化。既往体健,无药敏史。 2.**身体状况**:前胸和下肢皮肤有少许出血点,浅表淋巴结不大,巩膜不黄,咽充血(＋)扁桃体不大,胸骨轻压痛,心率96次/分,律齐,肺叩清,右下肺少许湿啰音,腹平软,肝脾未及。 3.**心理及社会状况**:患者有一女。患者性格内向,脾气较固执。
护理诊断	1.**有受伤的危险**:出血与血小板减少、白血病细胞浸润等有关。 2.**有感染的危险**:与正常粒细胞减少、化疗有关。 3.潜在并发症:化疗药物的不良反应。 4.悲伤情绪:与急性白血病治疗效果差、死亡率高有关。
护理目标	1.患者能积极配合,采取正确、有效的预防措施,减少或避免出血。 2.能说出预防感染的重要性,积极配合,减少或避免感染的发生。 3.认识到化疗期间合理的休息与活动的重要性,积极应对,体力逐渐恢复。 4.能正确对待疾病,悲观情绪减轻或消除。
护理措施	1.改善活动的措施:注意观察病情变化、指导休息与营养、吸氧、输血和输红细胞。 2.进一步完善辅助检查,采取避免出血等损伤的措施,应密切注意有无出血征兆。 3.防止感染的护理措施。 4.化疗后的护理措施: (1)掌握常用化疗药物的不良反应和防护知识。 (2)化疗期间预防尿酸性肾病的发生。 (3)鞘内注射化疗药物:注射宜慢,观察有无头痛发热等并发症。 5.心理的护理。
护理评价	1.患者能描述引起或加重出血的危险因素,积极采取预防措施。 2.能说出预防感染的重要性,积极配合治疗与护理,未发生感染。 3.积极采取应对措施,主动配合治疗,合理安排休息和饮食。 4.能正确对待疾病,悲观情绪减轻并逐渐消除。

【操作流程图】

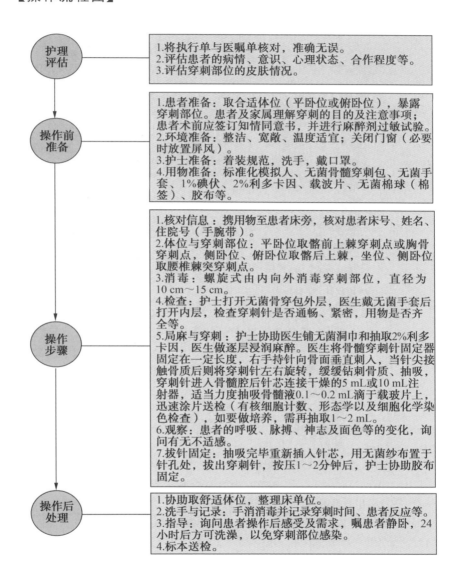

护理评估

1.将执行单与医嘱单核对，准确无误。
2.评估患者的病情、意识、心理状态、合作程度等。
3.评估穿刺部位的皮肤情况。

操作前准备

1.患者准备：取合适体位（平卧位或俯卧位），暴露穿刺部位。患者及家属理解穿刺的目的及注意事项；患者术前应签订知情同意书，并进行麻醉剂过敏试验。
2.环境准备：整洁、宽敞、温度适宜；关闭门窗（必要时放置屏风）。
3.护士准备：着装规范，洗手，戴口罩。
4.用物准备：标准化模拟人、无菌骨髓穿刺包、无菌手套、1%碘伏、2%利多卡因、载波片、无菌棉球（棉签）、胶布等。

操作步骤

1.核对信息：携用物至患者床旁，核对患者床号、姓名、住院号（手腕带）。
2.体位与穿刺部位：平卧位取髂前上棘穿刺点或胸骨穿刺点，侧卧位、俯卧位取髂后上棘，坐位、侧卧位取腰椎棘突穿刺点。
3.消毒：螺旋式由内向外消毒穿刺部位，直径为10 cm～15 cm。
4.检查：护士打开无菌骨穿包外层，医生戴无菌手套后打开内层，检查穿刺针是否通畅、紧密，用物是否齐全等。
5.局麻与穿刺：护士协助医生铺无菌洞巾和抽取2%利多卡因，医生做逐层浸润麻醉。医生将骨髓穿刺针固定器固定在一定长度，右手持针向骨面垂直刺入，当针尖接触骨质后则将穿刺针左右旋转，缓缓钻刺骨质、抽吸，穿刺针进入骨髓腔后针芯连接干燥的5 mL或10 mL注射器，适当力度抽吸骨髓液0.1～0.2 mL滴于载玻片上，迅速涂片送检（有核细胞计数、形态学以及细胞化学染色检查），如要做培养，需再抽取1～2 mL。
6.观察：患者的呼吸、脉搏、神志及面色等的变化，询问有无不适感。
7.拔针固定：抽吸完毕重新插入针芯，用无菌纱布置于针孔处，拔出穿刺针，按压1～2分钟后，护士协助胶布固定。

操作后处理

1.协助取舒适体位，整理床单位。
2.洗手与记录：手消消毒并记录穿刺时间、患者反应等。
3.指导：询问患者操作后感受及需求，嘱患者静卧，24小时后方可洗澡，以免穿刺部位感染。
4.标本送检。

【实训测评】

骨髓穿刺术的护理配合

考核对象：　　　　班级：　　　　学号：　　　　考核得分：　　　　考核时间：

项目	考核内容	分值	扣分点	得分
仪表与素质	仪表端庄,服装整洁,不留长指甲,按医院要求着装。	5		
护理评估	1.核对执行单与医嘱单,做到准确无误。	3		
	2.评估患者的病情、意识、心理状态、合作程度等。	4		
	3.评估穿刺部位的皮肤情况。	3		
操作前准备	1.患者准备:取合适体位,暴露穿刺部位。患者及家属理解穿刺的目的及注意事项;患者术前应签订知情同意书,并进行麻醉剂过敏试验。	3		
	2.环境准备:整洁、宽敞、温度适宜;关闭门窗。	2		
	3.护士准备:着装规范,洗手,戴口罩。	2		
	4.用物准备:标准化模拟人、无菌骨髓穿刺包、无菌手套、1%碘伏、2%利多卡因、载玻片、棉签、胶布等。	3		
操作步骤	1.核对信息:携用物至患者床旁,核对患者床号、姓名、住院号、腕带。	6		
	2.摆体位、选择穿刺点。	6		
	3.消毒:螺旋式由内向外消毒穿刺部位,直径为10～15 cm。	6		
	4.检查:护士打开无菌骨穿包外层,医生戴无菌手套后打开内层,检查穿刺针是否通畅、紧密,用物是否齐全等。	6		
	5.局麻与穿刺:护士协助医生铺无菌洞巾和抽取2%利多卡因,医生做逐层浸润麻醉。穿刺、抽吸骨髓液,迅速涂片送检。	9		
	6.观察询问:观察患者的呼吸、脉搏、神志及面色等的变化,询问有无不适感。	6		
	7.拔针固定:抽吸完毕重新插入针芯,用无菌纱布置于针孔处,拔出穿刺针,按压1～2分钟后,护士协助胶布固定。	6		

续表

项目	考核内容	分值	扣分点	得分
操作后处理	1.协助取舒适体位,整理床单位。	3		
	2.洗手与记录:洗手消毒并记录穿刺时间、患者反应等。	2		
	3.指导:询问患者操作后感受及需求,嘱患者静卧,24 小时后方可洗澡,以免穿刺部位感染。	3		
	4.标本送检。	2		
综合评价	1.操作熟练,符合规范要求。	4		
	2.无菌观念强,无污染,符合无菌原则。	4		
	3.态度严谨,动作敏捷,操作细心准确。	4		
	4.操作过程中与患者沟通有效,能做到关心患者,以患者为中心,确保安全。	3		

【注意事项】

1.护士应于穿刺过程中密切观察患者的反应。

2.护士应于术后观察穿刺部位,如出现红、肿、热、痛及溢液等及时通知医生。

第七节　乙型肝炎患者的护理实训

☞ **学习目标**

1.能够对乙型肝炎患者进行评估。

2.能够理解乙型肝炎的发病机制与临床表现之间的关系。

3.能够根据评估,对乙型肝炎患者制定相应的护理措施。

4.能够对乙型肝炎患者进行有效的健康指导,并教会患者或家属如何进行自我保护及注意事项。

乙型病毒性肝炎(viral hepatitis type B)是由乙型肝炎病毒引起的以肝脏病变为主的一种传染病。我国属于乙型肝炎的高流行区,2014 年全国 1～29 岁人群乙型肝炎血清流行病学调查结果显示,1～4 岁、5～14 岁和 15～29 岁人群乙肝表面抗原(HBsAg)流行率分别为 0.32％、0.94％和 4.38％。其发病率为乡村高于城市,南方高于北方,男女发病比例约为 1.4∶1,散发为主,有家庭聚集现象。

【教学案例】

患者,男,25 岁,因发热、食欲减退、恶心 2 周,皮肤黄染 1 周来诊。患者 2 周前无明显诱因发热达 38 ℃,无发冷和寒战,不咳嗽,但感全身不适、乏力、食欲减退、恶心、右上腹部不适,偶尔呕吐,曾按上感和胃病治疗无好转。1 周前皮肤出现黄染,尿色较黄,无皮肤瘙痒,大便正常,睡眠稍差,体重无明显变化。其既往体健,无肝炎和胆石症史,无药物过敏史,无输血史,无疫区接触史。

体格检查:T 37.5 ℃,P 80 次/分,R 20 次/分,BP 120/75 mmHg,皮肤略黄,无出血点,浅表淋巴结未触及,巩膜黄染,咽(—),心肺(—),腹平软,肝肋下 2 cm,质软,轻压痛和叩击痛,脾侧位刚及,腹水征(—),下肢不肿。

实验室检查:Hb 126 g/L,WBC $5.2×10^9$/L,NEU％ 65％,LYM％ 30％,单核细胞百分比(MON％) 5％,Plt $200×10^9$/L,网织红细胞百分比 1.0％,HBsAg(＋),尿蛋白(—),尿胆红素(＋),尿胆原(＋),大便颜色加深,隐血(—)。

诊断:急性乙型病毒肝炎。

实训十九　穿脱隔离衣

【情境一】

患者入院后应遵医嘱进行休息、严禁饮酒、服用多种维生素等一般治疗;进行干扰素、拉咪夫定等抗病毒治疗;进行护肝药物及中医药治疗。医护人员进出患者所在病区时应穿隔离衣。

【实训任务】

穿脱隔离衣。

【护理程序】

穿脱隔离衣的护理程序

护理程序	要点
护理评估	1.**健康状况**:患者,男,25岁,因发热、食欲减退、恶心2周,皮肤黄染1周来诊。患者2周前无明显诱因发热达38℃,无发冷和寒战,不咳嗽,但感全身不适、乏力、食欲减退、恶心、右上腹部不适,偶尔呕吐,曾按上感和胃病治疗无好转。1周前其皮肤出现黄染,尿色较黄,无皮肤瘙痒,大便正常,睡眠稍差,体重无明显变化。既往其体健,无肝炎和胆石症史,无药物过敏史,无输血史,无疫区接触史。 2.**身体状况**:T 37.5℃,P 80次/分,R 20次/分,BP 120/75 mmHg,皮肤略黄,无出血点,浅表淋巴结未触及,巩膜黄染,咽(一),心肺(一),腹平软,肝肋下2 cm,质软,轻压痛和叩击痛,脾侧位刚及,腹水征(一),下肢不肿。实验室检查:Hb 126g/L,WBC 5.2×109/L,NEU% 65%,LYM% 30%,MON% 5%,Plt 200×10⁹/L,网织红细胞百分比1.0%,HBsAg(+),尿蛋白(一),尿胆红素(+),尿胆原(+),大便颜色加深,隐血(一)。 3.**心理及社会状况**:患者已婚,育有一女。患者性格内向,脾气较固执。
护理诊断	1.**活动无耐力**:与肝功能受损、能量代谢障碍有关。 2.**营养失调(低于机体需要量)**:与食欲下降、呕吐、腹泻、消化和吸收功能障碍有关。 3.潜在并发症:出血。
护理目标	1.活动能力恢复正常。 2.食欲良好,营养状态良好。 3.无出血等并发症的出现。
护理措施	1.休息与活动:急性肝炎、慢性肝炎活动期、肝衰竭者应卧床休息,以降低机体代谢率,增加肝脏的血流量,有利于肝细胞修复。 2.生活护理:病情严重者需协助患者做好进餐、沐浴、如厕等生活护理;介绍合理饮食的重要性,遵循饮食原则,随时观察胃肠道症状,评估患者营养情况。 3.用药护理:在用药前向患者说明干扰素治疗的目的、意义和可能出现的不良反应,以及反应可能持续的时间,使患者有心理准备,便于坚持治疗。 4.密切观察可能出现的并发症,及时处置。
护理评价	1.活动能力恢复正常。 2.食欲良好,营养状态良好。 3.无出血等并发症的出现。

【操作流程图】

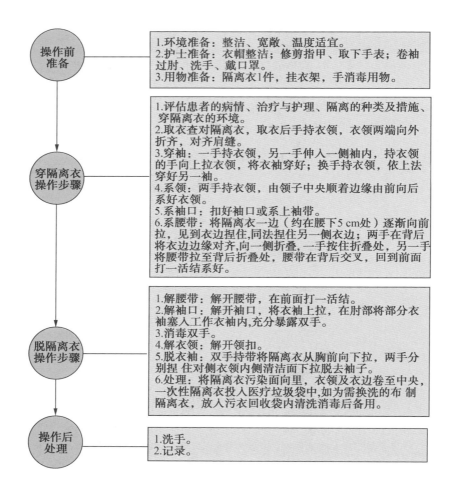

操作前准备	1.环境准备：整洁、宽敞、温度适宜。 2.护士准备：衣帽整洁；修剪指甲、取下手表；卷袖过肘、洗手、戴口罩。 3.用物准备：隔离衣1件，挂衣架，手消毒用物。
穿隔离衣操作步骤	1.评估患者的病情、治疗与护理、隔离的种类及措施、穿隔离衣的环境。 2.取衣查对隔离衣，取衣后手持衣领，衣领两端向外折齐，对齐肩缝。 3.穿袖：一手持衣领，另一手伸入一侧袖内，持衣领的手向上拉衣领，将衣袖穿好；换手持衣领，依上法穿好另一袖。 4.系领：两手持衣领，由领子中央顺着边缘由前向后系好衣领。 5.系袖口：扣好袖口或系上袖带。 6.系腰带：将隔离衣一边（约在腰下5 cm处）逐渐向前拉，见到衣边捏住，同法捏住另一侧衣边；两手在背后将衣边边缘对齐，向一侧再折叠，一手按住折叠处，另一手将腰带拉至背后折叠处，腰带在背后交叉，回到前面打一活结系好。
脱隔离衣操作步骤	1.解腰带：解开腰带，在前面打一活结。 2.解袖口：解开袖口，将衣袖上拉，在肘部将部分衣袖塞入工作衣袖内，充分暴露双手。 3.消毒双手。 4.解衣领：解开领扣。 5.脱衣袖：双手持带将隔离衣从胸前向下拉，两手分别捏住对侧衣领内侧清洁面下拉脱去袖子。 6.处理：将隔离衣污染面向里，衣领及衣边卷至中央，一次性隔离衣投入医疗垃圾袋中，如为需换洗的布制隔离衣，放入污衣回收袋内清洗消毒后备用。
操作后处理	1.洗手。 2.记录。

【实训测评】

穿脱隔离衣的实训测评

考核对象：　　　　班级：　　　　学号：　　　　考核得分：　　　　考核时间：

项目	考核内容	分值	扣分点	得分
仪表与素质	仪表端庄，服装整洁，不留长指甲，按医院要求着装。	5		

续表

项目	考核内容	分值	扣分点	得分
操作前准备	1.环境准备:整洁、宽敞、温度适宜。	3		
	2.护士准备:衣帽整洁、修剪指甲、取下手表;卷袖过肘、洗手、戴口罩。	3		
	3.用物准备:隔离衣1件,挂衣架,手消毒用物。	4		
操作步骤	1.评估:患者的病情、治疗与护理、隔离的种类及措施、穿隔离衣的环境。	5		
	2.取衣:查对隔离衣,取衣后手持衣领,衣领两端向外折齐,对齐肩缝。	5		
	3.穿袖:一手持衣领,另一手伸入一侧袖内,持衣领的手向上拉衣领,将衣袖穿好;换手持衣领,依上法穿好另一袖。	5		
	4.衣领系扎:两手持衣领,由领子中央顺着边缘由前向后系好衣领。	5		
	5.袖口系扎:扣好袖口或系上袖带。	5		
	6.腰带系扎:将隔离衣一边(约在腰下5 cm处)逐渐向前拉,见到衣边捏住,同法捏住另一侧衣边;两手在背后将衣边边缘对齐,向一侧折叠,一手按住折叠处,另一手将腰带拉至背后折叠处,腰带在背后交叉,回到前面打一活结系好。	5		
操作步骤	1.解腰带:解开腰带,在前面打一活结。	5		
	2.解袖口:解开袖口,将衣袖上拉,在肘部将部分衣袖塞入工作衣袖内,充分暴露双手。	5		
	3.消毒双手。	5		
	4.解衣领:解开领扣。	5		
	5.脱衣袖:双手持带将隔离衣从胸前向下拉,两手分别捏住对侧衣领内侧清洁面下拉脱去袖子。	5		
	6.处理:将隔离衣污染面向里,衣领及衣边卷至中央,一次性隔离衣投入医疗垃圾袋中,如为需换洗的布制隔离衣放入污衣回收袋内清洗消毒后备用。	5		
操作后处理	1.洗手。	5		
	2.记录。	5		

续表

项目	考核内容	分值	扣分点	得分
综合评价	1.操作熟练,符合规范要求。	5		
	2.无菌观念强,无污染,符合无菌原则。	5		
	3.态度严谨,动作敏捷,操作细心准确,确保安全。	5		

【注意事项】

1.隔离衣只能在规定区域内穿脱。

2.隔离衣每日更换,如有潮湿或污染,应立即更换。

3.接触不同病种患者时应更换隔离衣。

4.穿脱隔离衣过程中避免污染衣领、面部、帽子和清洁面,始终保持衣领清洁。

5.穿好隔离衣后,双臂保持在腰部以上,视线范围内。

6.脱下的隔离衣还需使用时,如挂在半污染区,清洁面向外;挂在污染区则污染面向外。

实训二十　洗手

【情境二】

医护人员离开隔离区后要进行洗手操作。

【实训任务】

洗手操作。

【护理程序】

洗手操作的护理程序

护理程序	要点
护理评估	1.**健康状况**:患者,因发热、食欲减退、恶心2周,皮肤黄染1周来诊。1周前其皮肤出现黄染,尿色较黄,无皮肤瘙痒,大便正常,睡眠稍差,体重无明显变化。其既往体健,无肝炎和胆石症史,无药物过敏史,无输血史,无疫区接触史。 2.**身体状况**:皮肤略黄,无出血点,浅表淋巴结未触及,巩膜黄染,咽(一),心肺(一),腹平软,肝肋下2cm,质软,轻压痛和叩击痛,脾侧位刚及,HBsAg(+),尿蛋白(一),尿胆红素(+),尿胆原(+),大便颜色加深,隐血(一)。 3.**心理及社会状况**:患者已婚,育有一女。患者性格内向,脾气较固执。
护理诊断	1.**活动无耐力**:与肝功能受损、能量代谢障碍有关。 2.**营养失调(低于机体需要量)**:与食欲下降、呕吐、腹泻、消化和吸收功能障碍有关。 3.潜在并发症:出血。
护理目标	1.活动能力恢复正常。 2.食欲良好,营养状态良好。 3.无出血等并发症的出现。
护理措施	1.休息与活动:急性肝炎、慢性肝炎活动期、肝衰竭者应卧床休息,以降低机体代谢率,增加肝脏的血流量,有利于肝细胞修复。 2.生活护理:病情严重者需协助患者做好进餐、沐浴、如厕等生活护理;介绍合理饮食的重要性,遵循饮食原则,随时观察胃肠道症状,评估患者营养情况。 3.用药护理:在用药前向患者说明干扰素治疗的目的、意义和可能出现的不良反应,以及反应可能持续的时间,使患者有心理准备,便于坚持治疗。 4.密切观察可能出现的并发症,及时处置。
护理评价	1.活动能力恢复正常。 2.食欲良好,营养状态良好。 3.无出血等并发症的出现。

【操作流程图】

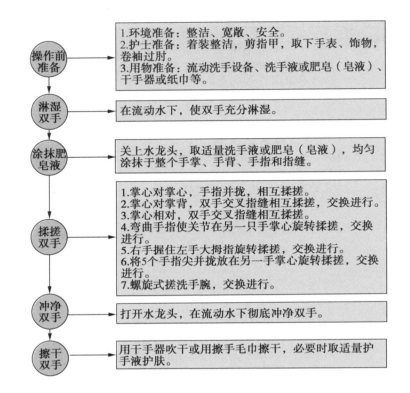

操作前准备	1.环境准备：整洁、宽敞、安全。 2.护士准备：着装整洁，剪指甲，取下手表、饰物，卷袖过肘。 3.用物准备：流动洗手设备、洗手液或肥皂（皂液）、干手器或纸巾等。
淋湿双手	在流动水下，使双手充分淋湿。
涂抹肥皂液	关上水龙头，取适量洗手液或肥皂（皂液），均匀涂抹于整个手掌、手背、手指和指缝。
揉搓双手	1.掌心对掌心，手指并拢，相互揉搓。 2.掌心对掌背，双手交叉指缝相互揉搓，交换进行。 3.掌心相对，双手交叉指缝相互揉搓。 4.弯曲手指使关节在另一只手掌心旋转揉搓，交换进行。 5.右手握住左手大拇指旋转揉搓，交换进行。 6.将5个手指尖并拢放在另一手掌心旋转揉搓，交换进行。 7.螺旋式搓洗手腕，交换进行。
冲净双手	打开水龙头，在流动水下彻底冲净双手。
擦干双手	用干手器吹干或用擦手毛巾擦干，必要时取适量护手液护肤。

【实训测评】

洗手操作的实训测评

考核对象：　　　　班级：　　　　学号：　　　　考核得分：　　　　考核时间：

项目	考核内容	分值	扣分点	得分
仪表与素质	仪表端庄,服装整洁,不留长指甲,按医院要求着装。	5		
操作前准备	1.环境准备:整洁、宽敞、温度适宜。	5		
	2.护士准备:衣帽整洁,修剪指甲,取下手表、饰物,卷袖过肘。	5		
	3.用物准备:流动水洗手设施、清洁剂、干手设施,必要时备护手液或直接备速干手消毒剂。	5		

续表

项目	考核内容	分值	扣分点	得分
操作步骤	1.准备:打开水龙头,调节合适水流和水温。	5		
	2.淋湿双手:在流动水下,使双手充分淋湿。	5		
	3.涂抹肥皂液:关上水龙头并取适量肥皂液均匀涂抹至整个手掌、手背、手指和指缝。	5		
	4.揉搓双手:认真揉搓双手至少1秒,具体揉搓步骤为: (1)掌心相对,手指并拢相互揉搓。 (2)掌心对手,背沿指缝相互揉搓,交换进行。 (3)掌心相对,双手交叉指缝相互揉搓。 (4)弯曲手指使关节在另一掌心旋转揉搓,交换进行。 (5)一手握另一手大拇指旋转揉搓,交换进行。 (6)5个手指尖并拢在另一掌心中旋转揉搓,交换进行。 (7)握住手腕回旋摩擦,交换进行。	30		
	5.冲净双手:打开水龙头,在流动水下彻底冲净双手。	5		
	6.擦干双手:关闭水龙头,以擦手纸或毛巾擦干双手或在干手机下烘干双手;必要时取护手液护肤。	5		
综合评价	1.操作熟练,符合规范要求。	9		
	2.无菌观念强,无污染,符合无菌原则。	8		
	3.态度严谨,动作敏捷。操作细心准确,确保安全。	8		

【注意事项】

1.明确选择洗手方法的原则。

2.遵循洗手流程。

3.牢记洗手时机,掌握洗手指征。

第二章　外科护理综合实训

第一节　多发骨折患者的护理实训

☞**学习目标**

1.能够对多发骨折患者进行评估。

2.能够理解骨折的临床表现及急救原则。

3.能够为多发骨折患者制定相应的护理措施。

4.熟练地完成小夹板外固定技术、骨牵引及石膏外固定技术的操作,避免并发症的发生。

5.能够对多发骨折患者进行有效的健康指导,并教会患者或家属理解康复锻炼的方法及注意事项。

　　骨折(fracture)即骨的完整性和连续性中断。多发骨折就是在不同的部位,出现多处骨折的情况,也有可能是一根骨头出现多段骨折的情况。因为骨折的部位比较多,多发骨折的病情比较严重,对于患者的损伤比较大,且容易出现不良反应,患者需要及时治疗。多发骨折患者在治疗期间,还需要注意避免出现并发症的情况,且注意做好伤口护理工作,避免感染。

【教学案例】

　　患者,男,60 岁,多发骨折伤后 1 天,家属诉患者伤后神志清,无昏迷,行相关检查示:右尺桡骨骨折,左股骨骨折。急诊以多发骨折收其入院。

　　体格检查:T 36.2 ℃,P 128 次/分,R 19 次/分,BP 87/52 mmHg,老年男性,神志清,精神差,全身多处软组织擦伤,胸廓对称,双侧呼吸动度等,双肺呼吸音清,右侧锁骨处压痛,左侧股骨畸形,叩击痛,左侧足背动脉搏动可。

实验室检查:血常规示 WBC $2.25×10^{12}/L$、Hb 72 g/L、红细胞压积(Hct) 20.50%、Plt $108×10^9/L$、NEUT% 92.4%、中性粒细胞绝对值 $8.37×10^9/L$;急查生化示葡萄糖(Glu)9.77 mmol/L、尿素氮/肌酐(BLN/(r))128.46、超敏 C 反应蛋白 132.83 mg/L、钙(Ca)1.97 mmol/L、乳酸脱氢酶(LDH)401.32 U/L。

辅助检查:CT 示右尺桡骨骨折,左股骨骨折。

诊断:多发骨折。

实训二十一 小夹板外固定技术

【情境一】

患者入院后立即小夹板固定右前臂,遵医嘱予以输血、补液、镇痛、抗感染等治疗。

【实训任务】

小夹板外固定技术。

【护理程序】

小夹板外固定技术的护理程序

护理程序	要点
护理评估	1.**健康状况**:患者自觉心慌气短,面色苍白,诉全身多处疼痛难忍,既往身体健康。 2.**身体状况**:意识清楚,T 36.2 ℃,P 128 次/分,R 19 次/分,BP 87/52 mmHg,RBC $2.25×10^{12}/L$,血红蛋白 Hb 72g/L。 3.**心理及社会状况**:配偶及子女均健康,患者性格开朗,对疾病认知程度较高,情绪稳定,经济状况好。
护理诊断	1.**组织灌注量不足**:与外伤后出血、血容量不足有关。 2.**疼痛**:与骨折部位神经损伤、软组织损伤、肌肉痉挛等有关。
护理目标	1.红细胞、血红蛋白、脉搏、血压正常。 2.轻度疼痛或无痛。
护理措施	1.密切监测患者血压及心率变化。 2.注意观察骨折局部肿胀情况,有无血肿形成,注意腹部体征。 3.一旦患者出现休克前兆立即配合医生进行抢救,建立 2 条以上静脉输液通道,做好紧急输血准备,完善术前准备,配合医生行急症手术。

续表

护理程序	要点
护理措施	4.体位:根据患者骨折部位采取舒适体位。 5.根据病情选择合适器具有效固定骨折部位。 6.护士操作时动作轻柔准确,搬动患肢方法正确,严禁粗暴搬动骨折部位。 7.受伤后48～72小时内给予冷敷。 8.教会患者准确评估疼痛程度,合理使用镇痛药物。
护理评价	1.患者神志清,皮色红润,脉搏有力。 2.P 76次/分,BP 128/71 mmHg,Hb 128g/L。 3.患者疼痛评估0～2分。

【操作流程图】

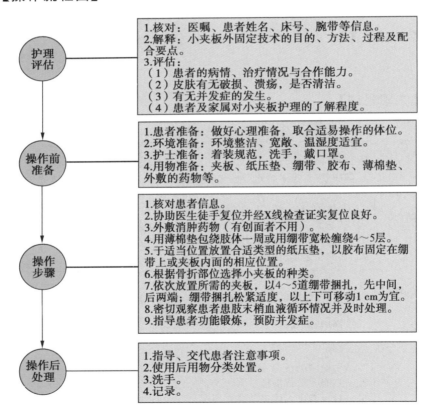

92

【操作测评】

小夹板外固定技术的操作测评

考核对象：　　　　班级：　　　　学号：　　　　考核得分：　　　　考核时间：

项目	考核内容	分值	扣分	存在问题
素质要求	仪表端庄，服装整洁。	4		
	沟通技巧：表情自然，语言亲切、流畅、通俗易懂，能完整体现护理要求及对患者的关爱。	6		
护理评估	观察患者骨折类型及情况。	3		
	评估患者骨折的功能状况、自理程度及心理接受程度。	4		
	指导解释小夹板固定方法、目的、自我管理的重要性，引导患者主动参与小夹板固定管理。	3		
操作前准备	护士准备：着装整洁，修剪指甲，洗手，戴口罩、帽子。	2		
	物品准备：备齐用物（少备1种扣1分，扣完为止）。	5		
	环境准备：环境清洁，光线充足，温暖舒适。	1		
	患者准备：体位舒适，必要时使用屏风。	2		
操作步骤	1.核对患者信息。	3		
	2.协助医生徒手复位并经 X 线检查证实复位良好。	6		
	3.外敷消肿药物（有创面者不用）。	5		
	4.用薄棉垫包绕肢体一周或用绷带宽松缠绕4～5层。	6		
	5.于适当位置放置合适类型的纸压垫，以胶布固定在绷带上或夹板内面的相应位置。	8		
	6.根据骨折部位选择小夹板的种类。	4		
	7.依次放置所需的夹板，以4～5道绷带捆扎，先中间，后两端。绷带捆扎松紧适度，以上下可移动1 cm为宜。	8		
	8.密切观察患者患肢末梢血液循环情况并及时处理。	5		
	9.指导患者功能锻炼，预防并发症。	5		

续表

项目	考核内容	分值	扣分	存在问题
操作后处理	1.指导、交代患者注意事项。	3		
	2.使用后用物分类处置。	3		
	3.洗手。	2		
	4.记录。	2		
综合评价	1.态度认真,严格执行查对制度。	3		
	2.操作熟练,符合规范要求。	3		
	3.操作过程中与患者沟通有效,能做到关心患者。	4		

【注意事项】

1.搬运患者时,应保持患肢不动,防止因重力或搬运不当而使骨折端移位,加重疼痛。

2.肢体适当抬高,严密观察肢体血运,注意患者有无疼痛、感觉运动障碍等,若出现青紫、麻木、明显肿胀及疼痛、活动障碍、脉搏减弱或消失等,应及时回医院就诊。

3.注意调整布带松紧,肿胀加重或消退时要及时调整,以上下可移动 1 cm 为宜。

4.固定后 2 周内,每周 X 线复查 2 次;2 周后改为每周 1 次,直至愈合。

5.指导患者遵循功能锻炼的原则进行患肢的康复练习。

实训二十二　骨牵引护理

【情境二】

患者入院第 3 天,神志清醒,精神好,血常规检查各项指标正常,在局麻下行左胫骨结节骨牵引,左下肢皮色皮温正常,左足背动脉搏动可触及。

【实训任务】

骨牵引护理。

【护理程序】

骨牵引护理的护理程序

护理程序	要点
护理评估	1. T 37.2 ℃ P 96 次/分,R 23 次/分,BP 125/72 mmHg。 2. 左胫骨结节骨牵引,肢体远端感觉正常,患者活动能力及自理能力下降。
护理诊断	躯体活动障碍:与骨牵引、限制卧床有关。
护理目标	1. 患者肢体摆放规范,卧位舒适。 2. 无皮肤压力伤发生。
护理措施	1. 使用下肢垫枕,抬高左下肢。 2. 每 2 小时翻身 1 次。 3. 避免患肢外旋,以免压迫腓总神经。 4. 保持有效骨牵引。 5. 保持床单位清洁干燥。 6. 加强生活护理,满足患者需求。
护理评价	1. 患者肢体摆放符合骨牵引要求,自述卧位舒适。 2. 皮肤完好,无破损。

【操作流程图】

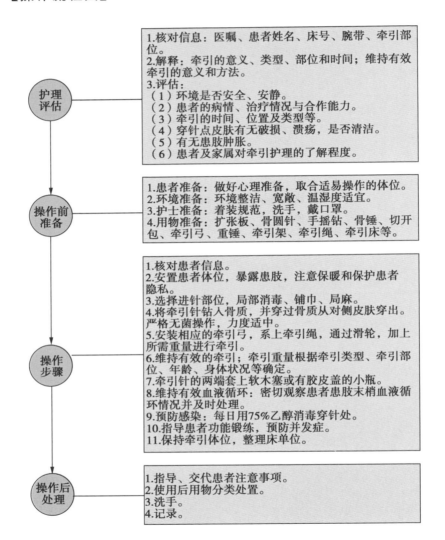

护理评估

1.核对信息：医嘱、患者姓名、床号、腕带、牵引部位。
2.解释：牵引的意义、类型、部位和时间；维持有效牵引的意义和方法。
3.评估：
（1）环境是否安全、安静。
（2）患者的病情、治疗情况与合作能力。
（3）牵引的时间、位置及类型等。
（4）穿针点皮肤有无破损、溃疡，是否清洁。
（5）有无患肢肿胀。
（6）患者及家属对牵引护理的了解程度。

操作前准备

1.患者准备：做好心理准备，取合适易操作的体位。
2.环境准备：环境整洁、宽敞、温湿度适宜。
3.护士准备：着装规范，洗手，戴口罩。
4.用物准备：扩张板、骨圆针、手摇钻、骨锤、切开包、牵引弓、重锤、牵引架、牵引绳、牵引床等。

操作步骤

1.核对患者信息。
2.安置患者体位，暴露患肢，注意保暖和保护患者隐私。
3.选择进针部位，局部消毒、铺巾、局麻。
4.将牵引针钻入骨质，并穿过骨质从对侧皮肤穿出。严格无菌操作，力度适中。
5.安装相应的牵引弓，系上牵引绳，通过滑轮，加上所需重量进行牵引。
6.维持有效的牵引；牵引重量根据牵引类型、牵引部位、年龄、身体状况等确定。
7.牵引针的两端套上软木塞或有胶皮盖的小瓶。
8.维持有效血液循环：密切观察患者患肢末梢血液循环情况并及时处理。
9.预防感染：每日用75%乙醇消毒穿针处。
10.指导患者功能锻练，预防并发症。
11.保持牵引体位，整理床单位。

操作后处理

1.指导、交代患者注意事项。
2.使用后用物分类处置。
3.洗手。
4.记录。

【实训测评】

骨牵引护理的实训测评

考核对象: 班级: 学号: 考核得分: 考核时间:

项目	考核内容	分值	扣分	存在问题
素质要求	1. 仪表端庄,服装整洁。	4		
	2. 沟通技巧:表情自然,语言亲切、流畅、通俗易懂,能完整体现护理要求及对患者的关爱。	6		
护理评估	1. 评估环境:宽敞、光线适宜,注意保护患者隐私。	2		
	2. 评估患者的意识状态、病情;患肢的感觉、运动、血供情况;患者皮肤情况;患者自理能力、配合能力等。	5		
	3. 向患者及家属说明骨牵引护理的目的,取得患者的配合。	3		
操作前准备	1. 护士准备:着装整洁,修剪指甲,洗手,戴口罩、帽子。	2		
	2. 物品准备:备齐用物(少备1种扣1分,扣完为止)。	5		
	3. 环境准备:环境清洁,光线充足,温暖舒适。	1		
	4. 患者准备:体位舒适,必要时使用屏风。	2		
操作步骤	1. 核对患者信息。	3		
	2. 安置患者体位,暴露患肢,注意保暖和保护患者隐私。	5		
	3. 选择进针部位,局部消毒、铺巾、局麻。	5		
	4. 将牵引针钻入骨质,并穿过骨质从对侧皮肤穿出;严格无菌操作,力度适中。	8		
	5. 安装相应的牵引弓,系上牵引绳,通过滑轮,加上所需重量进行牵引。	8		
	6. 维持有效的牵引;牵引重量根据牵引类型、牵引部位、年龄、身体状况等确定。	6		
	7. 牵引针的两端套上软木塞或有胶皮盖的小瓶。	3		
	8. 维持有效血液循环:密切观察患者患肢末梢血液循环情况并及时处理。	3		
	9. 预防感染:每日用75%乙醇消毒穿针处。	3		
	10. 指导患者功能锻炼,预防并发症。	3		
	11. 保持牵引体位,整理床单位。	3		

续表

项目	考核内容	分值	扣分	存在问题
操作后处理	1.指导、交代患者注意事项。	3		
	2.使用后用物分类处置。	3		
	3.洗手。	2		
	4.记录。	2		
综合评价	1.态度认真;严格执行查对制度。	3		
	2.操作熟练,符合规范要求。	3		
	3.操作过程中与患者沟通有效,能做到关心患者。	4		

【注意事项】

1.每天检查牵引装置及效果、包扎的松紧度、有无滑脱或松动。

2.应保持牵引锤悬空、滑车灵活。

3.嘱患者及家属不要擅自改变体位,不能随便增减牵引重量。

4.颅骨牵引者应每日将颅骨牵引弓的靠拢压紧螺母拧紧 0.5～1 圈,防止颅骨牵引弓松脱。

5.肢体牵引时,应每日测量两侧肢体的长度,避免发生过度牵引。

6.保持对抗牵引力,若身体移位,抵住了床头或床尾,及时调整,以免失去反牵引作用。

7.牵引期间牵引方向与肢体长轴应呈一直线,以达到有效牵引。

8.密切观察牵引肢体的血液循环和感觉、运动等情况,如有异常,及时通知医生进行处理;冬季注意牵引肢体保暖。

9.加强皮肤护理及功能锻炼,预防并发症发生。

实训二十三　石膏外固定技术

【情境三】

患者入院第 10 天,神志清,精神好,血常规检查各项指标正常,完善术前准备后,在腰硬联合麻醉下行左股骨骨折切开复位内固定术,左下肢石膏外固定。术后患者第 3 天左下肢较右下肢明显粗肿,皮色暗红,皮温略高,足背动脉搏动可触及。

【实训任务】

石膏外固定技术。

【护理程序】

石膏外固定技术护理程序

护理程序	要点
护理评估	1.健康状况:患者左下肢较右下肢明显粗肿,皮色暗红,皮温略高,足背动脉搏动可触及。 2.评估疼痛 4 分(中度疼痛)。
护理诊断	周围血管神经功能障碍:与深静脉血栓形成有关。
护理目标	1.左下肢皮色、皮温、感觉、运动、张力正常。 2.疼痛评估 0 分(无痛)。
护理措施	1.饮食宜清淡,忌食油腻,辛辣等食物。 2.进食低脂且富含纤维素的食物,多饮水,预防便秘。 3.抬高患肢 30°,以利于静脉回流,减轻肢体肿胀。 4.观察肢体血运,每日测量患肢定点周径并记录。 5.遵医嘱给予抗凝、溶栓药物,观察患者有无出血倾向。
护理评价	1.左下肢血运正常。 2.疼痛评估 0 分(无痛)。

❖知识拓展

石膏托外固定患者的功能锻炼

　　向患者及家属讲解石膏外固定后肢体早期功能锻炼的意义和方法,指导患者做石膏固定部位肢体肌肉等长舒缩活动;指导患者石膏固定肢体邻近关节及指(趾)的活动,加强未行石膏固定肢体的主动活动,以促进全身血液循环,防止废用性萎缩、关节僵硬等。下肢骨折石膏外固定后病情允许时应鼓励下床活动,先在床边坐立,后可使用双侧拐杖、助行器等短距离行走,然后逐步过渡到单侧拐杖行走,最后丢掉拐杖行走。石膏拆除后每天按摩肌肉2～4次,并加强主动活动及抗阻力活动。

【操作流程图】

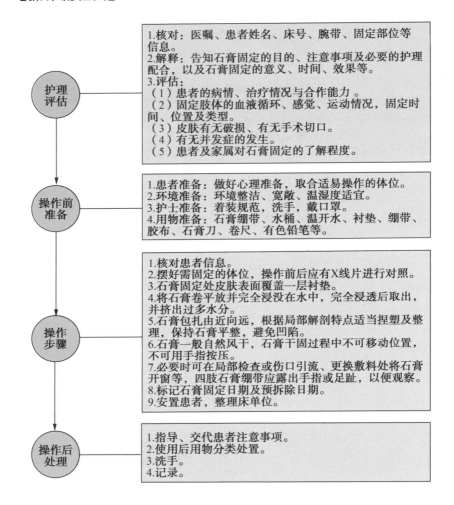

护理评估
1.核对：医嘱、患者姓名、床号、腕带、固定部位等信息。
2.解释：告知石膏固定的目的、注意事项及必要的护理配合，以及石膏固定的意义、时间、效果等。
3.评估：
（1）患者的病情、治疗情况与合作能力。
（2）固定肢体的血液循环、感觉、运动情况，固定时间、位置及类型。
（3）皮肤有无破损、有无手术切口。
（4）有无并发症的发生。
（5）患者及家属对石膏固定的了解程度。

操作前准备
1.患者准备：做好心理准备，取合适易操作的体位。
2.环境准备：环境整洁、宽敞、温湿度适宜。
3.护士准备：着装规范，洗手，戴口罩。
4.用物准备：石膏绷带、水桶、温开水、衬垫、绷带、胶布、石膏刀、卷尺、有色铅笔等。

操作步骤
1.核对患者信息。
2.摆好需固定的体位，操作前后应有X线片进行对照。
3.石膏固定处皮肤表面覆盖一层衬垫。
4.将石膏卷平放并完全浸没在水中，完全浸透后取出，并挤出过多水分。
5.石膏包扎由近向远，根据局部解剖特点适当捏塑及整理，保持石膏平整，避免凹陷。
6.石膏一般自然风干，石膏干固过程中不可移动位置，不可用手指按压。
7.必要时可在局部检查或伤口引流、更换敷料处将石膏开窗等，四肢石膏绷带应露出手指或足趾，以便观察。
8.标记石膏固定日期及预拆除日期。
9.安置患者，整理床单位。

操作后处理
1.指导、交代患者注意事项。
2.使用后用物分类处置。
3.洗手。
4.记录。

【实训测评】

石膏外固定技术实训测评

考核对象：　　　　班级：　　　　学号：　　　　考核得分：　　　　考核时间：

项目	考核内容	分值	扣分	存在问题
素质要求	1.仪表端庄,服装整洁。	4		
	2.沟通技巧：表情自然,语言亲切、流畅、通俗易懂,能完整体现护理要求及对患者的关爱。	6		

续表

项目	考核内容	分值	扣分	存在问题
护理评估	1. 观察患者骨折类型及情况。	3		
	2. 评估患者骨折的功能状况、自理程度及心理接受程度。	4		
	3. 指导解释石膏固定方法、目的,自我管理的重要性,引导患者主动参与石膏绷带外固定管理。	3		
操作前准备	1. 护士准备:着装整洁,修剪指甲,洗手,戴口罩、帽子。	2		
	2. 物品准备:备齐用物(少备1种扣1分,扣完为止)。	5		
	3. 环境准备:环境清洁,光线充足,温暖舒适。	1		
	4. 患者准备:体位舒适,必要时使用屏风。	2		
操作步骤	1. 核对患者信息。	3		
	2. 摆好需固定的体位,操作前后应有X线片进行对照。	6		
	3. 石膏固定处皮肤表面覆盖一层衬垫。	6		
	4. 将石膏卷平放并完全浸没在水中,完全浸透后取出,并挤出过多水分。	6		
	5. 石膏包扎由近向远,根据局部解剖特点适当捏塑及整理,保持石膏平整,避免凹陷。	8		
	6. 石膏一般自然风干,石膏干固过程中不可移动位置,不可用手指按压。	6		
	7. 必要时可在局部检查或伤口引流、更换敷料处将石膏开窗等,四肢石膏绷带应露出手指或足趾,以便观察。	6		
	8. 标记石膏固定日期及预拆除日期。	6		
	9. 安置患者,整理床单位。	5		
操作后处理	1. 指导、交代患者注意事项。	2		
	2. 使用后用物分类处置。	2		
	3. 洗手。	2		
	4. 记录。	2		

续表

项目	考核内容	分值	扣分	存在问题
综合评价	1.态度认真,严格执行查对制度。	3		
	2.操作熟练,符合规范要求。	3		
	3.操作过程中与患者沟通有效,能做到关心患者。	4		

【注意事项】

1.为加速石膏干固,可提高室温,或灯烤、红外线照射等,但避免烫伤。

2.包扎时使石膏绷带各层贴合紧密,无缝隙且平整无皱褶。

3.四肢包扎应从肢体近侧向远侧推,每一圈绷带盖住上一圈绷带的下1/3。

4.石膏未干前,尽量少搬动患者;必须搬动时,应用手掌平托,维持肢体的位置,避免用手指抠捏石膏,防止压疮及石膏折断。

5.石膏不可过紧或过松,以免失去固定作用,保持石膏的清洁干燥,若被尿、便、饮料等污染,可用毛巾蘸少量洗涤剂或肥皂及清水擦洗干净,以免石膏软化变形,严重污染、变形、断裂时应及时更换石膏。

6.肢体适当抬高,严密观察肢体血运,注意有无疼痛、感觉运动障碍等。

7.指导患者加强功能锻炼,避免发生骨筋膜室综合征、压疮、化脓性皮炎、石膏综合征、失用性综合征等并发症。

第二节 颅脑损伤患者的护理实训

☞**学习目标**

1.能够对颅脑损伤患者进行评估。

2.能够根据评估,为患者制定相应的护理措施。

3.掌握颅脑损伤的临床表现,以及动态病情观察内容。

4.掌握颅脑损伤患者的急救处理原则。

5.熟练地完成脑室外引流管的护理,能对患者和家属进行正确的健康指导。

颅脑损伤(craniocerebral injury)是常见的外科急症,可分为头皮损伤、颅骨损伤和脑损伤,三者可单独或合并存在。颅脑损伤发生率在全身各部位损伤中居第二位,仅次于四肢损伤,其死亡率和致残率高居身体各部位损伤之首。其多因外界暴力作用于头部而引起,平时常因坠落、交通事故、跌倒、锐器或钝器打击头部致伤,火器伤多见于战时。严重颅脑损伤往往伴有神经系统功能受损,甚至致残或死亡,正确的急救处理和完善的护理措施可降低此类患者的死亡率和致残率。

【教学案例】

患者,男,74 岁,因左侧肢体活动不灵 5 天,行颅脑 CT 示右侧额颞顶部慢性硬膜下血肿,中线左偏。急诊以右侧慢性硬膜下血肿收入院。

体格检查:T 36.6℃,P 75 次/分,R 17 次/分,BP 187/119 mmHg,嗜睡状态,间断意识清,精神差,无自主言语,查体欠配合;双瞳孔等大等圆,直径约 3 mm,对光反射灵敏,颈部无抵抗感,双肺呼吸音粗,腹部平软,肠鸣音正常,右侧肢体肌力 5 级,左侧肢体肌力 0 级;肌张力正常。

实验室检查:血常规示 RBC 4.8×10^{12}/L、Hb 125g/L、Plt 131×10^9/L、NEU% 71.4%、Glu 4.22 mmol/L。

辅助检查:颅脑 CT 示右侧额颞顶慢性硬膜下血肿,中线左偏。

诊断:右侧额颞顶慢性硬膜下血肿。

实训二十四　脑室外引流

【情境一】

患者入院急症行脑室引流术,术后 T 39.6 ℃,P 96 次/分,R 23 次/分,BP 152/97 mmHg,嗜睡状态,间断意识清,精神差,无自主言语,右侧肢体肌力 5 级,左侧肢体肌力 1 级。

【实训任务】

脑室外引流。

【护理程序】

脑室外引流护理程序

护理程序	要点
护理评估	1.**健康状况**：T 39.6 ℃,P 96 次/分,R 23 次/分,BP 152/97 mmHg 嗜睡状态,左侧肢体肌力 1 级。 2.**心理及社会状况**：配偶健在,子女均健康,患者性格固执,对疾病认知程度较差,情绪烦躁,不配合治疗;经济状况较好。
护理诊断	1.**躯体运动障碍**：与脑损伤有关。 2.**体温过高**：与脑损伤、脑水肿有关。
护理目标	1.肢体恢复正常功能,生活可自理。 2.体温恢复正常。
护理措施	1.**功能锻炼：** (1)患者术后多遗留不同程度的肢体运动功能障碍,按时协助其翻身,肢体功能位摆放,尽早启动康复训练,避免关节挛缩畸形。 (2)进行语言训练时,从单音字开始,再结合手势、图片、音乐等,提高交流能力。 2.**高热护理：** (1)持续体温监测。 (2)根据病情选择合适的降温方法,主要采用物理降温,如温水擦浴、冰敷、降温毯、冬眠低温疗法等。 (3)必要时采集血培养标本,及时送检。 (4)保证患者入量充足,定时监测电解质,必要时记录 24 小时出入量。
护理评价	1.左侧肢体肌力Ⅲ级,生活可自理。 2.体温 36.7 ℃。

【操作流程图】

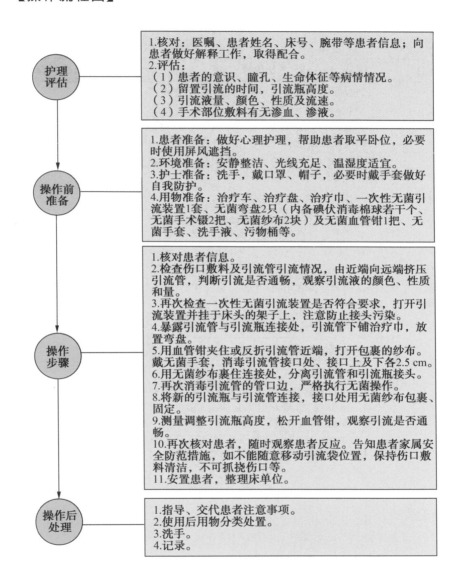

护理评估

1.核对：医嘱、患者姓名、床号、腕带等患者信息；向患者做好解释工作，取得配合。
2.评估：
（1）患者的意识、瞳孔、生命体征等病情情况。
（2）留置引流的时间，引流瓶高度。
（3）引流液量、颜色、性质及流速。
（4）手术部位敷料有无渗血、渗液。

操作前准备

1.患者准备：做好心理护理，帮助患者取平卧位，必要时使用屏风遮挡。
2.环境准备：安静整洁、光线充足、温湿度适宜。
3.护士准备：洗手，戴口罩、帽子，必要时戴手套做好自我防护。
4.用物准备：治疗车、治疗盘、治疗巾、一次性无菌引流装置1套、无菌弯盘2只（内备碘伏消毒棉球若干个、无菌手术镊2把、无菌纱布2块）及无菌血管钳1把、无菌手套、洗手液、污物桶等。

操作步骤

1.核对患者信息。
2.检查伤口敷料及引流管引流情况，由近端向远端挤压引流管，判断引流是否通畅，观察引流液的颜色、性质和量。
3.再次检查一次性无菌引流装置是否符合要求，打开引流装置并挂于床头的架子上，注意防止接头污染。
4.暴露引流管与引流瓶连接处，引流管下铺治疗巾，放置弯盘。
5.用血管钳夹住或反折引流管近端，打开包裹的纱布。戴无菌手套，消毒引流管接口处、接口上及下各2.5 cm。
6.用无菌纱布裹住连接处，分离引流管和引流瓶接头。
7.再次消毒引流管的管口边，严格执行无菌操作。
8.将新的引流瓶与引流管连接，接口处用无菌纱布包裹、固定。
9.测量调整引流瓶高度，松开血管钳，观察引流是否通畅。
10.再次核对患者，随时观察患者反应。告知患者家属安全防范措施，如不能随意移动引流袋位置，保持伤口敷料清洁，不可抓挠伤口等。
11.安置患者，整理床单位。

操作后处理

1.指导、交代患者注意事项。
2.使用后用物分类处置。
3.洗手。
4.记录。

【实训测评】

脑室外引流的实训测评

考核对象：　　　　　班级：　　　　　学号：　　　　　考核得分：　　　　　考核时间：

项目	考核内容	分值	扣分	存在问题
素质要求	1.仪表端庄,服装整洁,不留长指甲,按医院要求着装。	4		
	2.沟通技巧:表情自然,语言亲切、流畅、通俗易懂,能完整体现护理要求及对患者的关爱。	6		
护理评估	1.评估患者病情、生命体征、意识状态及治疗措施等情况。	5		
	2.询问患者有无头痛等主观感受。	3		
	3.向患者或陪护解释脑室引流护理的目的、方法,指导患者自我保护脑引流管的注意事项。	2		
操作前准备	1.护士准备:着装整洁,修剪指甲,洗手,戴口罩、帽子。	2		
	2.物品准备:备齐用物(少备1种扣1分,扣完为止)。	5		
	3.环境准备:环境清洁,光线充足,温暖舒适。	1		
	4.患者准备:患者取平卧位,必要时使用屏风。	2		
操作步骤	1.核对患者信息。	3		
	2.检查伤口敷料及引流管引流情况,由近端向远端挤压引流管,判断引流是否通畅,观察引流液的颜色、性质和量。	6		
	3.再次检查一次性无菌引流装置是否符合要求,打开引流装置并挂于床头的架子上,注意防止接头污染。	5		
	4.暴露引流管与引流瓶连接处,引流管下铺治疗巾,放置弯盘。	5		
	5.用血管钳夹住或反折引流管近端,打开包裹的纱布。戴无菌手套,消毒引流管接口处、接口上及下各 2.5 cm。	6		
	6.用无菌纱布裹住连接处,分离引流管和引流瓶接头。	5		
	7.再次消毒引流管的管口边,严格执行无菌操作。	5		
	8.将新的引流瓶与引流管连接,接口处用无菌纱布包裹、固定。	4		

续表

项目	考核内容	分值	扣分	存在问题
操作步骤	9. 测量调整引流瓶高度,(引流管开口需高出侧脑室平面 10～20 cm。)松开血管钳,观察引流是否通畅。	6		
	10. 再次核对患者,随时观察患者反应。告知患者家属安全防范措施,如不能随意移动引流袋位置,保持伤口敷料清洁,不可抓挠伤口等。	5		
	11. 安置患者,整理床单位。	4		
操作后处理	1. 指导、交代患者注意事项。	2		
	2. 使用后用物分类处置。	2		
	3. 洗手。	1		
	4. 记录。	1		
综合评价	1. 态度认真;严格执行查对制度;操作熟练,符合规范要求。	5		
	2. 严格执行无菌操作原则,无菌观念强。	2		
	3. 操作过程中沟通有效,能做到关心患者,以患者为中心,确保安全。	3		

【注意事项】

1. 妥善固定:引流管开口需高于侧脑室平面 10～15 cm,以保持正常颅内压。

2. 保持引流通畅:防止受压、扭曲、折叠、成角,翻身时应避免牵拉引流管。

3. 注意引流速度和量:禁忌流速过快,避免颅内压骤降造成危险,每日引流量不超过 500 mL 为宜,因正常脑脊液每天分泌量是 400～500 mL。不可随意调整和提拉引流瓶,做 CT 等检查时,须关闭引流开关,检查后须及时打开,速度宜缓慢。

4. 严格执行无菌操作:更换引流袋时先夹闭引流管,以防脑脊液逆流,注意整个装置无菌。

5. 观察和记录:观察和记录脑脊液性状、量,正常脑脊液是无色透明,若有大量鲜血提示脑室内出血,若为混浊则提示感染。

6. 拔管:引流管放置一般不宜超过 5～7 天,开颅术后脑室引流管一般放置 3～4 天,拔管前行夹管试验,观察有无颅内压增高征象;拔管后如有脑脊液漏,应告知医生妥善处理,以免引起颅内感染。

实训二十五　鼻饲法

【情境二】

术后经过康复锻炼,恢复较好,但患者进食出现吞咽困难、呛咳,消瘦明显;经检查示 T 36 ℃,P 72 次/分,R 16 次/分,BP 110/70 mmHg。血生化检验结果:血清钾、钠、氯、总蛋白降低,间接反映机体营养状况及免疫力下降。医生查房后,根据患者的情况医嘱给予管饲饮食。

【实训任务】

鼻饲法。

【护理程序】

鼻饲法的护理程序

护理程序	要点
护理评估	1.**健康状况**:患者进食困难、呛咳,日渐消瘦,精神差,不愿活动。 2.**身体状况**:T 36 ℃,P 72 次/分,R 16 次/分,BP 110/70 mmHg,面色、口唇苍白,眼窝稍有塌陷,活动无力。 3.**心理及社会状况**:患者家庭经济状况良好,两个女儿都很孝敬老人,以往生活规律,老人出现这种情况,家人非常着急不安。
护理诊断	**营养失调**(低于机体需要量):与患者进食困难、呛咳有关。
护理目标	纠正营养状况,提高机体的免疫力。
护理措施	1.通过**鼻饲饮食加强营养**:营养物质的浓度由低到高注入速度均匀、保证适宜温度。 2.给予多种营养物质,提高机体免疫力,预防并发症。 3.按时给予蛋白质、维生素、水分以保证机体足够的热量。 4.严密观察患者病情及生命体征的变化。 5.做好基础护理,做好口腔护理,预防口腔疾患。
护理评价	通过鼻饲饮食,患者营养状况得到改善,面色、口唇红润。

【操作流程图】

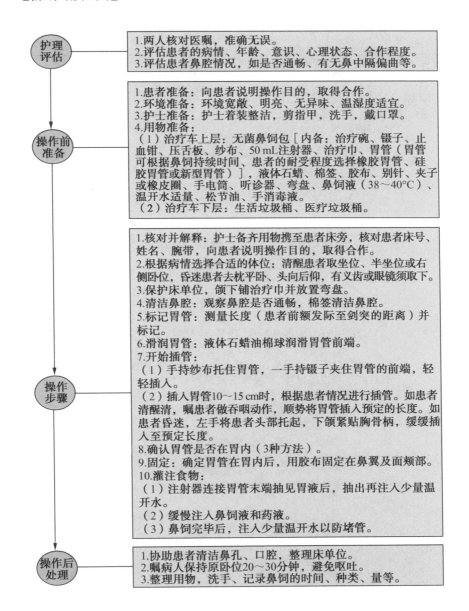

护理评估
1.两人核对医嘱，准确无误。
2.评估患者的病情、年龄、意识、心理状态、合作程度。
3.评估患者鼻腔情况，如是否通畅、有无鼻中隔偏曲等。

操作前准备
1.患者准备：向患者说明操作目的，取得合作。
2.环境准备：环境宽敞、明亮、无异味、温湿度适宜。
3.护士准备：护士着装整洁，剪指甲，洗手，戴口罩。
4.用物准备：
（1）治疗车上层：无菌鼻饲包［内备：治疗碗、镊子、止血钳、压舌板、纱布、50 mL注射器、治疗巾、胃管（胃管可根据鼻饲持续时间、患者的耐受程度选择橡胶胃管、硅胶胃管或新型胃管）］，液体石蜡、棉签、胶布、别针、夹子或橡皮圈、手电筒、听诊器、弯盘、鼻饲液（38～40℃）、温开水适量、松节油、手消毒液。
（2）治疗车下层：生活垃圾桶、医疗垃圾桶。

操作步骤
1.核对并解释：护士备齐用物携至患者床旁，核对患者床号、姓名、腕带，向患者说明操作目的，取得合作。
2.根据病情选择合适的体位：清醒患者取坐位、半坐位或右侧卧位，昏迷患者去枕平卧、头向后仰，有义齿或眼镜须取下。
3.保护床单位，颌下铺治疗巾并放置弯盘。
4.清洁鼻腔：观察鼻腔是否通畅，棉签清洁鼻腔。
5.标记胃管：测量长度（患者前额发际至剑突的距离）并标记。
6.滑润胃管：液体石蜡油棉球润滑胃管前端。
7.开始插管：
（1）手持纱布托住胃管，一手持镊子夹住胃管的前端，轻轻插入。
（2）插入胃管10～15 cm时，根据患者情况进行插管。如患者清醒清，嘱患者做吞咽动作，顺势将胃管插入预定的长度。如患者昏迷，左手将患者头部托起，下颌紧贴胸骨柄，缓缓插入至预定长度。
8.确认胃管是否在胃内（3种方法）。
9.固定：确定胃管在胃内后，用胶布固定在鼻翼及面颊部。
10.灌注食物：
（1）注射器连接胃管末端抽见胃液后，抽出再注入少量温开水。
（2）缓慢注入鼻饲液和药液。
（3）鼻饲完毕后，注入少量温开水以防堵管。

操作后处理
1.协助患者清洁鼻孔、口腔，整理床单位。
2.嘱病人保持原卧位20～30分钟，避免呕吐。
3.整理用物，洗手、记录鼻饲的时间、种类、量等。

【实训测评】

鼻饲法的实训测评

考核对象：　　　　班级：　　　　学号：　　　　考核得分：　　　　考核时间：

项目	考核内容	分值	扣分点	得分
仪表与素质	仪表端庄,服装整洁,不留长指甲,按医院要求着装。	5		
护理评估	1.核对医嘱,准确无误。	3		
	2.评估患者的病情、年龄、意识、心理状态、合作程度。	3		
	3.评估患者鼻腔情况,如是否通畅、有无鼻中隔偏曲等。	3		
操作前准备	1.患者准备:向患者说明操作目的,取得合作。	3		
	2.环境准备:环境宽敞、明亮、无异味,温湿度适宜。	3		
	3.护士准备:护士着装整洁,剪指甲,洗手,戴口罩。	3		
	4.用物准备: (1)治疗车上层:无菌鼻饲包[内备:治疗碗、镊子、止血钳、压舌板、纱布、50 mL 注射器、治疗巾、胃管(胃管可根据鼻饲持续时间、患者的耐受程度选择橡胶胃管、硅胶胃管或新型胃管)]液体石蜡、棉签、胶布、别针、夹子或橡皮圈、手电筒、听诊器、弯盘、鼻饲液(38～40 ℃)、温开水适量、松节油、手消毒液。 (2)治疗车下层:生活垃圾桶、医疗垃圾桶。	3		
操作步骤	1.核对并解释:护士备齐用物携至患者床旁,核对患者床号、姓名、腕带;向患者说明操作目的,取得合作。	4		
	2.协助患者取坐位、半坐位或右侧卧位,有义齿或眼镜纹取下。	3		
	3.保护床单位,颌下铺治疗巾并放置弯盘。	3		
	4.观察鼻腔是否通畅,棉签清洁鼻腔。	3		
	5.测量胃管插入长度并标记。	4		
	6.滑润胃管:使用液体石蜡油润滑胃管前端。	3		

续表

项目	考核内容	分值	扣分点	得分
操作步骤	7.开始插管： (1)手持纱布托住胃管，一手持镊子夹住胃管的前端，轻轻插入。 (2)插入胃管10～15 cm时，嘱患者做吞咽动作，顺势将胃管插入预定的长度。	10		
	8.确认胃管是否在胃内(3种方法任选其一，其他两种口述)。	8		
	9.确定胃管在胃内后，用胶布固定在鼻翼及面颊部。	2		
	10.灌注食物 (1)注射器连接胃管末端抽见胃液后，抽出再注入少量温开水。 (2)缓慢注入鼻饲液和药液(少于200 mL)。 (3)鼻饲完毕后，注入少量温开水以防堵管。	8		
	11.处置胃管的末端，将胃管末端堵塞，然后用纱布包好，用橡皮筋扎紧，用别针固定于大单、枕旁或患者的衣领处。	3		
操作后处理	1.协助患者清洁鼻孔、口腔，整理床单位。	3		
	2.嘱患者保持原卧位20～30分钟，避免呕吐。	3		
	3.整理用物，洗手，记录鼻饲的时间、种类、量等。	4		
综合评价	1.操作熟练，符合规范要求。	3		
	2.无菌观念强，无污染，符合无菌原则。	4		
	3.态度严谨，动作敏捷，操作细心准确。	3		
	4.操作过程中沟通有效，能做到关心患者，以患者为中心，确保安全，有爱伤观念。	3		

【注意事项】

1.插管时动作应轻柔，避免损伤食管黏膜，尤其是通过食管3个狭窄部位(环状软骨水平处，平气管分叉处，食管通过膈肌处)时。

2.插入胃管至10～15 cm(咽喉部)时，若为清醒患者，嘱其做吞咽动作；若为昏迷患者，则用左手将其头部托起，使下颌靠近胸骨柄，以利插管。

3.插入胃管过程中如果患者出现呛咳、呼吸困难、发绀等，表明胃管误入气管,应立即拔出胃管。

4.每次鼻饲前应证实胃管在胃内且通畅,并用少量温水冲管后再进行喂食,鼻饲完毕后再次注入少量温开水,防止鼻饲液凝结。

5.鼻饲液温度应保持在 $38\sim40\ ℃$,避免过冷或过热;新鲜果汁与奶液应分别注入,防止产生凝块;药片应研碎溶解后注入。

6.食管静脉曲张、食管梗阻的患者禁忌使用鼻饲法。

7.长期鼻饲者应每天进行 2 次口腔护理,并定期更换胃管,普通胃管每周更换 1 次,硅胶管每月更换 1 次。

> **❖知识拓展**
>
> 对于病情危重、存在消化道功能障碍、不能经口或不愿经口进食的患者,为了保证营养素的摄取、消化、吸收,维持细胞的代谢,保持组织气管的结构与功能,调控免疫、内分泌等功能并修复组织,促进康复,临床上根据患者的不同情况采用不同的特殊饮食护理,包括胃肠内营养和胃肠外营养。
>
> 胃肠内营养分为要素饮食、非要素饮食。胃肠外营养分为部分胃肠外营养和全胃肠外营养。

第三节　颈椎病患者的护理实训

> **☞学习目标**
>
> 1.能够对颈椎病患者进行评估。
> 2.能够理解颈椎病的发病机制与临床表现之间的关系。
> 3.能够根据评估,为颈椎病患者制定相应的护理措施。
> 4.能够规范地进行轴线翻身、体位训练、佩戴支具护理的操作。
> 5.能够对颈椎病患者进行有效的健康指导,并教会患者或家属理解体位训练的方法和注意事项。

颈椎病(cervical spondylosis)又称颈椎综合征,是颈椎骨关节炎、增生性颈椎炎、颈神经根综合征、颈椎间盘脱出症的总称,是一种以退行性病理改变为基础的疾患。其主要由于颈椎长期劳损、骨质增生,或椎间盘脱出、韧带增厚,致使颈椎脊髓、神经根或椎动脉受压,出现一系列功能障碍的临床综合征。此病好发于中老年人、睡眠体位不佳者、长期坐姿不当者。

【教学案例】

患者,女,52 岁,因四肢麻木无力、步态不稳 3 个月,加重 1 个月,门诊以脊髓型颈椎病收入院。患者 3 个月前无明显原因出现双下肢走路不稳,自觉踩棉花样感觉,四肢感觉麻木,症状以左手、右下肢为重,拿筷子等精细动作较前笨拙,伴有腹部发紧、束带感。

体格检查 T 36.9 ℃,P 78 次/分,R 18 次/分,BP 134/101 mmHg,神志清楚,精神可,颈部无明显压痛,颈椎活动受限,左手浅感觉较右侧减退,左手握力Ⅲ⁺级,右手握力Ⅳ级;右小腿、足背部浅感觉较对侧减退;双下肢肌张力增高,右足背伸肌力Ⅳ⁻级,余下肢肌力无明显异常;双侧膝腱反射(＋＋＋),双侧跟腱反射(＋＋),腹壁反射存在,双侧巴氏征阴性,双侧霍夫曼征(＋),双侧足背动脉搏动良好。

实验室检查:血常规示 WBC $4.8×10^{12}$/L、Hb 12.5 g/L、Plt $131×10^9$/L、NEU％ 73.1％、Glu 4.82 mmol/L。

辅助检查:颈椎 MR 示颈椎间盘突出,颈椎椎管狭窄并脊髓变性。

初步诊断:脊髓型颈椎病。

实训二十六　轴线翻身法

【情境一】

患者入院后第 3 天在全麻下行颈椎后路单开门椎管减压内固定术,术后意识清,精神好,T 37.6℃,P 88 次/分,R 22 次/分,BP 138/83 mmHg,刀口无渗血,颈领外固定。

【实训任务】

轴线翻身法。

【护理程序】

轴线翻身法的护理程序

护理程序	要点
护理评估	1.**健康状况**：T 37.6℃,P 88 次/分,R 22 次/分,BP 138/83 mmHg,颈领外固定。 2.**心理及社会状况**：配偶及子女均健康,患者性格开朗,对疾病认知程度高,情绪稳定,配合治疗,经济状况较好。
护理诊断	**躯体运动障碍**：与手术、使用支具有关。
护理目标	1.卧位舒适。 2.未发生皮肤压力伤。
护理措施	1.采取适当的卧位。翻身时,按照颈椎术后翻身方法,保持头、颈、躯干同一平面,维持颈部相对稳定。 2.术后 6 小时若血压平稳无不适可采取半坐卧位,遵循下床活动三部曲,床边坐一站一行。 3.下床时应佩戴好颈托,循序渐进增加活动量,严防摔倒。首次下床活动行走时颈部一定要制动,并由专人协助,勿做点头、摇头、仰头等动作。转身时,头、颈、胸一起转动,并有专人扶持,严防摔倒。
护理评价	1.卧床期间,患者自述卧位舒适。 2.皮肤完好,未发生皮肤压力伤。

【操作流程图】

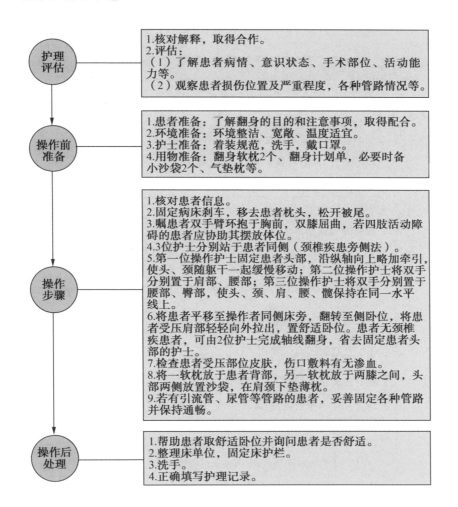

护理评估
1.核对解释，取得合作。
2.评估：
（1）了解患者病情、意识状态、手术部位、活动能力等。
（2）观察患者损伤位置及严重程度，各种管路情况等。

操作前准备
1.患者准备：了解翻身的目的和注意事项，取得配合。
2.环境准备：环境整洁、宽敞、温度适宜。
3.护士准备：着装规范，洗手，戴口罩。
4.用物准备：翻身软枕2个、翻身计划单，必要时备小沙袋2个、气垫枕等。

操作步骤
1.核对患者信息。
2.固定病床刹车，移去患者枕头，松开被尾。
3.嘱患者双手臂环抱于胸前，双膝屈曲，若四肢活动障碍的患者应协助其摆放体位。
4.3位护士分别站于患者同侧（颈椎疾患旁侧法）。
5.第一位操作护士固定患者头部，沿纵轴向上略加牵引，使头、颈随躯干一起缓慢移动；第二位操作护士将双手分别置于肩部、腰部；第三位操作护士将双手分别置于腰部、臀部，使头、颈、肩、腰、髋保持在同一水平线上。
6.将患者平移至操作者同侧床旁，翻转至侧卧位，将患者受压肩部轻轻向外拉出，置舒适卧位。患者无颈椎疾患者，可由2位护士完成轴线翻身，省去固定患者头部的护士。
7.检查患者受压部位皮肤，伤口敷料有无渗血。
8.将一软枕放于患者背部，另一软枕放于两膝之间，头部两侧放置沙袋，在肩颈下垫薄枕。
9.若有引流管、尿管等管路的患者，妥善固定各种管路并保持通畅。

操作后处理
1.帮助患者取舒适卧位并询问患者是否舒适。
2.整理床单位，固定床护栏。
3.洗手。
4.正确填写护理记录。

【实训测评】

轴线翻身法的实训测评

考核对象： 班级： 学号： 考核得分： 考核时间：

项目	考核内容	分值	扣分	存在问题
素质要求	1.仪表端庄，服装整洁，不留长指甲，按医院要求着装。	4		
	2.沟通技巧：表情自然，语言亲切、流畅、通俗易懂，能完整体现护理要求及对患者的关爱。	6		
护理评估	1.核对患者，向患者做好解释，取得合作。	3		
	2.环境宽敞，便于操作。	1		
	3.了解患者病情、意识状态及配合能力。	3		
	4.观察患者损伤部位、伤口情况和管路情况。	3		
操作前准备	1.护士准备：着装整洁，修剪指甲，洗手，戴口罩、帽子。	2		
	2.物品准备：备齐用物（少备1种扣1分，扣完为止）。	5		
	3.环境准备：环境宽敞，便于操作，光线充足，温暖舒适。	1		
	4.患者准备：解释翻身目的，取得患者配合。	2		
操作步骤	1.核对患者信息。	5		
	2.固定病床刹车，移去患者枕头，松开被尾。	5		
	3.嘱患者双手臂环抱于胸前，双膝屈曲，若四肢活动障碍的患者应协助其摆放体位。	5		
	4.3位护士分别站于患者同侧（颈椎疾患旁侧法）。	5		
	5.第一位操作护士固定患者头部，沿纵轴向上略加牵引，使头、颈随躯干一起缓慢移动；第二位操作护士将双手分别置于肩部、腰部；第三位操作护士将双手分别置于腰部、臀部，使头、颈、肩、腰、髋保持在同一水平线上。	8		
	6.将患者平移至操作者同侧床旁，翻转至侧卧位，将患者受压肩部轻轻向外拉出，置舒适卧位。患者无颈椎疾患者，可由2位护士完成轴线翻身，省去固定患者头部的护士。	7		

续表

项目	考核内容	分值	扣分	存在问题
操作步骤	7.检查患者受压部位皮肤,伤口敷料有无渗血。	5		
	8.将一软枕放于患者背部,另一软枕放于两膝之间,头部两侧放置沙袋,在肩颈下垫薄枕。	5		
	9.若有引流管、尿管等管路的患者,妥善固定各种管路并保持通畅。	5		
操作后处理	1.帮助患者取舒适卧位并询问患者是否舒适。	3		
	2.整理床单位,固定床护栏。	3		
	3.洗手。	2		
	4.正确填写护理记录。	2		
综合评价	1.操作顺序正确、熟练。	3		
	2.使用节力原则。	2		
	3.翻身时保持脊椎平直,维持脊椎的正确生理弯度。	5		

【注意事项】

1.移动患者时应注意保持脊椎平直,以维持脊柱的正确生理弯度,避免由于躯干弯曲,加重脊柱骨折、脊髓损伤和关节脱位。

2.翻身角度不可超过60°。一般来说,90°时患者往往难以接受,因一侧肢体受压,患者肢体发麻及疼痛难以坚持长久。45°~60°时患者感到舒适,同时又避免了局部皮肤长期受压。开始先将患者翻至45°,然后逐渐增大翻身角度至60°,使患者逐渐适应。脊柱侧凸矫治手术后翻身的角度不可超过60°,避免由于脊柱负重增大而引起上关节突骨折。

3.减少不必要的翻身。给患者擦澡、换药、注射尽量与翻身时间同步进行,按时翻身,白天1~2小时翻身1次,不可超过2小时,夜晚可适当延长时间以保证患者睡眠。翻身次数应白天勤,夜晚少。

4.翻身后注意摆正患者的功能位,如使双足保持踝关节90°,一是使患者舒适;二是预防足下垂,关节畸形等并发症。

5.颈椎疾病的患者,无论平卧或侧卧都要使头向后伸,并使颈椎与躯干成一直线,不向左右偏斜或扭转。

6.颈椎和颅骨牵引的患者,翻身时不放松牵引,翻身时注意颅骨牵引器不要碰撞床铺或栏杆而使牵引滑脱。

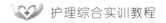

7.石膏固定或伤口较大的患者,移动时,注意保护受伤部位不得伸屈、旋转,防止髋内收、防止足下垂,翻身后应将患处放于适当的位置,防止受压。

8.翻身时注意为患者保暖并防止患者坠床。

9.准确记录翻身时间。

实训二十七　压力性损伤(压疮)的护理

【情境二】

术后患者卧床休息,不配合护士进行翻身。术后第 5 天,责任护士查房时发现患者骶尾部皮肤有一 2.5 cm×3.0 cm 大小的破溃,表面有少量的渗液,组织无坏死,基底部呈淡红色,责任护士立即根据要求上报护士长和医生。

【实训任务】

压力性损伤(压疮)的护理。

【护理程序】

压力性损伤压疮的护理程序

护理程序	要点
护理评估	1.**健康状况**:患者颈领外固定,骶尾部皮肤有一 2.5 cm×3.0 cm 大小的破溃,表面有少量的渗液,组织无坏死,基底部呈淡红色,其余部位皮肤正常。 2.**心理及社会状况**:患者不了解压力性损伤发生的原因,但表示愿意配合压疮的护理治疗。
护理诊断	1.**皮肤完整性受损**:与患者术后长期卧床导致骶尾部皮肤破溃有关。 2.**疼痛**:与骶尾部压力性损伤有关。
护理目标	1.促进患者的压力性损伤创面好转,预防创面感染、防止压力性损伤恶化或新发压力性损伤。 2.减轻患者骶尾部疼痛。
护理措施	1.保持环境舒适,床单位清洁。 2.压力性损伤护理:对骶尾部皮肤压力性损伤创面进行换药、减压,促进压力性损伤愈合。 3.心理及社会支持:给患者提供相应的心理及社会支持。
护理评价	1.患者的压力性损伤创面好转或愈合,无创面感染、压力性损伤恶化或新发压力性损伤。 2.患者骶尾部疼痛减轻。

【操作流程图】

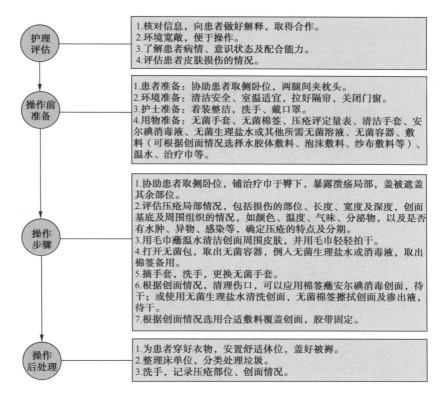

护理
评估
1.核对信息，向患者做好解释，取得合作。
2.环境宽敞，便于操作。
3.了解患者病情、意识状态及配合能力。
4.评估患者皮肤损伤的情况。

操作前
准备
1.患者准备：协助患者取侧卧位，两腿间夹枕头。
2.环境准备：清洁安全、室温适宜，拉好隔帘，关闭门窗。
3.护士准备：着装整洁，洗手、戴口罩。
4.用物准备：无菌手套、无菌棉签、压疮评定量表、清洁手套、安尔碘消毒液、无菌生理盐水或其他所需无菌溶液、无菌容器、敷料（可根据创面情况选择水胶体敷料、泡沫敷料、纱布敷料等）、温水、治疗巾等。

操作
步骤
1.协助患者取侧卧位，铺治疗巾于臀下，暴露溃疡局部，盖被遮盖其余部位。
2.评估压疮局部情况，包括损伤的部位、长度、宽度及深度，创面基底及周围组织的情况，如颜色、温度、气味、分泌物，以及是否有水肿、异物、感染等，确定压疮的特点及分期。
3.用毛巾蘸温水清洁创面周围皮肤，并用毛巾轻轻拍干。
4.打开无菌包，取出无菌容器，倒入无菌生理盐水或消毒液，取出棉签备用。
5.摘手套，洗手，更换无菌手套。
6.根据创面情况，清理伤口，可以应用棉签蘸安尔碘消毒创面，待干；或使用无菌生理盐水清洗创面，无菌棉签擦拭创面及渗出液，待干。
7.根据创面情况选用合适敷料覆盖创面，胶带固定。

操作
后处理
1.为患者穿好衣物，安置舒适体位，盖好被褥。
2.整理床单位，分类处理垃圾。
3.洗手，记录压疮部位、创面情况。

【实训测评】

压力性损伤(压疮)的实训测评

考核对象： 班级： 学号： 考核得分： 考核时间：

项目	考核内容	分值	扣分	存在问题
素质要求	1.仪表端庄，服装整洁，不留长指甲，按医院要求着装。	4		
	2.沟通技巧：表情自然，语言亲切、流畅、通俗易懂，能完整体现护理要求及对患者的关爱。	6		
护理评估	1.核对信息，向患者做好解释，取得合作。	3		
	2.环境宽敞，便于操作。	1		
	3.了解患者病情、意识状态及配合能力。	3		
	4.评估患者皮肤损伤的情况。	3		

续表

项目	考核内容	分值	扣分	存在问题
操作前准备	1.护士准备:着装整洁,修剪指甲,洗手,戴口罩、帽子。	2		
	2.物品准备:备齐用物(少备1种扣1分,扣完为止)。	5		
	3.环境准备:环境宽敞,便于操作,光线充足,温暖舒适。	1		
	4.患者准备:解释压疮护理目的,取得患者配合。	2		
操作步骤	1.协助患者取侧卧位,铺治疗巾于臀下,暴露溃疡局部,盖被遮盖其余部位。	5		
	2.评估压疮局部情况,包括损伤的部位、长度、宽度及深度,创面基底及周围组织的情况,如颜色、温度、气味、分泌物,以及是否有水肿、异物、感染等,确定压疮的特点及分期。	8		
	3.用毛巾蘸温水清洁创面周围皮肤,并用毛巾轻轻拍干。	5		
	4.打开无菌包,取出无菌容器,倒入无菌生理盐水或消毒液,取出棉签备用。	7		
	5.摘手套,洗手,更换无菌手套。	8		
	6.根据创面情况,清理伤口,可以应用棉签蘸安尔碘消毒创面,待干;或使用无菌生理盐水清洗创面,无菌棉签擦拭创面及渗出液,待干。	12		
	7.根据创面情况选用合适敷料覆盖创面,胶带固定。	5		
操作后处理	1.为患者穿好衣物,安置舒适体位,盖好被褥。	3		
	2.整理床单位,分类处理垃圾。	3		
	3.记录压疮部位、创面情况。	2		
	4.洗手。	2		
综合评价	1.操作顺序正确、熟练。	3		
	2.动作轻柔。	2		
	3.操作中注意和患者沟通交流。	5		

【注意事项】

1.加强查房和皮肤观察,发现异常及时上报护士长和相关部门。

2.避免局部皮肤长期受压,定时更换体位或使用气垫床等减压装置,防止压力性损伤加深或出现新的压力性损伤。

3.根据压疮分期采取相应护理措施:压疮Ⅰ期,局部使用半透膜敷料保护,禁止局部按摩,不使用橡胶圈;压疮Ⅱ期,保护创面,防止感染,使用水胶体敷料或生长因子;压疮Ⅲ~Ⅳ期,定时换药,清除坏死组织,选择溃疡贴等湿性愈合敷料保护,促进肉芽组织生长,皮肤脆薄者禁用半透膜敷料或者水胶体敷料,必要时配合手术治疗;不可分期,彻底清创后,根据组织损伤程度选择相应的护理方法。

4.做好患者及家属的健康教育:告知患者及家属发生压疮的相关因素、处理方法及避免压疮加重或出现新的压疮护理措施,指导患者自我观察,发现异常及时报告医护人员。

5.密切观察患者压疮进展情况并及时准确记录。

第四节　大面积烧伤患者的护理实训

☞**学习目标**

1.能够对大面积烧伤的患者进行评估。

2.能够理解大面积烧伤的临床表现和急救原则。

3.能够根据评估,为大面积烧伤患者制定相应的护理措施。

4.理解换药的有关原则,能够规范地进行换药的操作。

5.在操作中表现出对患者的关心、爱护和尊重,遵守无菌原则。

烧伤(burn)一般是指由热力(包括热液、蒸汽、高温气体、火焰、灼热金属液体或固体等)所引起的组织损害,主要是指皮肤或黏膜的损害,严重者也可伤及皮下组织。损伤程度与热力的温度和作用时间成正比,烧伤程度分类如下表所示:

烧伤严重程度

严重程度	与烧伤深度和面积的关系
轻度烧伤	Ⅱ度烧伤面积≤10％
中度烧伤	Ⅱ度烧伤面积11％～30％或Ⅲ度烧伤面积＜10％
重度烧伤	总烧伤面积31％～50％或Ⅲ度烧伤面积11％～20％,或不足其百分比,但并发休克、呼吸道烧伤或合并较重的复合伤
特重烧伤	总烧伤面积＞50％或Ⅲ度烧伤面积＞20％,或有严重并发症

【教学案例】

患者,男,51岁,火焰烧伤全身多处5小时,神志清,精神一般,自述身体多处疼痛难忍。

体格检查:T 36.8℃,P 120 次/分,R 20 次/分,BP 未测;查体见患者全身多处烧伤创面,除双足、会阴部、部分左小腿残留正常皮肤外,余皮肤均已烧伤。患者头发烧焦,面部及头部焦痂样改变,质硬;颈部及双上肢可见烧伤创面,创面较深,基底苍白,张力较大;双手手背、各手指及颈部两侧可见切开减张刀口,亲水性纤维银敷料覆盖;胸腹部部分创面基底红白相间,部分创面基底苍白,质硬;背部、臀部烧伤创面可见黄褐色痂皮附着,质硬,无渗出;双下肢创面主要集中于双侧大腿、左下肢及右下肢背侧,大部分创面基底苍白,左小腿外侧可见切开减张刀口,创周肿胀。

实验室检查:血常规示白细胞 11.44×10⁹/L、RBC 4.71×10¹²/L、Hb 156g/L、Plt 61×10⁹/L;肝功谷草转氨酶 48 U/L、前白蛋白 93.09 mg/L、总蛋白(TP)37.0 g/L、白蛋白(ALB)24.5 g/L、球蛋白(GLO)12.5 g/L、总胆红素 59.08 μmol/L、Glu 10.69 mmol/l、糖化血清白蛋白 9.95％、生化示磷 0.47 mmol/L、钾 2.82 mmol/L、钠 156.5 mmol/L、氯 116.0 mmol/L。

诊断:特重烧伤。

实训二十八　换药护理

【情境一】

入院后急症行肢体焦痂切开减张术,颈部焦痂切开减张术。术后3日患者仍述疼痛,T 38.8 ℃,P 126 次/分,R 24 次/分,WBC 18.16×10⁹/L。

【实训任务】

换药。

【护理程序】

换药的护理程序

护理程序	要点
护理评估	1.**健康状况**:T 38.8℃,P 126 次/分,R 24 次/分,WBC 18.16×10⁹/L;疼痛评分 8 分(重度疼痛)。 2.**心理及社会状况**:烦躁不安,焦虑评分 80 分,经济状况一般。
护理诊断	1.感染:与烧伤有关。 2.疼痛:与烧伤、手术有关。
护理目标	1.创面清洁干燥,无异味,无渗出。 2.体温及血常规正常。 3.轻度疼痛或无痛。
护理措施	1.严格无菌操作。 2.留置导管的时间不宜过长,最好不超过 3 天。 3.尽量避免在烧伤创面周围或焦痂(痂皮)下静脉置管。 4.创面及切口周围注意清洁和消毒,保持局部干燥。 5.监测患者体温变化及血常规结果。 6.遵医嘱规范应用抗生素。 7.常规、动态、持续地评估疼痛,根据疼痛评定结果及时给予止痛药物,并关注疼痛减轻效果及药物不良反应。 8.进行护理操作时,动作轻柔,防止牵拉、触碰患肢。 9.患者移动躯体时,注意保护患侧肢体。
护理评价	1.停用抗生素,创面清洁干燥,无异味,无渗出;体温及血常规正常。 2.患者疼痛评估 0～2 分。

❖**知识拓展**

临床换药药液的选用

1.基本上无脓的创面:用等渗盐水、0.1%的氯己定或 0.1%的苯扎氯胺棉球洗敷。

2.脓液少的创面:用 0.2%呋喃西林,0.2%雷弗努尔清洗和湿敷。

3.脓液多或有恶臭的伤口:先取干棉球去除脓液,继而以 3%过氧化氢或 0.1%的高锰酸钾溶液除臭后,再用攸琐溶液清洗或湿敷。

4.绿脓杆菌感染的伤口:可用 1%醋酸,10%水合氯醛或 2%的苯氧乙醇清洗或湿敷。

【操作流程图】

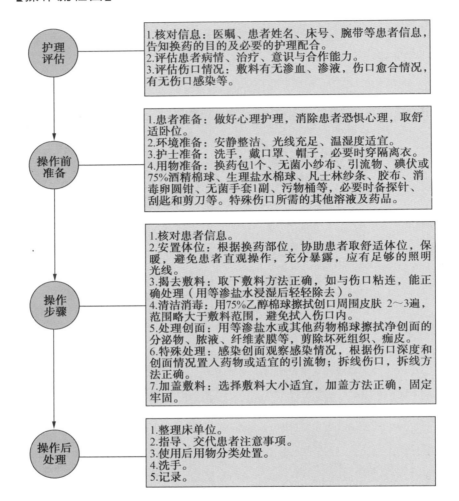

护理
评估
1.核对信息：医嘱、患者姓名、床号、腕带等患者信息，告知换药的目的及必要的护理配合。
2.评估患者病情、治疗、意识与合作能力。
3.评估伤口情况：敷料有无渗血、渗液，伤口愈合情况，有无伤口感染等。

操作前
准备
1.患者准备：做好心理护理，消除患者恐惧心理，取舒适卧位。
2.环境准备：安静整洁、光线充足、温湿度适宜。
3.护士准备：洗手，戴口罩、帽子，必要时穿隔离衣。
4.用物准备：换药包1个、无菌小纱布、引流物、碘伏或75%酒精棉球、生理盐水棉球、凡士林纱条、胶布、消毒卵圆钳、无菌手套1副、污物桶等，必要时备探针、刮匙和剪刀等。特殊伤口所需的其他溶液及药品。

操作
步骤
1.核对患者信息。
2.安置体位：根据换药部位，协助患者取舒适体位，保暖，避免患者直观操作，充分暴露，应有足够的照明光线。
3.揭去敷料：取下敷料方法正确，如与伤口粘连，能正确处理（用等渗盐水浸湿后轻轻除去）。
4.清洁消毒：用75%乙醇棉球擦拭创口周围皮肤 2～3遍，范围略大于敷料范围，避免拭入伤口内。
5.处理创面：用等渗盐水或其他药物棉球擦拭净创面的分泌物、脓液、纤维素膜等，剪除坏死组织、痂皮。
6.特殊处理：感染创面观察感染情况，根据伤口深度和创面情况置入药物或适宜的引流物；拆线伤口，拆线方法正确。
7.加盖敷料：选择敷料大小适宜，加盖方法正确，固定牢固。

操作后
处理
1.整理床单位。
2.指导、交代患者注意事项。
3.使用后用物分类处置。
4.洗手。
5.记录。

【实训测评】

换药的实训测评

考核对象： 班级： 学号： 考核得分： 考核时间：

项目	考核内容	分值	扣分	存在问题
素质要求	1.仪表端庄，服装整洁，不留长指甲，按医院要求着装。	4		
	2.沟通技巧：表情自然，语言亲切、流畅、通俗易懂，能完整体现护理要求及对患者的关爱。	6		
护理评估	1.患者年龄、病情、治疗等情况，拟采取的换药方法。	3		
	2.了解创口部位、类型、大小、深度、创面情况，是否感染或化脓，有无引流物。	4		
	3.询问患者对疾病相关知识的了解程度，患者的心理状态、合作程度。	3		
操作前准备	1.护士准备：着装整洁，修剪指甲，洗手，戴口罩、帽子。	2		
	2.物品准备：备齐用物（少备1种扣1分，扣完为止）。	5		
	3.环境准备：整洁、安静、安全，符合无菌操作原则。	1		
	4.患者准备：理解换药目的，根据情况排空大小便，主动配合。	2		
操作步骤	1.核对患者信息。	3		
	2.安置体位：根据换药部位，协助患者取舒适体位，保暖，避免患者直观操作，充分暴露，应有足够的照明光线。	6		
	3.揭去敷料：取下敷料方法正确，如与伤口粘连，能正确处理（用等渗盐水浸湿后轻轻除去）。	9		
	4.清洁消毒：用75%乙醇棉球擦拭创口周围皮肤2～3遍，范围略大于敷料范围，避免拭入伤口内。	10		
	5.处理创面：用等渗盐水或其他药物棉球擦拭净创面的分泌物、脓液、纤维素膜等，剪除坏死组织、痂皮。	8		
	6.特殊处理：感染创面，观察感染情况，根据伤口深度和创面情况置入药物或适宜的引流物；拆线伤口，拆线方法正确。	8		
	7.加盖敷料：选择敷料大小适宜，加盖方法正确，固定牢固。	6		

续表

项目	考核内容	分值	扣分	存在问题
操作后处理	1.整理床单位。	2		
	2.指导、交代患者注意事项。	2		
	3.使用后用物分类处置。	2		
	4.洗手。	2		
	5.记录。	2		
综合评价	1.操作熟练,符合规范要求。	2		
	2.严格执行无菌操作原则,无菌观念强,无污染。	2		
	3.态度严谨,严格执行查对制度;动作敏捷,操作细心准确。	2		
	4.操作过程中与患者沟通有效,能做到关心患者,以患者为中心,确保安全。	4		

【注意事项】

1.严格遵守无菌技术操作原则,防止发生医院内交叉感染。

2.换药环境和时间:换药时要求室内空气清洁、光线明亮、温度适宜。一般下列情况不安排换药:①晨间护理时;②患者进餐时;③患者睡眠时;④家属探视时;⑤手术人员上手术台前。

3.换药顺序:先换清洁伤口,再换污染伤口,最后换感染伤口;特异性感染伤口应专人换药。

4.换药次数:按伤口情况和分泌物多少而定,清洁伤口一般在缝合后第3日换药1次,至伤口愈合或拆线时再次换药;肉芽组织生长健康、分泌物少的伤口,每日或隔日更换1次;放置引流的伤口,渗出较多时应及时更换;脓肿切开引流术,一般在24小时后换药,出血严重、脓液多时,及时更换敷料,保持外层敷料不被分泌物浸湿。

实训二十九　24小时出入量记录

【情境二】

经过创面换药、输液、抗感染等治疗后,患者诉口渴明显减轻。体格检查示 T 37.2 ℃,P 86 次/分,R 17 次/分,BP 100/70 mmHg,每小时尿量约 60 mL,

患者较前安静,创面有较多渗出液体。为进一步明确患者体液平衡状况,以正确指导进一步治疗,需记录 24 小时出入量。

【实训任务】

24 小时出入量记录。

【护理程序】

24 小时出入量记录的护理程序

护理程序	要点
护理评估	1.**身体状况**:患者生命体征平稳,口渴不明显,每小时尿量约 60 mL,伤口创面有较多渗出。 2.**心理及社会状况**:患者烦躁有所减轻,巴塞尔(Barthel)指数评分 38 分,属于重度功能障碍,家属陪护。
护理诊断	有体液不足的危险:与烧伤创面渗出液过多有关。
护理目标	1.准确记录患者的出入量,为补液提供依据。 2.患者和家属了解出入量记录的重要性,取得配合。
护理措施	1.环境适合:保持室内温度在 28～32 ℃,相对湿度在 40%～50%。 2.用药护理:继续遵医嘱给予静脉输液、抗感染、营养支持等治疗。 3.创面护理:协助医生进行创面换药,创面予以包扎,保护创面及减少液体渗出,防止局部创面长时间受压。 4.观察记录:密切观察并详细记录患者生命体征、精神状态,同时做好 24 小时出入量记录。
护理评价	1.患者住院期间 24 小时出入量记录准确及时,输液计划有效执行。 2.患者和家属配合,正确记录液体出入量。

【操作流程图】

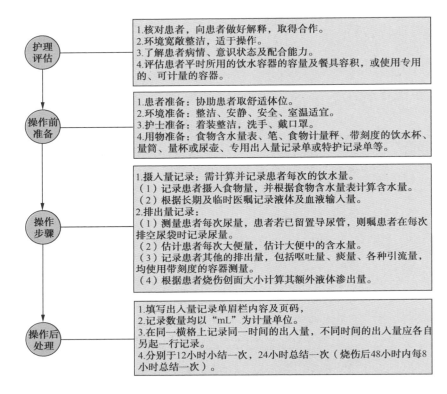

护理评估
1.核对患者，向患者做好解释，取得合作。
2.环境宽敞整洁，适于操作。
3.了解患者病情、意识状态及配合能力。
4.评估患者平时所用的饮水容器的容量及餐具容积，或使用专用的、可计量的容器。

操作前准备
1.患者准备：协助患者取舒适体位。
2.环境准备：整洁、安静、安全、室温适宜。
3.护士准备：着装整洁，洗手、戴口罩。
4.用物准备：食物含水量表、笔、食物计量秤、带刻度的饮水杯、量筒、量杯或尿壶、专用出入量记录单或特护记录单等。

操作步骤
1.摄入量记录：需计算并记录患者每次的饮水量。
（1）记录患者摄入食物量，并根据食物含水量表计算含水量。
（2）根据长期及临时医嘱记录液体及血液输入量。
2.排出量记录：
（1）测量患者每次尿量，患者若已留置导尿管，则嘱患者在每次排空尿袋时记录尿量。
（2）估计患者每次大便量，估计大便中的含水量。
（3）记录患者其他的排出量，包括呕吐量、痰量、各种引流量，均使用带刻度的容器测量。
（4）根据患者烧伤创面大小计算其额外液体渗出量。

操作后处理
1.填写出入量记录单眉栏内容及页码。
2.记录数量均以"mL"为计量单位。
3.在同一横格上记录同一时间的出入量，不同时间的出入量应各自另起一行记录。
4.分别于12小时小结一次，24小时总结一次（烧伤后48小时内每8小时总结一次）。

【实训测评】

24 小时出入量记录的护理程序

考核对象：　　　　班级：　　　　学号：　　　　考核得分：　　　　考核时间：

项目	考核内容	分值	扣分	存在问题
素质要求	1.仪表端庄，服装整洁，不留长指甲，按医院要求着装。	4		
	2.沟通技巧：表情自然，语言亲切、流畅、通俗易懂，能完整体现护理要求及对患者的关爱。	3		
护理评估	1.核对信息，向患者做好解释，取得合作。	3		
	2.环境宽敞整洁，适于操作。	4		
	3.了解患者病情、意识状态及配合能力。	3		
	4.评估患者平时所用的饮水容器的容量及餐具容积，或使用专用的、可计量的容器。	3		

续表

项目	考核内容	分值	扣分	存在问题
操作前准备	1.护士准备:着装整洁,修剪指甲,洗手,戴口罩、帽子。	2		
	2.物品准备:备齐用物(少备1种扣1分,扣完为止)。	5		
	3.环境准备:整洁、安静、安全、室温适宜。	1		
	4.患者准备:理解24小时出入量记录的目的,主动配合。	2		
操作步骤	1.摄入量记录: (1)计算并记录患者每次的饮水量。	5		
	(2)记录患者摄入食物量,并根据食物含水量表计算含水量。	6		
	(3)根据长期及临时医嘱记录液体及血液输入量。	7		
	2.排出量记录: (1)测量患者每次尿量,患者若已留置导尿管,则嘱患者在每次排空尿袋时记录尿量。	10		
	(2)估计患者每次大便量,估计大便中的含水量	8		
	(3)记录患者其他的排出量,包括呕吐量、痰量、各种引流量,均使用带刻度的容器测量。	8		
	(4)根据患者烧伤创面大小计算其额外液体渗出量。	6		
操作后处理	1.填写出入量记录单眉栏内容及页码。	2		
	2.记录数量均以"mL"为计量单位。	2		
	3.在同一横格上记录同一时间的出入量。不同时间的出入量应各自另起一行记录。	3		
	4.分别于12小时小结一次,24小时总结一次(烧伤后48小时内每8小时总结一次)。	3		
综合评价	1.准确记录出入液量。	4		
	2.操作过程中与患者沟通有效,能做到关心患者,以患者为中心,确保安全。	6		

【注意事项】

1.患者饮水时,应注意使用固定的饮水容器,且需每次测量并记录。

2.各种食物在记录了单位量或重量之后,需要折算出含水量后记录。

3.烧伤急性体液渗出期记录每小时尿量,后遵医嘱记录,需密切观察尿量的患者最好留置导尿管。

4.对于不易收集的排出量,可根据定量液体浸湿棉织物情况进行估算。

第五节　乳腺癌患者的护理实训

☞ **学习目标**

1.能够对乳腺癌患者进行评估。

2.能够明确乳腺癌的临床表现和处理原则。

3.能够根据评估,为乳腺癌患者制定相应的护理措施。

4.能够规范地进行乳腺检查、备皮、功能锻炼的操作,并能帮助患者积极面对自我形象的变化,并采取措施改善形象。

5.能够对乳腺癌患者进行有效的健康指导,并教会患者乳房自我检查的意义和方法。

乳腺癌(breast cancer)是女性发病率最高的恶性肿瘤。在我国,每年有近20万女性被诊断出乳腺癌,且发病率呈逐年上升趋势,尤其是在东部沿海地区和经济发达的大城市,其发病率增加尤其显著。近年来,全球乳腺癌的死亡率逐步下降,但是在中国,特别是在广大的农村地区,乳腺癌死亡率的下降趋势并不明显。

【**教学案例**】

患者,女,50岁,中年女性,以发现右乳肿物2月余主诉入院。2个月前患者查体发现右乳外侧肿物,无胀痛,不伴乳头溢液,无发热、红肿,无胸痛、胸闷等。医院行B超引导下乳腺穿刺活检,病理示浸润性导管癌。

体格检查:T 36.6 ℃,P 96 次/分,R 21 次/分,BP 111/78 mmHg;双侧乳腺形态对称,无乳头凹陷,未见橘皮征、酒窝征;双侧乳腺均未触及明显结节;双侧腋窝、双侧锁骨上均未触及明显肿大淋巴结。

实验室检查:血常规示 RBC $4.5×10^{12}$/L、Hb 115 g/L、Plt 108×10^9/L、中性粒细胞百分比 75.4%、Glu 5.77 mmol/L。

辅助检查:乳腺 B 超示右乳包块,BI-RADS 6 类;B 超引导下乳腺穿刺病理示浸润性导管癌。

诊断:右乳癌。

实训三十　备皮

【情境一】

患者入院第 3 天,在全麻下行右乳癌根治术,术后第 2 天,患者神志清,自述疼痛剧烈,刀口周围有渗血,引流管欠通畅,引流出血性液少许。

【实训任务】

手术区备皮。

【护理程序】

手术区备皮的护理程序

护理程序	要点
护理评估	1.**健康状况**:患者神志清,情绪烦躁,自述刀口疼痛难忍。 2.**身体状况**:T 36.6 ℃,P 96 次/分,R 21 次/分,BP 111/78 mmHg,刀口周围有渗血,引流管欠通畅,引流出血性液少许。 3.**心理及社会状况**:配偶及子女均健康,患者性格内向,对疾病认知程度较高,紧张焦虑,经济状况较好。
护理诊断	1.**知识缺乏**:缺乏手术前准备的相关知识。 2.**有皮肤完整性受损的危险**:与备皮有关。
护理目标	1.患者掌握术前准备的相关知识。 2.不发生因备皮导致的皮肤损伤。
护理措施	1.**休息和睡眠**:嘱患者术前保证充分的休息和睡眠,尤其是术前晚,必要时遵医嘱使用药物辅助睡眠;指导患者以积极的心态应对手术。 2.**适应性训练**:指导患者在床上调整卧位和翻身,练习咳嗽、咳痰、深呼吸的正确方法。 3.**皮肤准备**:指导或协助患者术前一日沐浴、更衣,避免着凉。做好手术区域皮肤准备。 4.**胃肠道准备**:术前 3 天进半流质饮食,术前禁食 8～12 小时,禁饮 4 小时。术前 12 小时口服泻药。行肠道准备期间,因服泻药致大便频次增加,注意预防跌倒。 5.**患者准备**:嘱患者不化妆、不涂口红,清除指甲油;取下发夹、眼镜、手表、首饰等随身物品。 6.**执行术前医嘱**:遵医嘱留置尿管、留置胃管,肌内注射术前药物,测量生命体征并记录。 7.**心理护理**:支持、鼓励、关心患者,帮助获得家庭支持。
护理评价	1.手术区皮肤清洁,毛发已去除。 2.备皮区皮肤无破损。

【操作流程图】

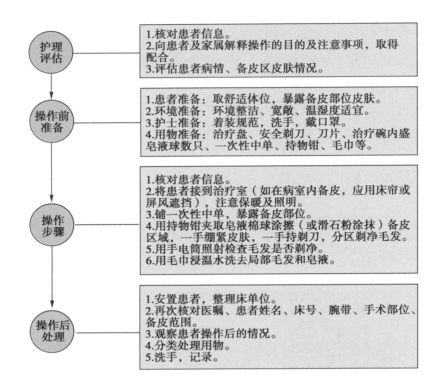

护理评估
1.核对患者信息。
2.向患者及家属解释操作的目的及注意事项，取得配合。
3.评估患者病情、备皮区皮肤情况。

操作前准备
1.患者准备：取舒适体位，暴露备皮部位皮肤。
2.环境准备：环境整洁、宽敞、温湿度适宜。
3.护士准备：着装规范，洗手，戴口罩。
4.用物准备：治疗盘、安全剃刀、刀片、治疗碗内盛皂液球数只、一次性中单、持物钳、毛巾等。

操作步骤
1.核对患者信息。
2.将患者接到治疗室（如在病室内备皮，应用床帘或屏风遮挡），注意保暖及照明。
3.铺一次性中单，暴露备皮部位。
4.用持物钳夹取皂液棉球涂擦（或滑石粉涂抹）备皮区域，一手绷紧皮肤，一手持剃刀，分区剃净毛发。
5.用手电筒照射检查毛发是否剃净。
6.用毛巾浸温水洗去局部毛发和皂液。

操作后处理
1.安置患者，整理床单位。
2.再次核对医嘱、患者姓名、床号、腕带、手术部位、备皮范围。
3.观察患者操作后的情况。
4.分类处理用物。
5.洗手，记录。

【实训测评】

手术区备皮的实训测评

考核对象：　　　　班级：　　　　学号：　　　　考核得分：　　　　考核时间：

项目	考核内容	分值	扣分	存在问题
素质要求	1.仪表端庄，服装整洁，不留长指甲，按医院要求着装。	4		
	2.沟通技巧：表情自然，语言亲切、流畅、通俗易懂，能完整体现护理要求及对患者的关爱。	6		
护理评估	1.患者年龄、病情、治疗方案及拟采取的手术部位。	3		
	2.患者手术区皮肤状况，是否完整，有无破裂、皮疹、灼伤、感染等。	4		
	3.询问患者对疾病相关知识的了解程度，患者的心理状态、合作程度。	3		

续表

项目	考核内容	分值	扣分	存在问题
操作前准备	1.护士准备:着装整洁,修剪指甲,洗手,戴口罩、帽子。	2		
	2.物品准备:备齐用物(少备1种扣1分,扣完为止)。	5		
	3.环境准备:整洁、安静、安全,必要时屏风遮挡。	1		
	4.患者准备:理解操作目的,愿意合作;排空大小便,取舒适体位。	2		
操作步骤	1.核对患者信息。	3		
	2.将患者接到治疗室(如在病室内备皮,应用床帘或屏风遮挡),注意保暖及照明。	8		
	3.铺一次性中单,暴露备皮部位。	8		
	4.用持物钳夹取皂液棉球涂擦(或滑石粉涂抹)备皮区域,一手绷紧皮肤,一手持剃刀,分区剃净毛发。	9		
	5.用手电筒照射检查毛发是否剃净。	8		
	6.用毛巾浸温水洗去局部毛发和皂液。	8		
操作后处理	1.安置患者,整理床单位。	3		
	2.再次核对医嘱、患者姓名、床号、腕带、手术部位、备皮范围。	5		
	3.观察患者操作后的情况。	3		
	4.分类处理用物。	3		
	5.洗手,记录。	2		
综合评价	1.态度认真,操作过程护患沟通良好。	5		
	2.患者皮肤清洁、准备范围符合手术要求,皮肤无异常。	5		

【注意事项】

1.皮肤准备范围:

(1)颅脑手术:全部头皮,包括前额、两鬓及颈后皮肤。术前3天剪短头发,每日洗头1次(急症患者例外);术前2小时剃净头发,剃后用肥皂洗头,并戴清洁帽子。

（2）颈部手术：上起下唇，下至胸骨角，两侧至斜方肌前缘。

（3）胸部手术：上起锁骨上缘，下至脐水平，前后胸范围均应超过中线 5 cm 以上。

（4）腹部手术：上起乳头连线，下至耻骨联合，两侧中线，清洁脐孔，并剃除阴毛。

（5）肾手术：上起乳头连线，下至耻骨联合，前后均过正中线。

（6）腹股沟区及阴囊手术：上自脐水平，下至大腿上 1/3，两侧至腋后线，包括会阴部，阴毛；阴囊、阴茎部手术，入院后每日温水浸泡，用肥皂水洗净，于术前 1 日备皮。

（7）会阴周手术：自髂前上棘至大腿上 1/3 前、内、后侧，包括会阴部及臀部。

（8）四肢手术：以切口中心、上下 20 cm 以上，一般准备患侧整个肢体。

（9）颜面及口腔手术：尽量保留眉毛，不予剃除；口腔手术入院后保持口腔清洁卫生，入手术室前用复方硼酸溶液漱口。

2. 保持皮肤完整性：剃毛刀片应锐利，剃毛前将皂液棉球蘸取少量热水后再涂擦于患者皮肤；剃毛时，应绷紧皮肤，剃毛刀与皮肤呈 45°角，不能逆行剃除毛发，以免损伤毛囊；剃毛后须检查皮肤有无割痕或发红等异常状况，一旦发现应详细记录并通知医师。

3. 操作过程中应具有爱伤观念，动作轻柔、熟练，注意患者保暖。

◈ **知识拓展**

术前备皮新进展

20 世纪 90 年代以来，国内外学者对术前备皮方法、备皮用具、备皮时间、消毒剂的选择、对切口感染及愈合的影响等因素进行了不少研究。一些学者对传统的备皮方法提出了异议，术前备皮并不能降低感染率，反而使感染率增加，并同时还带来其他的负性作用。现阶段主张术前备皮应以清洁皮肤为主，不用常规剃毛，若切口周围毛发不影响手术操作，可不必剔除。备皮时间以术前 2 小时为宜，若超过 24 小时，应重新准备。备皮刀推荐使用一次性备皮刀具，预防交叉感染。

实训三十一　更换引流袋

【情境二】

现患者意识清醒,平卧位,吸氧 2 L/min,胸部切口弹力绷带加压包扎,敷料整洁,右腋窝及胸壁引流管接负压,引流通畅,均为少量血性液,留置导尿通畅,为黄色澄清尿液 200 mL。

【实训任务】

更换引流袋。

【护理程序】

更换引流袋的护理程序

护理程序	要点
护理评估	1.**健康状况**:患者既往体健,无过敏史、家族史,自发病以来睡眠、饮食、排泄均无异常,无体重减轻。 2.**身体状况**:生命体征平稳,患者意识清醒;右侧上肢皮肤温度、颜色、感觉同健侧,右侧桡动脉搏动同健侧;胸部切口弹力绷带加压包扎,敷料整洁,腋窝及胸壁负压引流通畅,固定可靠,均为少量血性液。 3.**心理及社会状况**:配偶及子女均健康,患者性格内向,对疾病认知程度较高,经济状况较好,积极配合。
护理诊断	1.**潜在并发症**:出血、感染、皮瓣坏死。 2.**有组织完整性受损的危险**:与手术组织切除范围大、留置引流管、皮瓣积血积液或感染、患肢静脉及淋巴回流不畅等有关。 3.**知识缺乏**:缺乏术后患侧上肢康复方面的知识。
护理目标	1.患者未发生并发症,或并发症得到及时发现和处理。 2.手术创面愈合良好,患肢无肿胀或肿胀减轻。 3.患者能够复述患侧上肢康复方面的知识,并实施锻炼。
护理措施	1.**观察皮瓣血运**: (1)术后胸部切口弹力绷带加压包扎 7～10 天:加压包扎使皮瓣紧贴胸壁,防止积液、积血,注意松紧适宜,不影响患者呼吸。 (2)观察皮瓣颜色和愈合情况:正常皮瓣温度较健侧略低、颜色红润、紧贴胸壁;若颜色暗红,则提示血运不佳,应及时通知医生,查找原因并处理。 (3)注意患肢远端血运(皮肤颜色、温度、脉搏等)、感觉:若出现患侧手指发麻、皮肤发绀、皮温低,甚至桡动脉搏动扪及不清,提示腋窝部血管受压,应协助医生及时调整绷带松紧。

续表

护理程序	要点
护理措施	(4)术后 24~48 小时腋窝顶部、切口局部用沙袋压迫,可以减少渗出,避免皮下积液、积血。术后 3 天内患肢上臂制动,避免外展,以免牵拉皮瓣。 **2.保持伤口引流通畅:** (1)妥善固定引流管:平卧时引流袋应低于腋中线;站立或活动时,引流袋不可高于切口,防止引流液逆流。 (2)观察、记录引流液的颜色、性质和量:正常术后 1~2 天,每日引流血性液60~200 mL,以后逐渐减少,转为淡黄色浆性液;若发现异常,及时通知医生并协助处理。 (3)定时更换无菌引流袋。 (4)配合拔管:一般在术后 4~5 天,引流液颜色淡黄,每日 10~15 mL,可考虑拔管。 **3.预防患肢肿胀:** (1)保护患肢:避免肢体直接受压;平卧位时可用软垫抬高患肢 10°~15°;半卧位时屈肘 90°;下床活动时可使用吊带托住或健侧手扶持患侧上肢于胸前,避免患侧上肢下垂过久。 (2)避免患肢采血、输液、注射、测血压等,出院后避免患肢负重。 **4.指导患肢功能锻炼:** (1)术后 24 小时:活动患侧手指、腕部。 (2)术后 1~3 天:肌肉等长收缩,患侧上肢屈肘、伸臂,肩关节小范围屈伸活动。 (3)术后 4~7 天:日常活动为主,摸健侧肩峰、同侧耳等。 (4)术后 1~2 周:患臂抬高、手指爬墙运动、梳头等,3~4 次/天,20~30 分/次,循序渐进。 (5)出院后继续进行规律的功能锻炼。
护理评价	1.患者未发生并发症。 2.手术创面愈合良好,患肢无肿胀。 3.患者能够复述患侧上肢康复方面的知识,并实施锻炼。

【操作流程图】

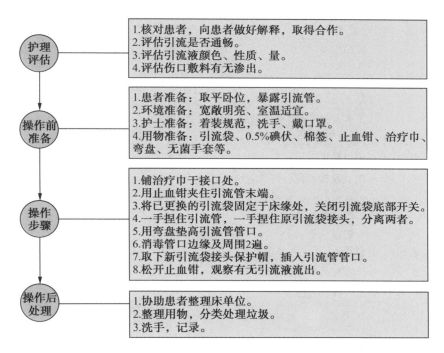

护理评估	1.核对患者，向患者做好解释，取得合作。 2.评估引流是否通畅。 3.评估引流液颜色、性质、量。 4.评估伤口敷料有无渗出。
操作前准备	1.患者准备：取平卧位，暴露引流管。 2.环境准备：宽敞明亮、室温适宜。 3.护士准备：着装规范，洗手、戴口罩。 4.用物准备：引流袋、0.5%碘伏、棉签、止血钳、治疗巾、弯盘、无菌手套等。
操作步骤	1.铺治疗巾于接口处。 2.用止血钳夹住引流管末端。 3.将已更换的引流袋固定于床缘处，关闭引流袋底部开关。 4.一手捏住引流管，一手捏住原引流袋接头，分离两者。 5.用弯盘垫高引流管管口。 6.消毒管口边缘及周围2遍。 7.取下新引流袋接头保护帽，插入引流管管口。 8.松开止血钳，观察有无引流液流出。
操作后处理	1.协助患者整理床单位。 2.整理用物，分类处理垃圾。 3.洗手，记录。

【实训测评】

更换引流袋的实训测评

考核对象：　　　　班级：　　　　学号：　　　　考核得分：　　　　考核时间：

项目	考核内容	分值	扣分	存在问题
素质要求	1.仪表端庄，服装整洁，不留长指甲，按医院要求着装。	4		
	2.沟通技巧：表情自然，语言亲切、流畅、通俗易懂，能完整体现护理要求及对患者的关爱。	6		
护理评估	1.核对患者，向患者做好解释，取得合作。	3		
	2.评估引流是否通畅。	2		
	3.评估引流液颜色、性质、量。	2		
	4.评估伤口敷料有无渗出。	3		

续表

项目	考核内容	分值	扣分	存在问题
操作前准备	1.护士准备:着装整洁,修剪指甲,洗手,戴口罩、帽子。	2		
	2.物品准备:备齐用物(少备1种扣1分,扣完为止)。	5		
	3.环境准备:整洁、安静、安全,必要时屏风遮挡。	1		
	4.患者准备:理解操作目的,愿意合作;取平卧位,暴露引流管。	2		
操作步骤	1.铺治疗巾于接口处。	5		
	2.用止血钳夹住引流管末端。	6		
	3.将已更换的引流袋固定于床沿处,关闭引流袋底部开关。	8		
	4.一手捏住引流管,一手捏住原引流袋接头,分离两者。	5		
	5.用弯盘垫高引流管管口。	5		
	6.消毒管口边缘及周围2遍。	5		
	7.取下新引流袋接头保护帽,插入引流管管口。	5		
	8.松开止血钳,观察有无引流液引出。	5		
操作后处理	1.安置患者,整理床单位。	3		
	2.再次核对医嘱、患者姓名、床号、腕带。	5		
	3.整理用物,分类处理垃圾。	5		
	4.洗手,记录。	3		
综合评价	1.操作规范,严格遵照无菌原则。	5		
	2.态度认真,操作轻柔,注意护患沟通。	5		

【注意事项】

1.更换引流袋时严格无菌操作,切忌未拔下引流袋接头的保护帽直接连接。

2.观察引流情况,注意有无感染、出血、脱管等并发症。

第六节　肺癌患者的护理实训

☞ **学习目标**

1. 能够对肺癌患者进行评估。

2. 能够理解分析肺癌的临床分期,并归纳肺癌的处理原则。

3. 能够根据评估,为肺癌患者制定相应的护理措施。

4. 能够规范地进行胸膜腔闭式引流管的操作护理,并能帮助患者进行拍背排痰和体位引流有效排痰的正确方法。

5. 能够对肺癌患者进行有效的健康指导,并教会患者进行腹式深呼吸和有效咳嗽的方法和注意事项。

肺癌(lung cancer)多数起源于支气管黏膜上皮,也称支气管肺癌。其发病年龄大多在 40 岁以上,以男性多见,居全世界和我国城市男性恶性肿瘤发病率和死亡率的第 1 位。近年来,全世界肺癌的发病率和死亡率正在迅速上升,女性肺癌的发病率增加更明显。

【教学案例】

患者,男,54 岁,查体发现左肺下叶结节 3 个月,门诊以左肺下叶结节收入院。其胸部 CT 检查示左肺下叶结节,纵隔、肺门未见明显肿大淋巴结,双侧胸腔未见明显液性密度灶。患者无咳嗽咳痰,无胸闷憋喘,无胸背部疼痛,无声音嘶哑,无饮水呛咳。

体格检查:T 36.2 ℃,P 77 次/分,R 17 次/分,BP 158/100 mmHg;神志清,精神可,营养良好,双侧锁骨上及颈部浅表淋巴结未及明显肿大,胸廓对称,未见畸形,双侧呼吸动度大致对称,未触及胸膜摩擦感;双肺呼吸音可,未及明显干湿啰音;心前区无异常隆起及震颤,心音有力,心律规整,各瓣膜听诊区未闻及病理性杂音。

实验室检查:血常规示 RBC 4.75×10^{12}/L、Hb 102 g/L、Plt 108×10^9/L、NEU％ 65.4％、Glu 5.77 mmol/L。

辅助检查:胸部 CT 示左肺下叶结节。

诊断:肺癌。

实训三十二　机械振动排痰

【情境一】

患者入院后仍咳嗽、咳白色黏痰,量中等,痰难以咳出,呼吸困难;双肺呼吸音粗,左下肺呼吸音减低,可闻及少量干湿啰音及痰鸣音。再次行 X 线检查,除左肺上叶结节状阴影外,左肺下叶肺纹理稍模糊,考虑左肺下叶感染。为尽早行手术治疗,术前需控制肺部感染,加强痰液引流。

【实训任务】

机械振动排痰。

【护理程序】

机械振动排痰的护理程序

护理程序	要点
护理评估	1.**健康状况**:T 38.2 ℃,P 105 次/分,R 26 次/分,BP 132/79 mmHg,SaO$_2$ 93%。 2.**心理及社会状况**:配偶及子女均健康,患者性格内向,对疾病认知程度较高,焦虑不安,经济状况好。
护理诊断	1.**清理呼吸道无效**:与左肺感染,分泌物排出困难有关。 2.**体温过高**:与肺部感染有关。
护理目标	1.痰液排出顺利。 2.体温降至正常。
护理措施	1.密切观察病情:注意患者咳嗽、咳痰情况,并记录痰液的颜色、性质、量。 2.改善呼吸功能:为患者提供安静舒适的病房环境,保持室内空气新鲜、温湿度适宜。 3.保持呼吸道通畅:促进患者有效咳嗽及排痰,若效果不佳,可配合雾化吸入。 4.控制感染:遵医嘱给予抗生素、祛痰药物治疗,用药期间注意观察药物的疗效及不良反应。 5.做好口腔护理。 6.促进舒适:若体温过高,可给予物理降温,必要时遵医嘱给予解热镇痛药物。
护理评价	1.患者将痰液排出,呼吸通畅。 2.患者体温已恢复正常。

【操作流程图】

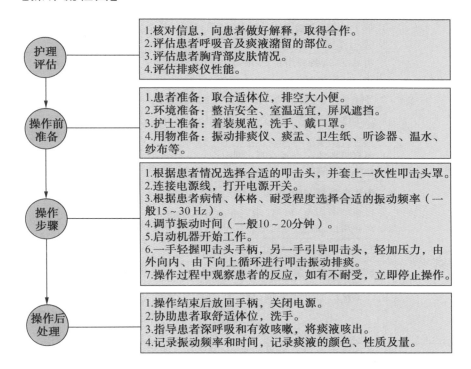

护理评估
1.核对信息,向患者做好解释,取得合作。
2.评估患者呼吸音及痰液潴留的部位。
3.评估患者胸背部皮肤情况。
4.评估排痰仪性能。

操作前准备
1.患者准备:取合适体位,排空大小便。
2.环境准备:整洁安全、室温适宜、屏风遮挡。
3.护士准备:着装规范,洗手、戴口罩。
4.用物准备:振动排痰仪、痰盂、卫生纸、听诊器、温水、纱布等。

操作步骤
1.根据患者情况选择合适的叩击头,并套上一次性叩击头罩。
2.连接电源线,打开电源开关。
3.根据患者病情、体格、耐受程度选择合适的振动频率(一般15~30 Hz)。
4.调节振动时间(一般10~20分钟)。
5.启动机器开始工作。
6.一手轻握叩击头手柄,另一手引导叩击头,轻加压力,由外向内、由下向上循环进行叩击振动排痰。
7.操作过程中观察患者的反应,如有不耐受,立即停止操作。

操作后处理
1.操作结束后放回手柄,关闭电源。
2.协助患者取舒适体位,洗手。
3.指导患者深呼吸和有效咳嗽,将痰液咳出。
4.记录振动频率和时间,记录痰液的颜色、性质及量。

【实训测评】

机械振动排痰的实训测评

考核对象:　　　　班级:　　　　学号:　　　　考核得分:　　　　考核时间:

项目	考核内容	分值	扣分	存在问题
素质要求	1.仪表端庄,服装整洁,不留长指甲,按医院要求着装。	4		
	2.沟通技巧:表情自然,语言亲切、流畅、通俗易懂,能完整体现护理要求及对患者的关爱。	6		
护理评估	1.核对患者信息,向患者做好解释,取得合作。	3		
	2.评估患者呼吸音及痰液潴留的部位。	2		
	3.评估患者胸背部皮肤情况。	3		
	4.评估排痰仪性能。	2		

续表

项目	考核内容	分值	扣分	存在问题
操作前准备	1.护士准备:着装整洁,修剪指甲,洗手,戴口罩、帽子。	2		
	2.物品准备:备齐用物(少备1种扣1分,扣完为止)。	5		
	3.环境准备:环境清洁,光线充足,温暖舒适。	1		
	4.患者准备:患者体位舒适,必要时使用屏风遮挡。	2		
操作步骤	1.根据患者情况选择合适的叩击头,并套上一次性叩击头罩。	5		
	2.连接电源线,打开电源开关。	5		
	3.根据患者病情、体格、耐受程度选择合适的振动频率(一般15~30 Hz)。	10		
	4.调节振动时间(一般10~20分钟)。	8		
	5.启动机器开始工作。	8		
	6.一手轻握叩击头手柄,另一手引导叩击头,轻加压力,由外向内、由下向上循环进行叩击振动排痰。	8		
	7.操作过程中观察患者的反应,如有不耐受,立即停止操作。	8		
操作后处理	1.操作结束后放回手柄,关闭电源。	3		
	2.恢复患者体位,洗手。	3		
	3.指导患者深呼吸和有效咳嗽,将痰液咳出。	3		
	4.记录振动频率和时间,记录痰液的颜色、性质及量。	2		
综合评价	1.操作熟练,符合规范要求。	2		
	2.态度严谨,动作敏捷,操作细心准确。	2		
	3.操作过程中沟通有效,能做到关心患者,以患者为中心,确保安全。	3		

【注意事项】

1.振动排痰时应从较低频率开始,以使患者能够逐渐适应。

2.为不同患者操作时,应更换使用一次性叩击头罩,以避免交叉感染。

3.振动排痰宜在餐前1~2小时,或餐后2小时进行,每日2~4次。

4.叩击过程中应缓慢、有序移动,不宜快速、随意移动,以免影响叩击效果。叩击头应避开胃肠、心脏部位。

5.在痰液潴留部位应适当延长叩击时间,并加大压力,以使积蓄的痰液从支气管壁振落,利于痰液排出。

6.痰液黏稠者可在叩击前给予雾化吸入,叩击后进行体位引流,以促进痰液排出。

7.在操作过程中密切监测患者生命体征、意识、耐受程度。若患者出现异常应立即停止振动,及时处理。

实训三十三　胸腔闭式引流

【情境二】

患者入院后第 3 天在全麻下行左肺下叶切除术,胸腔闭式引流通畅,引流出淡血性液体 50 mL,水柱搏动良好。患者意识清,呼吸急促,自述憋喘,持续面罩吸氧,SaO_2 93％。

【实训任务】

胸腔闭式引流的护理。

【护理程序】

胸腔闭式引流的护理程序

护理程序	要点
护理评估	1.**健康状况**:T 37.2℃,P 105 次/分,R 26 次/分,BP 132/79 mmHg,$SaO_2$93％。 2.**心理及社会状况**:配偶及子女均健康,患者性格内向,对疾病认知程度较高,焦虑不安,经济状况好。
护理诊断	1.**气体交换受损**:与肺组织病变、手术、麻醉、肺膨胀不全、呼吸道分泌物潴留、肺换气功能降低等因素有关。 2.**清理呼吸道无效**:与患者术后无效咳嗽有关。
护理目标	1.呼吸道通畅。 2.SaO_2≥95％。
护理措施	1.**吸氧**:常规给予面罩吸氧 8～10 L/min,根据血氧饱和度调整吸氧方式与氧流量。 2.**深呼吸和有效咳嗽**,患者清醒后立即鼓励并协助患者做深呼吸和咳嗽,咳嗽时固定胸部伤口。 3.遵医嘱给予雾化吸入,达到稀释痰液、解痉、抗感染的目的。 4.叩背助咳或应用振动排痰仪辅助排痰。 5.加强吸痰护理。

续表

护理程序	要点
护理评价	1. 呼吸平稳，无憋喘。 2. SaO_2 95%～100%。

【操作流程图】

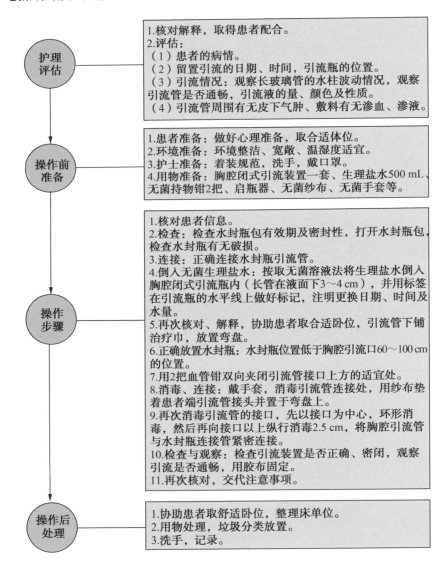

护理评估
1. 核对解释，取得患者配合。
2. 评估：
(1) 患者的病情。
(2) 留置引流的日期、时间，引流瓶的位置。
(3) 引流情况：观察长玻璃管的水柱波动情况，观察引流管是否通畅，引流液的量、颜色及性质。
(4) 引流管周围有无皮下气肿，敷料有无渗血、渗液。

操作前准备
1. 患者准备：做好心理准备，取合适体位。
2. 环境准备：环境整洁、宽敞、温湿度适宜。
3. 护士准备：着装规范，洗手，戴口罩。
4. 用物准备：胸腔闭式引流装置一套、生理盐水500 mL、无菌持物钳2把、启瓶器、无菌纱布、无菌手套等。

操作步骤
1. 核对患者信息。
2. 检查：检查水封瓶包有效期及密封性，打开水封瓶包，检查水封瓶有无破损。
3. 连接：正确连接水封瓶引流管。
4. 倒入无菌生理盐水：按取无菌溶液法将生理盐水倒入胸腔闭式引流瓶内（长管在液面下3～4 cm），并用标签在引流瓶的水平线上做好标记，注明更换日期、时间及水量。
5. 再次核对、解释，协助患者取合适卧位，引流管下铺治疗巾，放置弯盘。
6. 正确放置水封瓶：水封瓶位置低于胸腔引流口60～100 cm的位置。
7. 用2把血管钳双向夹闭引流管接口上方的适宜处。
8. 消毒、连接：戴手套，消毒引流管连接处，用纱布垫着患者端引流管接头并置于弯盘上。
9. 再次消毒引流管的接口，先以接口为中心，环形消毒，然后再向接口以上纵行消毒2.5 cm，将胸腔引流管与水封瓶连接管紧密连接。
10. 检查与观察：检查引流装置是否正确、密闭，观察引流是否通畅，用胶布固定。
11. 再次核对，交代注意事项。

操作后处理
1. 协助患者取舒适卧位，整理床单位。
2. 用物处理，垃圾分类放置。
3. 洗手，记录。

【实训测评】

胸腔闭式引流的实训测评

考核对象： 班级： 学号： 考核得分： 考核时间：

项目	考核内容	分值	扣分	存在问题
素质要求	1.仪表端庄,服装整洁,不留长指甲,按医院要求着装。	4		
	2.沟通技巧:表情自然,语言亲切、流畅、通俗易懂,能完整体现护理要求及对患者的关爱。	6		
护理评估	1.评估患者全身情况。	3		
	2.观察局部伤口情况。	2		
	3.观察长玻璃管的水柱波动情况。	3		
	4.评估患者对引流管的理解及更换引流瓶的配合。	2		
操作前准备	1.护士准备:着装整洁,修剪指甲,洗手,戴口罩、帽子。	2		
	2.物品准备:备齐用物(少备1种扣1分,扣完为止)。	5		
	3.环境准备:环境清洁,光线充足,温暖舒适。	1		
	4.患者准备:患者体位舒适,必要时使用屏风遮挡。	2		
操作步骤	1.核对患者信息。	5		
	2.检查:检查水封瓶包有效期及密封性,打开水封瓶包,检查水封瓶有无破损。	5		
	3.连接:正确连接水封瓶引流管。	5		
	4.倒入无菌生理盐水:按取无菌溶液法将生理盐水倒入胸腔闭式引流瓶内(长管在液面下3~4 cm),并用标签在引流瓶的水平线上做好标记,注明更换日期、时间及水量。	5		
	5.再次核对、解释,协助患者取合适卧位,引流管下铺治疗巾,放置弯盘。	5		
	6.正确放置水封瓶:水封瓶位置低于胸腔引流口60~100 cm的位置。	5		
	7.用两把血管钳双向夹闭引流管接口上方的适宜处。	5		

续表

项目	考核内容	分值	扣分	存在问题
操作步骤	8.消毒、连接:戴手套,消毒引流管连接处,用纱布垫着患者端引流管接头并置于弯盘上。	4		
	9.再次消毒引流管的接口,先以接口为中心,环形消毒,然后再向接口以上纵行消毒2.5 cm,将胸腔引流管与水封瓶连接管紧密连接。	4		
	10.检查与观察:检查引流装置是否正确、密闭,观察引流是否通畅,用胶布固定。	4		
	11.再次核对,交代注意事项。	5		
操作后处理	1.协助患者取舒适卧位,整理床单位。	3		
	2.用物处理,垃圾分类放置。	3		
	3.洗手,记录。	2		
综合评价	1.操作熟练,符合规范要求。	2		
	2.严格执行无菌操作原则,无菌观念强,无污染。	3		
	3.态度严谨,严格执行查对制度;动作敏捷,操作细心准确。	2		
	4.操作过程中与患者沟通有效,能做到关心患者,以患者为中心,确保安全。	3		

【注意事项】

1.保持胸腔闭式引流系统的密闭:

(1)引流管周围用凡士林纱布严密覆盖。

(2)水封瓶立长管在水下3~4 cm。

(3)更换引流瓶、搬动患者或外出检查时,需双重夹闭引流管,但漏气明显的患者不可夹闭引流管。

(4)随时检查整个引流装置是否密闭,防止引流管脱落。

2.严格无菌操作,防止逆行感染:

(1)保持引流装置无菌。定时更换胸腔闭式引流瓶,并严格遵守无菌技术操作原则。

(2)保持胸壁引流口处敷料清洁、干燥,一旦渗湿或污染,及时更换。

(3)引流瓶位置应低于胸壁引流口平面60~100 cm,依靠重力引流,防止瓶

146

内液体逆流入胸膜腔,造成逆行感染。

3.保持引流通畅:通畅时有气体或液体排出,或长管中的水柱随呼吸上下波动。

(1)患者最常用的体位是半卧位;术后患者血压平稳,应抬高床头30°～60°,以利于引流。

(2)定时挤压引流管,防止引流管阻塞、受压、扭曲、打折、脱出。

(3)鼓励患者咳嗽、深呼吸和变换体位,以利胸膜腔内气体和液体的排出,促进肺复张。

4.观察和记录:

(1)观察引流液的颜色、性质和量,并准确记录,如每小时引流量超过 200 mL,引流液为鲜红色或暗红色,连续 3 个小时以上,应及时通知医师。

(2)密切观察水封瓶长管内水柱波动情况,一般水柱上下波动范围为4～6 cm。若水柱波动幅度过大,超过 10 cm,提示肺不张或胸膜腔内残腔大;深呼吸或咳嗽时水封瓶内出现气泡,提示胸膜腔内有积气;水柱静止不动,提示引流管不通畅或肺已复张。

5.妥善固定引流管,将引流瓶置于安全处,并妥善安置,以免意外踢倒。

6.适时拔管:

(1)拔管指征:留置引流管 48～72 小时后,如引流瓶中无气体逸出且引流液颜色变浅,24 小时引流液量少于 50 mL,或脓液少于 10 mL,患者无呼吸困难,听诊呼吸音恢复,胸部 X 线显示肺复张良好,可考虑拔管。

(2)拔管方法:协助医师拔管,嘱患者深吸一口气,在深吸气末屏气,迅速拔管,并立即用凡士林纱布和厚敷料封闭胸壁伤口,包扎固定。

(3)拔管后护理:拔管后 24 小时内,应注意观察患者是否有胸闷、呼吸困难、切口漏气、渗血、渗液和皮下气肿等,发现异常及时通知医师。

◇**知识拓展**

胸腔闭式引流患者的健康教育

对行胸腔闭式引流术的患者进行健康教育,可消除患者的恐惧心理,改善患者不良的心理状态,从而使患者正确对待胸腔闭式引流术,积极配合治疗和护理,预防并发症的发生,促进患者早日恢复健康。

其健康教育的措施包括:

(1)体位指导:半坐卧位,以利引流。

(2)咳嗽咳痰时的健康指导:鼓励患者深呼吸和主动咳嗽,以利于排出

> **❖知识拓展**
>
> 气管深部的痰液和胸腔内积气、积液,使肺复张。
>
> （3）翻身及下床活动时的指导:告之患者在活动时避免牵拉引流管,引流瓶要低于胸部 60～100 cm,避免引流管受压、堵塞和脱落,保持引流管通畅。
>
> （4）防止引流管脱出的健康指导:指导患者及家属将插管与皮肤接触处做好标记,观察是否有引流管脱出,发现有引流管脱出时,应立即通知医护人员,并用凡士林纱布覆盖,用纱布棉垫封闭引流管口。患者和家属不可自行将引流管与引流瓶分开,如出现引流管与引流瓶分开的情况,应立即夹紧上段引流管,通知护理人员重新更换引流瓶装置。

第七节　直肠癌患者的护理实训

> **☞学习目标**
>
> 1.能够对直肠癌患者进行评估。
>
> 2.能够理解直肠癌的临床表现,并归纳直肠癌的处理原则。
>
> 3.能够根据评估,为直肠癌患者制定相应的护理措施。
>
> 4.能够规范地进行胃肠减压、造口护理、普通引流管护理的操作护理,并能帮助患者形成正确的饮食习惯,营养状况得到改善。
>
> 5.能够对直肠癌患者进行有效的健康指导,并教会患者适应新的排便方式,对生活和工作充满信心。

　　直肠癌(carcinoma of the rectum)是消化道最常见的恶性肿瘤之一。其发病位置低,因此容易通过直肠指诊及乙状结肠镜诊断。但其位置深入盆腔,解剖关系复杂,手术不易彻底,术后复发率高。中下段直肠癌与肛管括约肌接近,手术时很难保留肛门及其功能是手术的一个难题,也是手术方法上争论最多的一种疾病。我国直肠癌发病的平均年龄为 45 岁左右,男性多于女性。

【教学案例】

　　患者,男,62 岁,因发现直肠癌 12 天入院。患者自诉 12 天前因腹泻行电子肠镜示:直肠距肛门外侧缘 7～9 cm 见巨大不规则隆起溃烂,超过肠腔 1/2 周。病理示:腺癌。患者无腹胀、恶心、呕吐等不适,无头晕、发热等伴随症状。

体格检查:T 36.5℃,P 82 次/分,R 21 次/分,BP 135/86 mmHg,老年男性,神志清,精神可,自主体位,查体合作;双肺呼吸音清,未闻及明显干、湿啰音。心前区无隆起,触无震颤,心浊音界不大,心律整,心音有力,腹部脊柱、四肢无畸形;双下肢无水肿;四肢肌力、肌张力正常,膝腱、跟腱反射正常存在,巴氏征、脑膜刺激征阴性。

实验室检查:血常规示 RBC 3.5×10^{12}/L、Hb 95 g/L、Plt 128×10^9/L、NEU% 81.4%、Glu 5.27 mmol/L。

辅助检查:电子肠镜示直肠距肛门外侧缘 7～9 cm 见巨大不规则隆起溃烂,超过肠腔 1/2 周,病理示腺癌。

初步诊断:直肠癌。

实训三十四　胃肠减压

【情境一】

患者入院后完善各项辅助检查,排除手术禁忌,拟于入院后第 5 天,在全麻下行经腹直肠癌切除、近端造口、远端封闭术。术晨遵医嘱放置胃管,连接负压引流袋。

【实训任务】

胃肠减压。

【护理程序】

胃肠减压的护理程序

护理程序	要点
护理评估	1.**健康状况**:T 36.6℃,P 84 次/分,R 20 次/分,BP 138/88 mmHg,神志清,精神可,自述,活动无耐力;RBC 3.5×10^{12}/L、Hb 95 g/L;持续胃肠减压,有恶心,未呕吐。 2.**心理及社会状况**:配偶健在,子女均健康,患者性格开朗,对疾病认知程度较高,情绪稳定,配合治疗,经济状况一般。
护理诊断	**营养失调**(低于机体需要量):与癌肿慢性消耗有关。
护理目标	1.活动耐力改善。 2.红细胞、血红蛋白计数正常。

续表

护理程序	要点
护理措施	1. 术前补充高蛋白、高热量、高维生素、易于消化的营养丰富的少渣饮食。 2. 若患者出现明显脱水及急性肠梗阻,遵医嘱及早纠正机体水、电解质及酸碱失衡,提高其对手术的耐受性。 3. 术前 3 日口服全营养素,每日 4～6 次,至术前 12 小时。
护理评价	1. 自感活动有耐力。 2. RBC $4.8 \times 10^{12}/L$、Hb 112 g/L。

【操作流程图】

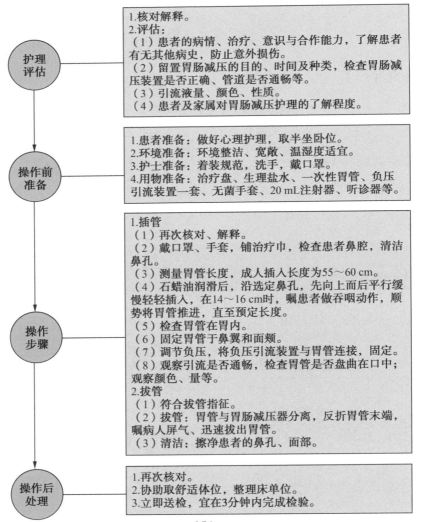

护理评估

1. 核对解释。
2. 评估:
(1) 患者的病情、治疗、意识与合作能力,了解患者有无其他病史,防止意外损伤。
(2) 留置胃肠减压的目的、时间及种类,检查胃肠减压装置是否正确、管道是否通畅等。
(3) 引流液量、颜色、性质。
(4) 患者及家属对胃肠减压护理的了解程度。

操作前准备

1. 患者准备:做好心理护理,取半坐卧位。
2. 环境准备:环境整洁、宽敞、温湿度适宜。
3. 护士准备:着装规范,洗手,戴口罩。
4. 用物准备:治疗盘、生理盐水、一次性胃管、负压引流装置一套、无菌手套、20 mL 注射器、听诊器等。

操作步骤

1. 插管
(1) 再次核对、解释。
(2) 戴口罩、手套,铺治疗巾,检查患者鼻腔,清洁鼻孔。
(3) 测量胃管长度,成人插入长度为55～60 cm。
(4) 石蜡油润滑后,沿选定鼻孔,先向上而后平行缓慢轻轻插入,在14～16 cm时,嘱患者做吞咽动作,顺势将胃管推进,直至预定长度。
(5) 检查胃管在胃内。
(6) 固定胃管于鼻翼和面颊。
(7) 调节负压,将负压引流装置与胃管连接,固定。
(8) 观察引流是否通畅,检查胃管是否盘曲在口中;观察颜色、量等。
2. 拔管
(1) 符合拔管指征。
(2) 拔管:胃管与胃肠减压器分离,反折胃管末端,嘱病人屏气,迅速拔出胃管。
(3) 清洁:擦净患者的鼻孔、面部。

操作后处理

1. 再次核对。
2. 协助取舒适体位,整理床单位。
3. 立即送检,宜在3分钟内完成检验。

【实训测评】

胃肠减压的实训测评

考核对象：　　　　　　班级：　　　　　学号：　　　　考核得分：　　　　　考核时间：

项目	考核内容	分值	扣分	存在问题
素质要求	1.仪表端庄,服装整洁,不留长指甲,按医院要求着装。	4		
	2.沟通技巧:表情自然,语言亲切、流畅、通俗易懂,能完整体现护理要求及对患者的关爱。	6		
护理评估	1.评估患者目前的身体状况。	6		
	2.向患者解释,取得患者合作。	4		
操作前准备	1.护士准备:着装整洁,修剪指甲,洗手、戴口罩、帽子。	2		
	2.物品准备:备齐用物(少备1种扣1分,扣完为止)。	5		
	3.环境准备:环境清洁,光线充足,温暖舒适。	1		
	4.患者准备:取半坐卧位,必要时使用屏风。	2		
操作步骤	1.插管: (1)再次核对、解释。	3		
	(2)戴口罩、手套,铺治疗巾,检查患者鼻腔,清洁鼻孔。	5		
	(3)测量胃管长度,成人插入长度为55～60 cm。	10		
	(4)石蜡油润滑后,沿选定鼻孔,先向上而后平行缓慢轻轻插入,在14～16 cm时,嘱患者做吞咽动作,顺势将胃管推进,直至预定长度。	8		
	(5)检查胃管在胃内。	5		
	(6)固定胃管于鼻翼和面颊。	3		
	(7)调节负压,将负压引流装置与胃管连接,固定。	5		
	(8)观察引流是否通畅,检查胃管是否盘曲在口中;观察颜色、量等。	3		
	2.拔管: (1)符合拔管指征。	3		
	(2)拔管:胃管与胃肠减压器分离,反折胃管末端,嘱患者屏气、迅速拔出胃管。	5		
	(3)清洁:擦净患者的鼻孔、面部。	5		

续表

项目	考核内容	分值	扣分	存在问题
操作后处理	1.再次核对,记录。	2		
	2.协助取舒适体位,整理床单位。	2		
	3.立即送检,宜在3分钟内完成检验。	1		
综合评价	1.态度认真,严格执行查对制度。	3		
	2.操作熟练,符合规范要求。	2		
	3.操作过程中与患者沟通有效,能做到关心患者,以患者为中心,确保安全。	5		

【注意事项】

1.插管前,护患双方应有效沟通,取得患者及家属的理解与配合。

2.妥善固定胃肠减压管,避免扭曲、受压或脱出。胃管脱出后应严密观察病情,不应再盲目插入;引流装置及引流接管应每日更换1次。

3.保持胃管的通畅和维持有效的负压,经常挤压胃管,防止内容物阻塞,每天1次用生理盐水冲洗胃管,每次30~40 mL,如有阻塞应随时冲洗并及时吸出。

4.观察并记录引流液的量和性状:一般胃肠手术后24小时内,引流液多呈暗红色,量较多,2~3日后逐渐减少。如有鲜红色液体吸出,说明有出血,应停止胃肠减压,及时报告医师。

5.减压期间患者应禁食及停止口服药物,如医嘱指定从胃管内注入药物时,将胃管夹住,暂停胃肠减压1小时,以免药物被吸出。

6.胃肠减压时间较长时,应每天进行口腔护理,预防口腔感染和呼吸道感染,并给予雾化吸入以保护口咽部黏膜。同时静脉补充液体,维持水、电解质平衡。长期胃肠减压者,应定时更换胃管,从另一侧鼻孔插入。

❖**知识拓展**

胃肠减压中胃管置入长度探讨

　　胃管插入的长度,据临床观察文献显示,传统法插入深度为 45～55 cm,术后胃肠减压效果不佳,部分患者有腹胀不适感。胃肠减压管插入深度为 55～68 cm,能使胃液引流量增多,要使导管侧孔完全达到胃内,起到良好的减压效果,插管深度必须在 55 cm 以上。测量方法可由传统法从耳垂至鼻尖再至剑突的长度加上从鼻尖至发际的长度,为 55～68 cm,术中观察胃管顶端正好在胃窦部,侧孔全部在胃内,有利于引流。

实训三十五　造口护理

【情境二】

　　患者术后第 2 天,患者出现烦躁不安、面色苍白、冷汗、血压下降、脉搏增快、腹部膨隆、尿量减少;腹腔引流通畅,引流出血性液体 300 mL;急查血常规示 RBC 3.1×10^{12}/L、Hb 78 g/L。

【实训任务】

　　造口护理。

【护理程序】

造口护理的程序

护理程序	要点
护理评估	**健康状况**:患者出现血容量不足表现。腹腔引流血性液体 300 mL/24 h。RBC 3.1×10^{12}/L、Hb 78 g/L。
护理诊断	**出血**:与手术时止血不彻底、血管结扎线脱落、创面渗血或凝血功能障碍等有关。
护理目标	1.腹腔引流血性液体减少。 2.患者情绪稳定,生命体征平稳。 3.红细胞、血红蛋白计数正常。
护理措施	1.术后严密观察患者的生命体征变化,若出现心率增快、血压下降、呼吸急促、体温下降、脉搏细速等,应立即通知医生进行处理。

续表

护理程序	要点
护理措施	2. 做好腹腔引流等管路的护理,保持引流通畅,术后 24 小时内每 2～4 h 挤压 1 次,日常每班定时挤压保持通畅,引流袋放置应低于引流口位置。若引流出大量鲜血或血性液体,并且患者出现烦躁、血压下降、脉搏增快、尿量减少等症状时,应立即通知医生并做好相应的处理工作。 3. 患者如发生术后出血,应加快补液速度,遵医嘱给予止血药物和输血等。 4. 注意保暖。 5. 保持腹腔引流管通畅,确保腹腔内积血及时排出,必要时做好探查止血的准备。
护理评价	1. 心率 86 次/分,R 21 次/分,BP 114/72 mmHg。 2. 患者情绪稳定,皮色红润,尿量正常。 3. RBC 5.1×10^{12}/L、Hb 115 g/L。 4. 腹腔引流血性液体 9～15 mL。

【操作流程图】

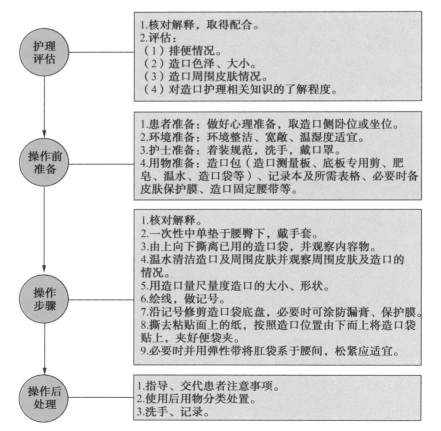

【实训测评】

造口护理的实训测评

考核对象： 班级： 学号： 考核得分： 考核时间：

项目	考核内容	分值	扣分	存在问题
素质要求	1.仪表端庄,服装整洁,不留长指甲,按医院要求着装。	4		
	2.沟通技巧:表情自然,语言亲切、流畅、通俗易懂,能完整体现护理要求及对患者的关爱。	6		
护理评估	1.观察患者造口类型及情况。	3		
	2.评估患者造口的功能状况、自理程度及心理接受程度。	4		
	3.指导解释造口护理方法、目的、自我管理的重要性,引导其尽快接受造口的现实而主动参与造口自我管理。	3		
操作前准备	1.护士准备:着装整洁,修剪指甲,洗手,戴口罩、帽子。	2		
	2.物品准备:备齐用物(少备一种扣1分,扣完为止)。	5		
	3.环境准备:环境清洁,光线充足,温暖舒适。	1		
	4.患者准备:患者取平卧位,必要时使用屏风遮挡。	2		
操作步骤	1.核对解释。	5		
	2.一次性中单垫于腰臀下,戴手套。	6		
	3.由上向下撕离已用的造口袋,并观察内容物。	6		
	4.温水清洁造口及周围皮肤并观察周围皮肤及造口的情况。	6		
	5.用造口量尺量度造口的大小、形状。	6		
	6.绘线,做记号。	5		
	7.沿记号修剪造口袋底盘,必要时可涂防漏膏、保护膜。	6		
	8.撕去粘贴面上的纸,按照造口位置由下而上将造口袋贴上,夹好便袋夹。	10		
	9.必要时并用弹性带将肛袋系于腰间,松紧应适宜。	5		

续表

项目	考核内容	分值	扣分	存在问题
操作后处理	1.指导、交代患者注意事项。	2		
	2.使用后用物分类处置。	2		
	3.洗手、记录。	1		
综合评价	1.态度认真,严格执行查对制度,操作熟练,符合规范要求。	3		
	2.严格执行无菌操作原则,无菌观念强。	3		
	3.操作过程中沟通有效,能做到关心患者,以患者为中心,确保安全。	4		

【注意事项】

1.观察造口血液循环情况:当出现肠黏膜颜色变暗、发紫、发黑等现象时,说明造口坏死或感染,应及时与医生联系。

2.保护造口周围皮肤:为防止不断流出的稀薄粪便刺激腹壁皮肤,引起皮肤糜烂,每次便后应彻底清洗造口周围皮肤,并涂以复方氧化锌软膏保护。

3.预防造口狭窄:术后1周开始用手指扩张造口,每日1次,每次5~10分钟,持续3个月。

4.教会患者使用造口袋:裁剪大小合适的袋口,袋口对准造口贴紧,袋囊向下,贴放于造口处盛接粪便,并用弹性腰带将造口袋系于腰间;如患者已建立定时排便的习惯,粪便已成形时,则可不用造口袋,仅在腹壁造口处覆盖敷料即可。

5.饮食指导:要注意少进食不容易消化的食品,如花生、瓜子、松子、核桃和杏仁等干果;纤维多的食物,如玉米、高粱、白薯及部分纤维多的蔬菜、水果等;带籽的食物,如草莓、西红柿、猕猴桃等及生冷的蔬菜和瓜果。此外,还要注意少吃带有特殊气味的食品,如大蒜、洋葱、韭菜、萝卜等,以及容易产生臭味的鱼、蛋、牛奶、羊肉等,另外应指导患者注意饮食卫生。

6.造口患者经过一段时间,可对造口排便逐渐适应,此时可恢复正常生活,并可参加适量的运动和社交活动。

第三章　妇产科护理综合实训

第一节　正常分娩产妇的护理实训

☞**学习目标**

1. 能够了解分娩机制的概念。

2. 能够理解枕先露分娩机制的步骤。

3. 能够根据产程的不同阶段制定相应的护理措施。

4. 能够为产妇进行胎心监护,熟练掌握会阴切开缝合技术及缩宫素引产技术。

5. 能够对产妇起到良好的孕期教育,使产妇运用有效的镇痛技巧应对分娩期疼痛,及时了解胎儿发育情况。

分娩(child birth)是指妊娠满 28 周及以上,胎儿及其附属物从临产开始到由母体娩出的全过程。

【**教学案例**】

初产妇,26 岁,妊娠 39 周,规律宫缩。

入院诊断:正常待产产妇。

实训三十六　胎心监护

【**情境一**】

入院后第 1 天,产妇精神好,体温 36.5 ℃,P 80 次/分,R 20 次/分,各项生理指标均无异常。产科检查示腹部外形,宫高 29 cm,腹围 100 cm,胎儿体重约 3 500 g。

【实训任务】

胎心监护。

【护理程序】

胎心监护的护理程序

护理程序	要点
护理评估	1.**健康状况**:无既往史,各项生理指标均无异常。 2.**身体状况**:初产妇,妊娠 39 周,规律宫缩,体温 36.5 ℃,P 80 次/分,R 20 次/分,各项生理指标均无异常。产科检查:腹部外形,宫高 29 cm,腹围 100 cm,估计胎儿体重 3 500 g。 3.**心理及社会状况** 产妇通常担心胎儿发育,具备一定育儿产前保健知识。
护理诊断	1.**分娩疼痛**:与逐渐增强的宫缩有关。 2.**舒适度减弱**:与子宫收缩、膀胱充盈、胎膜破裂等有关。 3.**焦虑**:与担心自己和胎儿的安全有关。 4.**知识缺乏**:家长缺乏育儿保健知识。
护理目标	1.住院期间生命体征正常。 2.孕妇能正确对待宫缩痛。 3.孕妇主动参与和控制分娩过程。 4.孕妇情绪稳定。
护理措施	1.一般护理: (1)生命体征监测,每 4~6 小时测量一次血压。 (2)饮食指导:正常孕妇的饮食指导为鼓励孕妇宫缩间歇期少量多次进食高热量、易消化、清淡的食物。常见妊娠并发症孕妇的饮食指导: ①妊娠期糖尿病孕妇:临产后仍采用糖尿病饮食,密切监测血糖、宫缩、胎心变化,避免产程过长。 ②妊娠期高血压孕妇:摄入富含蛋白质和热量的饮食,补充维生素、铁和钙剂。 ③妊娠合并肝功能异常孕妇:进食高糖类、高维生素、低脂饮食。 (3)休息与活动:临产后胎膜未破、宫缩不强时,鼓励产妇在室内适当活动,初产妇宫口近开全或经产妇宫口扩张 4 cm 时应左侧卧位。 (4)排尿及排便:鼓励孕妇每 2~4 小时排尿一次。 (5)人文关怀:孕期健康教育;陪伴分娩和心理支持;自由体位;按摩。

续表

护理程序	要点
护理措施	2.专科护理： （1）胎心监测： ①用胎心听诊器、多普勒仪于宫缩间歇时听胎心，潜伏期每隔1～2小时听1次，活跃期每隔15～30分钟听1次。 ②用胎心监护仪监测。 （2）观察宫缩：产程中必须连续定时观察宫缩，一般需连续观察3次，潜伏期每2～4小时观察1次，活跃期每1～2小时观察1次。 （3）观察宫颈扩张和胎头下降程度：肛门检查或阴道检查，临产后适时在宫缩时检查，检查内容包括内骨盆、宫口扩张及胎头下降情况等。 （4）胎膜破裂的处理： ①一旦确认破膜，应立即监测胎心、记录破膜时间、羊水性状、颜色及流量，保持外阴清洁，垫消毒垫。 ②若破膜后胎头未入盆或为臀先露应立即嘱产妇卧床并抬高臀部，同时观察有无脐带脱垂征象。 ③破膜超过12小时尚未分娩者，遵医嘱予抗生素预防感染。
护理评价	1.孕妇表示不同程度的疼痛和不适减轻，保持适当的摄入与排泄。 2.孕妇在分娩过程中情绪稳定，能积极配合，适当休息、活动。

【操作流程图】

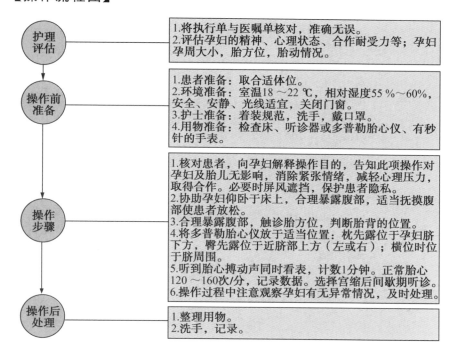

【实训测评】

胎心监测实训测评

考核对象：　　　　班级：　　　学号：　　　考核得分：　　　　考核时间：

项目	考核内容	分值	扣分点	得分
仪表与素质	仪表端庄,服装整洁,不留长指甲,按医院要求着装。	5		
护理评估	1. 将执行单与医嘱单核对,准确无误。	3		
	2. 评估孕妇的精神、心理状态、合作耐受力等;孕妇孕周大小,胎方位,胎动情况。	4		
操作前准备	1. 患者准备:取合适体位。	2		
	2. 环境准备:室温 18 ～ 22℃,相对湿度55%～60%,安全、安静、光线适宜,关闭门窗。	2		
	3. 护士准备:着装规范,洗手、戴口罩。	2		
	4. 用物准备:检查床、听诊器或多普勒胎心仪、有秒针的手表。	4		
操作步骤	1. 核对患者,向孕妇解释操作目的,告知此项操作对孕妇及胎儿无影响,消除紧张情绪,减轻心理压力,取得合作;必要时屏风遮挡,保护患者隐私。	5		
	2. 协助孕妇仰卧于床上,合理暴露腹部,适当抚摸腹部使患者放松。	15		
	3. 合理暴露腹部,触诊胎方位,判断胎背的位置。	10		
	4. 将多普勒胎心仪放于适当位置:枕先露位于孕妇脐下方,臀先露位于近脐部上方(左或右);横位时位于脐周围。	15		
	5. 听到胎心搏动声同时看表;计数 1 分钟。正常胎心 120～160 次/分,记录数据,选择宫缩后间歇期听诊。	10		
	6. 操作过程中注意观察孕妇有无异常情况,及时处理。	5		
操作后处理	1. 整理用物。	4		
	2. 洗手,记录。	4		

续表

项目	考核内容	分值	扣分点	得分
综合评价	1.遵循查对制度,符合无菌技术原则。	3		
	2.态度严谨,动作轻柔、敏捷。	4		
	3.用物齐全,处置规范。	3		

【注意事项】

1.听到胎心音需与子宫杂音、腹主动脉音、胎动音及脐带杂音相鉴别。

2.若胎心音低于 120 次/分或胎心音高于 160 次/分,即触诊孕妇脉搏做对比,必要时吸氧,改变孕妇体位,进行胎心监护,及时通知医生。

实训三十七　会阴切开缝合术

【情境二】

住院第 6 天下午,产妇进行分娩后行会阴侧切,分娩后用 25％硫酸镁湿敷。

【实训任务】

会阴切开缝合术。

【护理程序】

会阴切开缝合术护理程序

护理程序	要点
护理评估	1.评估妊娠期及分娩情况。 2.检查胎儿大小及胎位。 3.评估会阴部状况。
护理诊断	1.**分娩疼痛**:与逐渐增强的宫缩有关。 2.**舒适度减弱**:与子宫收缩、膀胱充盈、胎膜破裂等有关。 3.**焦虑**:与知识缺乏,担心自己和胎儿的安全有关。
护理目标	1.缩短第二产程。 2.避免阴道及会阴严重裂伤。 3.协助胎儿娩出。

续表

护理程序	要点
护理措施	1.清洗外阴,正中切开和小型中侧切开可 48 小时拆线;大型中侧切 72 小时拆线,"8"字缝合 5 天拆线;查对针数。 2.注意局部疼痛、红肿;未消毒分娩、阴道炎或伤口裂伤较重者给予抗生素;真菌性阴道炎者阴道内置制霉菌素粉末,慎用抗生素。 3.伤口疼痛加重,肛门坠胀并局部肿胀者应及时做肛门或阴道检查有无血肿;排除血肿后可予热敷、理疗或温水坐浴。
护理评价	1.孕妇表示不同程度的疼痛和不适减轻。 2.孕妇在分娩过程中情绪稳定,能积极配合缩短第二产程。

【操作流程图】

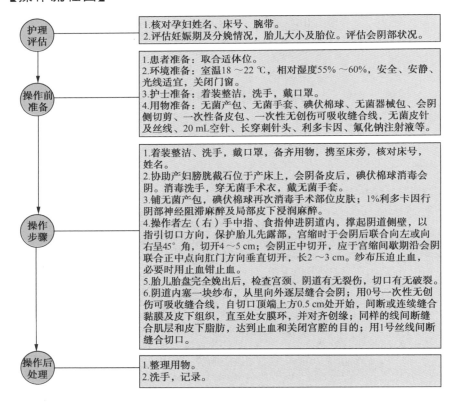

【实训测评】

会阴切开缝合术的实训测评

考核对象： 班级： 学号： 考核得分： 考核时间：

项目	考核内容	分值	扣分点	得分
仪表与素质	仪表端庄,服装整洁,不留长指甲,按医院要求着装。	5		
护理评估	1.核对孕妇姓名、床号、腕带。	3		
	2.评估妊娠期及分娩情况,胎儿大小及胎位;评估会阴部状况。	4		
操作前准备	1.患者准备:取合适体位。	2		
	2.环境准备:室温 18 ~ 22℃,相对湿度 55%~60%,安全、安静、光线适宜,关闭门窗。	2		
	3.护士准备:着装整洁,洗手,戴口罩。	2		
	4.用物准备:无菌产包、无菌手套、碘伏棉球、无菌器械包、会阴侧切剪、一次性备皮包、一次性无创伤可吸收缝合线,无菌皮针及丝线、20 mL 空针、长穿刺针头、利多卡因、氟化钠注射液、立灯。	4		
操作步骤	1.着装整洁、洗手,戴口罩,备齐用物,携至床旁,核对床号,姓名。	5		
	2.向产妇解释会阴切开的目;协助产妇膀胱截石位于产床上,会阴备皮后,碘伏棉球消毒会阴;消毒洗手,穿无菌手术衣,戴无菌手套。	15		
	3.铺无菌产包,碘伏棉球再次消毒手术部位皮肤;1%利多卡因行阴部神经阻滞麻醉及局部皮下浸润麻醉。	10		
	4.操作者左(右)手中指、食指伸进阴道内,撑起阴道侧壁,以指引切口方向,保护胎儿先露部,宫缩时于会阴后联合向左或向右呈 45°角。切开 4~5 cm;会阴正中切开,应于宫缩间歇期沿会阴联合正中点向肛门方向垂直切开,长 2~3 cm。纱布压迫止血,必要时用止血钳止血。	10		

续表

项目	考核内容	分值	扣分点	得分
操作步骤	5.胎儿胎盘完全娩后,检查宫颈、阴道有无裂伤、切口有无破裂。	10		
	6.阴道内塞一块纱布,从里向外逐层缝合会阴。用0号一次性无创伤可吸收缝合线,自切口顶端上方0.5 cm处开始,间断或连续缝合黏膜及皮下组织,直至处女膜环,并对齐创缘;同样的线间断缝合肌层和皮下脂肪,达到止血和关闭宫腔的目的;用1号丝线间断缝合切口。	10		
操作后处理	1.整理用物。	4		
	2.洗手,记录。	4		
综合评价	1.遵循查对制度,符合无菌技术原则。	3		
	2.态度严谨,动作轻柔、敏捷,关爱病儿,与家长沟通有效。	4		
	3.用物齐全,处置规范。	3		

【注意事项】

1.根据会阴条件、胎儿大小、是否手术助产等决定切口适当大小。

2.切口缝合应以解剖层次对齐、不留死腔、彻底止血和针距适中为原则。

> ❖**知识拓展**
>
> 　　会阴侧切术是为了胎儿顺利出生的一种手术,会阴侧切术是在会阴部做一斜形切口。侧切可以防止产妇会阴撕裂、保护盆底肌肉。

第二节　高危妊娠患者的护理实训

☞**学习目标**

1. 能够对高危妊娠患者进行评估。
2. 能够掌握高危妊娠的母儿监护措施。
3. 能够根据评估,及时发现高危妊娠。
4. 能够对高危妊娠患者进行评估,掌握会阴护理的正确方法。
5. 能够对高危妊娠的患者,进行有效的健康指导,并教会患者或家属理解家庭氧疗的作用及注意事项。

高危妊娠(High-risk pregnancy)是具有高危因素的孕妇在整个妊娠过程中,导致出现难产及影响母婴、胎儿健康发育的妊娠。高危妊娠的影响因素有以下几种:①高龄产妇;②身材相对矮小;③有相关合并症,如妊娠期糖尿病、妊娠期高血压疾病;④妊娠期反复出血、前置胎盘等。

【教学案例】

患者,女,37 岁,住院号 649241,因停经 40 周,下腹坠胀 2 天,妊娠期糖尿病入院。产科检查:宫高 33 cm,腹围 103 cm,胎儿体重估计 3 500 g,胎位为左枕前(LOA),胎心 140 次/分,不规律宫缩,阴道检查宫口容指尖,先露位置 S＝－3 cm,胎膜未破,胎心监护:正常反应型。辅助检查:血常规示 Hb 122 g/L,WBC $7.78×10^9$/L,RBC $3.96×10^{12}$/L,Plt $1.95×10^9$/L

尿常规:白细胞(＋＋),其余项目正常;凝血检查:纤维蛋白原 4.01 g/L,其余项目正常;肝功能:基本正常;病毒检测:HBsAg(－);彩超检查:双顶径(BPD) 9.3 cm,股骨长度(FL) 7.7 cm,羊水最大暗区垂直深度(AFV) 5.3 cm,胎盘位于后壁,2～3 级胎盘,单胎头位符合 9 月大小。

诊断:(1)40 周妊娠,G2,LOA 胎位。

(2)妊娠期糖尿病。

实训三十八 铺产台技术

【情境一】

患者于某日 22:00 规律宫缩,次日凌晨 1:50 查宫口开大 5 cm,先露位置－1,入待产室待产,3:00 其宫口开大 6 cm,先露位置－1,遵医嘱行人工破膜术。

【实训任务】

铺产台技术

【护理程序】

铺产台技术护理程序

护理程序	要点
护理评估	1.**健康状况**:停经 40 周,妊娠期糖尿病。 2.**身体状况**:Hb 122 g/L,WBC 7.78×10^9/L,RBC 3.96×10^{12}/L,Plt 195×10^9/L;尿常规:白细胞(＋＋),余项目正常;凝血检查:纤维蛋白原 4.01 g/L,余项目正常;肝功能:基本正常;口服葡萄糖耐量试验(OGTT) $5.35 \sim 8.44 \sim 8.85$ mmol/L;病毒检测:HBsAg(－)。 3.**心理状况**:担心胎儿的发育。
护理诊断	1.**分娩疼痛**:与逐渐增强的宫缩有关。 2.**舒适度减弱**:与子宫收缩、膀胱充盈、胎膜破裂等有关。 3.**焦虑**:与知识缺乏,担心自己和胎儿的安全有关。
护理目标	为接产准备,确保产妇分娩区域的清洁无菌,预防感染。
护理措施	1.一般护理:增加营养,卧床休息,电子胎心监护等。 2.产科疾病的预防与处理:提高胎儿对缺氧的耐受力,间歇吸氧,预防早产,适时终止妊娠,分娩期护理。
护理评价	1.胎儿未发生严重的宫内缺氧。 2.孕妇学会如何合理膳食、活动与休息、胎动计数等知识。 3.孕妇对妊娠过程有理性的认识,既不放松警惕,又不过分担心。

【操作流程图】

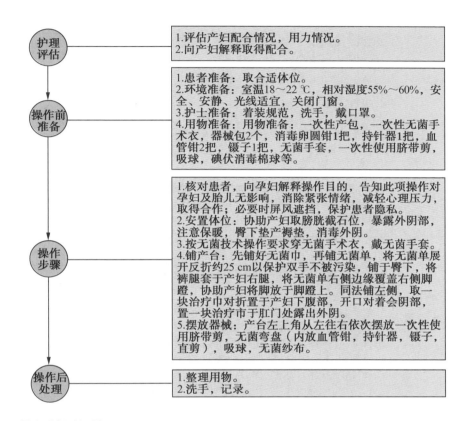

护理评估

1. 评估产妇配合情况，用力情况。
2. 向产妇解释取得配合。

操作前准备

1. 患者准备：取合适体位。
2. 环境准备：室温18～22 ℃，相对湿度55%～60%，安全、安静、光线适宜，关闭门窗。
3. 护士准备：着装规范，洗手，戴口罩。
4. 用物准备：用物准备：一次性产包，一次性无菌手术衣，器械包2个，消毒卵圆钳1把，持针器1把，血管钳2把，镊子1把，无菌手套，一次性使用脐带剪，吸球，碘伏消毒棉球等。

操作步骤

1. 核对患者，向孕妇解释操作目的，告知此项操作对孕妇及胎儿无影响，消除紧张情绪，减轻心理压力，取得合作；必要时屏风遮挡，保护患者隐私。
2. 安置体位：协助产妇取膀胱截石位，暴露外阴部，注意保暖，臀下垫产褥垫，消毒外阴。
3. 按无菌技术操作要求穿无菌手术衣，戴无菌手套。
4. 铺产台：先铺好无菌巾，再铺无菌单，将无菌单展开反折约25 cm以保护双手不被污染，铺于臀下，将裤腿套于产妇右腿，将无菌单右侧边缘覆盖右侧脚蹬，协助产妇将脚放于脚蹬上。同法铺左侧，取一块治疗巾对折置于产妇下腹部，开口对着会阴部，置一块治疗巾于肛门处露出外阴。
5. 摆放器械：产台左上角从左往右依次摆放一次性使用脐带剪，无菌弯盘（内放血管钳，持针器，镊子，直剪），吸球，无菌纱布。

操作后处理

1. 整理用物。
2. 洗手，记录。

【实训测评】

铺产台技术的实训测评

考核对象：　　　　班级：　　　　学号：　　　　考核得分：　　　　考核时间：

项目	考核内容	分值	扣分点	得分
仪表与素质	仪表端庄，服装整洁，不留长指甲，按医院要求着装。	5		
护理评估	1. 评估产妇配合情况，用力情况。	3		
	2. 向产妇解释取得配合。	4		

续表

项目	考核内容	分值	扣分点	得分
操作前准备	1.患者准备:取合适体位。	2		
	2.环境准备:室温 18～22 ℃,相对湿度 55%～60%,安全、安静、光线适宜,关闭门窗。	2		
	3.护士准备:着装规范,洗手,戴口罩。	2		
	4.用物准备:用物准备:一次性产包,一次性无菌手术衣,器械包2个,消毒卵圆钳1把,持针器1把,血管钳2把,镊子1把,无菌手套,一次性使用脐带剪,吸球,碘伏消毒棉球等。	4		
操作步骤	1.核对患者,向孕妇解释操作目的,告知此项操作对孕妇及胎儿无影响,消除紧张情绪,减轻心理压力,取得合作;必要时屏风遮挡,保护患者隐私。	5		
	2.安置体位:协助产妇取膀胱截石位,暴露外阴部,注意保暖,臀下垫产褥垫,消毒外阴。	15		
	3.按无菌技术操作要求穿无菌手术衣,戴无菌手套。	10		
	4.铺产台:先铺好无菌巾,再铺无菌单,将无菌单展开反折约25 cm以保护双手不被污染,铺于臀下,将裤腿套于产妇右腿,将无菌单右侧边缘覆盖右侧脚蹬,协助产妇将脚放于脚蹬上,同法铺左侧,取一块治疗巾对折置于产妇下腹部,开口对着会阴部,置一块治疗中于肛门处露出外阴。	15		
	5.摆放器械:产台左上角从左往右依次摆放一次性使用脐带剪,无菌弯盘(内放血管钳,持针器,镊子,直剪),吸球,无菌纱布。	15		
操作后处理	1.整理用物。	5		
	2.洗手,记录。	5		
综合评价	1.遵循查对制度,符合无菌技术原则。	3		
	2.态度严谨,动作轻柔、敏捷。	4		
	3.用物齐全,处置规范。	3		

【注意事项】

1.铺无菌车需用 4～6 层无菌布,防止血及水渗湿污染。无菌单应垂过车缘一尺以下,周围的距离要均匀,车缘下应视为有菌。放于无菌器械车内煮沸消毒的器械,要用无菌单盖好,超过 8 小时没用者,不能再用。从无菌包或储槽内取出无菌物品放置于治疗盘内,注明开包日期和时间。

2.将上层治疗巾拉平盖于物品上,边缘对齐盖好,将开口处向上翻折 2 次、两侧边缘向下翻折一次。

3.洗手,整理用物:有效期限不超过 4 小时,铺完后如果不立即用,记得在卡片上写上铺盘时间。

实训三十八　外阴冲洗

【情境二】

患者于次日晨 6:10 因会阴水肿行会阴侧切术娩一女婴,后羊水清,婴儿脐带绕颈一周,紧,生后阿代(Apgar)评分 10 分,断脐后于 6:13～7:15 给予母婴皮肤接触及早吸吮,胎盘、胎膜自娩完整。患者会阴侧切处肠丝线逐层缝合,外缝 4 针,产后宫缩好,阴道流血约 230 mL,观察 2 小时无异常母婴安返病房。

【实训任务】

外阴冲洗。

【护理程序】

外阴冲洗的护理程序

护理程序	要点
护理评估	1.孕妇会阴皮肤情况、配合程度。 2.了解孕周及产程进展情况,阴道流血、流液情况。
护理诊断	1.**分娩疼痛**:与逐渐增强的宫缩有关。 2.**舒适度减弱**:与子宫收缩、膀胱充盈、胎膜破裂等有关。 3.**焦虑**:与知识缺乏,担心自己和胎儿的安全有关。
护理目标	1.清洁外阴。 2.避免产时污染。 3.预防感染。
护理措施	1.注意局部疼痛、红肿。 2.伤口疼痛加重,肛门坠胀并局部肿胀者应及时做肛门或阴道检查有无血肿;排除血肿后可予热敷、理疗或温水坐浴。 3.防止生殖系统、泌尿系统的逆行感染。
护理评价	1.保持患者会阴及肛门部清洁。 2.促进患者的舒适和预防感染。

【操作流程图】

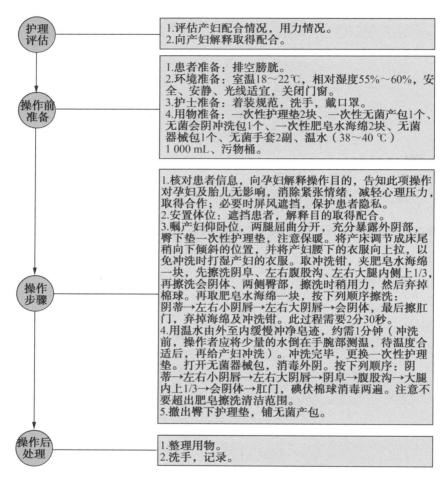

护理评估
1.评估产妇配合情况，用力情况。
2.向产妇解释取得配合。

操作前准备
1.患者准备：排空膀胱。
2.环境准备：室温18～22℃，相对湿度55%～60%，安全、安静、光线适宜，关闭门窗。
3.护士准备：着装规范，洗手，戴口罩。
4.用物准备：一次性护理垫2块、一次性无菌产包1个、无菌会阴冲洗包1个、一次性肥皂水海绵2块、无菌器械包1个、无菌手套2副、温水（38～40℃）1 000 mL、污物桶。

操作步骤
1.核对患者信息，向孕妇解释操作目的，告知此项操作对孕妇及胎儿无影响，消除紧张情绪，减轻心理压力，取得合作；必要时屏风遮挡，保护患者隐私。
2.安置体位：遮挡患者，解释目的取得配合。
3.嘱产妇仰卧位，两腿屈曲分开，充分暴露外阴部，臀下垫一次性护理垫，注意保暖。将产床调节成床尾稍向下倾斜的位置，并将产妇腰下的衣服向上拉，以免冲洗时打湿产妇的衣服。取冲洗钳，夹肥皂水海绵一块，先擦洗阴阜、左右腹股沟、左右大腿内侧上1/3，再擦洗会阴体、两侧臀部，擦洗时稍用力，然后弃掉棉球。再取肥皂水海绵一块，按下列顺序擦洗：阴蒂→左右小阴唇→左右大阴唇→会阴体，最后擦肛门，弃掉海绵及冲洗钳。此过程需要2分30秒。
4.用温水由外至内缓慢冲净皂迹，约需1分钟（冲洗前，操作者应将少量的水倒在手腕部测温，待温度合适后，再给产妇冲洗）。冲洗完毕，更换一次性护理垫。打开无菌器械包，消毒外阴。按下列顺序：阴蒂→左右小阴唇→左右大阴唇→阴阜→腹股沟→大腿内上1/3→会阴体→肛门，碘伏棉球消毒两遍。注意不要超出肥皂擦洗清洁范围。
5.撤出臀下护理垫，铺无菌产包。

操作后处理
1.整理用物。
2.洗手，记录。

【实训测评】

外阴冲洗的实训测评

考核对象：　　　　班级：　　　　学号：　　　　考核得分：　　　　考核时间：

项目	考核内容	分值	扣分点	得分
仪表与素质	仪表端庄,服装整洁,不留长指甲,按医院要求着装。	5		

续表

项目	考核内容	分值	扣分点	得分
护理评估	1.评估产妇配合情况,用力情况。	3		
	2.向产妇解释取得配合。	4		
操作前准备	1.患者准备:排空膀胱。	2		
	2.环境准备:室温 18～22℃,相对湿度55%～60%,安全、安静、光线适宜,关闭门窗。	2		
	3.护士准备:着装规范,洗手,戴口罩。	2		
	4.用物准备:一次性护理垫 2 块、一次性无菌产包 1 个、无菌会阴冲洗包 1 个、一次性肥皂水海绵 2 块、无菌器械包 1 个、无菌手套 2 副、温水(38～40 ℃)1 000 mL、污物桶。	4		
操作步骤	1.核对患者信息,向孕妇解释操作目的,告知此项操作对孕妇及胎儿无影响,消除紧张情绪,减轻心理压力,取得合作;必要时屏风遮挡,保护患者隐私。	5		
	2.安置体位:遮挡患者,解释操作目的取得配合。	15		
	3.嘱产妇仰卧位,两腿屈曲分开,充分暴露外阴部,臀下垫一次性护理垫,注意保暖。将产床调节成床尾稍向下倾斜的位置,并将产妇腰下的衣服向上拉,以免冲洗时打湿产妇的衣服。取冲洗钳,夹肥皂水海绵一块,先擦洗阴阜、左右腹股沟、左右大腿内侧上 1/3,再擦洗会阴体、两侧臀部,擦洗时稍用力,然后弃掉棉球。再取肥皂水海绵一块,按下列顺序擦洗:阴蒂→左右小阴唇→左右大阴唇→会阴体,最后擦肛门,弃掉海绵及冲洗钳。此过程需要 2 分 30 秒。	20		
	4.用温水由外至内缓慢冲净皂迹,约需 1 分钟(冲洗前,操作者应将少量的水倒在手腕部测温,待温度合适后,再给产妇冲洗。)。冲洗完毕,更换一次性护理垫。打开无菌器械包,消毒外阴。按下列顺序:阴裂→左右小阴唇→左右大阴唇→阴阜→腹股沟→大腿内上 1/3→会阴体→肛门,碘伏棉球消毒两遍。注意不要超出肥皂擦洗清洁范围。	10		
	5.撤出臀下护理垫,铺无菌产包。	10		

续表

项目	考核内容	分值	扣分点	得分
操作后处理	1. 整理用物。	4		
	2. 洗手，记录。	4		
综合评价	1. 遵循查对制度，符合无菌技术原则。	3		
	2. 态度严谨，动作轻柔、敏捷。	4		
	3. 用物齐全，处置规范。	3		

【注意事项】

1. 天冷时注意保暖。

2. 冲洗过程中要注意观察产程进展，发现异常，应及时向医生汇报，遵医嘱给予相应处理。

3. 如为接产前会阴冲洗，应预留出足够的时间，避免清洁、消毒不充分，造成感染。

第三节　阴道炎患者的护理实训

☞学习目标

1. 能够对不同的阴道炎患者进行评估区分。

2. 能够理解不同种类阴道炎患者的发病机制与临床表现之间的关系。

3. 能够根据评估，为阴道炎患者制定相应的护理措施。

4. 能够掌握外阴消毒以及阴道灌洗护理操作。

5. 能够对阴道炎患者进行有效的健康指导。

滴虫性阴道炎：由阴道毛滴虫感染引起的最常见的阴道炎。

细菌性阴道病：阴道内正常菌群失调。

【教学案例】

患者，女，36岁，近几天感到外阴瘙痒，白带增多，呈稀薄状且有腥臭味。

诊断：滴虫阴道炎。

实训三十九　外阴消毒

【情境一】

患者入院检查,遵医嘱行阴道分泌物悬滴检查,检查前护士为其消毒外阴。

【实训任务】

外阴消毒。

【护理程序】

外阴消毒的护理程序

护理程序	要点
护理评估	1.**健康状况**:感到外阴瘙痒,白带增多。 2.**身体状况**:意识清醒,外阴瘙痒,白带增多,呈稀薄状且有腥臭味。 3.**心理及社会状况**:缺乏知识有关。
护理诊断	1.舒适的改变。 2.自我形象紊乱。 3.睡眠形态改变。 4.性生活受到影响。 5.皮肤黏膜完整性受损。 6.知识缺乏。
护理目标	1.保持外阴清洁干燥。 2.防止再复发。
护理措施	1.一般护理: (1)保持外阴、阴道清洁,避免不洁性生活。 (2)饮食指导:避免进食辛辣等刺激性食物。 (3)教会患者自我护理的方法,将内裤煮沸消毒 5～10 分钟以消灭病原体,避免交叉感染。 2.疾病护理: (1)治疗期间勤换内裤,避免性生活。 (2)指导患者注意局部用药前、后手的卫生,减少感染的机会。 (3)指导阴道用药的患者,在用酸性溶液灌洗阴道后再采取下蹲位将药片送入阴道后穹隆部。 (4)指导患者配偶同时进行治疗,如口服甲硝唑或替硝唑 2 g 顿服,并告知患者甲硝唑用药期间及停药 24 小时内,替硝唑用药期间及停药 72 小时内需禁酒。 (5)哺乳期全身用药,因甲硝唑可通过乳汁排泄,服药期间及服药后 12～24 小时内不宜哺乳,服用替硝唑期间及服药后 72 小时内不宜哺乳。 (6)甲硝唑应餐后服用,服用后部分患者可出现胃肠道反应如食欲缺乏、恶心呕吐等。偶见头痛,白细胞减少,发现用药后的不良反应及时停药,并报告医生。

续表

护理程序	要点
护理评价	提高阴道酸度,杀灭滴虫。

【操作流程图】

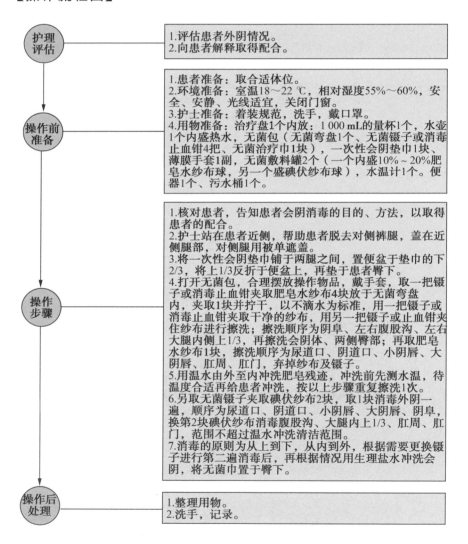

护理评估
1.评估患者外阴情况。
2.向患者解释取得配合。

操作前准备
1.患者准备:取合适体位。
2.环境准备:室温18~22 ℃,相对湿度55%~60%,安全、安静、光线适宜,关闭门窗。
3.护士准备:着装规范,洗手,戴口罩。
4.用物准备:治疗盘1个内放:1 000 mL的量杯1个,水壶1个内盛热水,无菌包(无菌弯盘1个、无菌镊子或消毒止血钳4把、无菌治疗巾1块)、一次性会阴垫巾1块、薄膜手套1副,无菌敷料罐2个(一个内盛10%~20%肥皂水纱布球,另一个盛碘伏纱布球),水温计1个。便器1个、污水桶1个。

操作步骤
1.核对患者,告知患者会阴消毒的目的、方法,以取得患者的配合。
2.护士站在患者近侧,帮助患者脱去对侧裤腿,盖在近侧腿部,对侧腿用被单遮盖。
3.将一次性会阴垫巾铺于两腿之间,置便盆于垫巾的下2/3,将上1/3反折于便盆上,再垫于患者臀下。
4.打开无菌包,合理摆放操作物品,戴手套,取一把镊子或消毒止血钳夹取肥皂水纱布4块放于无菌弯盘内,夹取1块并拧干,以不滴水为标准,用一把镊子或消毒止血钳夹取干净的纱布,用另一把镊子或消毒止血钳夹住纱布进行擦洗;擦洗顺序为阴阜、左右腹股沟、左右大腿内侧上1/3,再擦洗会阴体、两侧臀部;再取肥皂水纱布1块,擦洗顺序为尿道口、阴道口、小阴唇、大阴唇、肛周、肛门,弃掉纱布及镊子。
5.用温水由外至内冲洗肥皂残迹,冲洗前先测水温,待温度合适再给患者冲洗,按以上步骤重复擦洗1次。
6.另取无菌镊子夹取碘伏纱布2块,取1块消毒外阴一遍,顺序为尿道口、阴道口、小阴唇、大阴唇、阴阜,换第2块碘伏纱布消毒腹股沟、大腿内上1/3、肛周、肛门,范围不超过温水冲洗清洁范围。
7.消毒的原则为从上到下,从内到外,根据需要更换镊子进行第二遍消毒后,再根据情况用生理盐水冲洗会阴,将无菌巾置于臀下。

操作后处理
1.整理用物。
2.洗手,记录。

【实训测评】

外阴消毒的实训测评

考核对象： 班级： 学号： 考核得分： 考核时间：

项目	考核内容	分值	扣分点	得分
仪表与素质	仪表端庄,服装整洁,不留长指甲,按医院要求着装。	5		
护理评估	1.核对患者床号、腕带。	3		
	2.评估妊娠期及分娩情况,胎儿大小及胎位。评估会阴部状况。	4		
操作前准备	1.患者准备:取合适体位。	2		
	2.环境准备:室温 18～22℃,相对湿度 55％～60％,安全、安静、光线适宜,关闭门窗。	2		
	3.护士准备:着装规范,洗手,戴口罩。	2		
	4.用物准备:治疗盘 1 个内放:1 000 mL 的量杯 1 个,水壶 1 个内盛热水,无菌包(无菌弯盘 1 个、无菌镊子或消毒止血钳 4 把、无菌治疗巾 1 块),一次性会阴垫巾 1 块、薄膜手套 1 副,无菌敷料罐 2 个(一个内盛 10％～20％肥皂水纱布球,另一个盛碘伏纱布球),水温计 1 个。便器 1 个、污水桶 1 个。	4		
操作步骤	1.核对患者,告知患者会阴消毒的目的、方法,以取得患者的配合。	5		
	2.护士站在患者近侧,帮助患者脱去对侧裤腿,盖在近侧腿部,对侧腿用被单遮盖。	10		
	3.将一次性会阴垫巾铺于两腿之间,置便盆于垫巾的下 2/3,将上 1/3 反折于便盆上,再垫于患者臀下。	10		
	4.打开无菌包,合理摆放操作物品,戴手套,取一把镊子或消毒止血钳夹取肥皂水纱布 4 块入放于无菌弯盘内,夹取 1 块并拧干,以不滴水为标准,用一把镊子或消毒止血钳夹取干净的纱布,用另一把镊子或止血钳夹住纱布进行擦洗;擦洗顺序为阴阜、左右腹股沟、左右大腿内侧上 1/3,再擦洗会阴体、两侧臀部;再取肥皂水纱布 1 块,擦洗顺序为尿道口、阴道口、小阴唇、大阴唇、肛周、肛门,弃掉纱布及镊子。	10		

175

续表

项目	考核内容	分值	扣分点	得分
操作步骤	5.用温水由外至内冲洗肥皂残迹,冲洗前先测水温,待温度合适再给患者冲洗,按以上步骤重复擦洗1次。	10		
	6.另取无菌镊子夹取碘伏纱布2块,取1块消毒外阴一遍,顺序为尿道口、阴道口、小阴唇、大阴唇、阴阜,换第2块碘伏纱布消毒腹股沟、大腿内上1/3、肛周、肛门,范围不超过温水冲洗清洁范围。	10		
	7.消毒的原则为从上到下,从内到外,根据需要更换镊子进行第二遍消毒后,再根据情况用生理盐水冲洗会阴,将无菌巾置于臀下。	5		
操作后处理	1.整理用物。	4		
	2.洗手,记录。	4		
综合评价	1.遵循查对制度,符合无菌技术原则。	3		
	2.态度严谨,动作轻柔、敏捷,关爱患者,与患者沟通有效。	4		
	3.用物齐全,处置规范。	3		

【注意事项】

1.严格执行无菌技术操作原则,预防感染。

2.进行第二遍外阴消毒时消毒范围不能超过第一遍范围。

❖知识拓展

三种阴道炎的比较

分类	滴虫性阴道炎	念珠菌性阴道炎	老年性阴道炎
症状	白带多、外阴痒	外阴奇痒、灼痛	白带多、外阴痒、灼痛
白带特点	稀薄、泡沫状、灰黄色	豆渣或白色凝乳状	黄水或脓血性
阴道黏膜	充血、散在充血点	充血、白色片状薄膜	充血、有出血点
阴道pH值	>5(5.5~6.0)	<4.5(4.0~4.7)	升高
治疗原则	提高阴道酸性,杀灭滴虫	消除诱因,应用抗真菌药物	增加阴道抵抗力,抑制细菌生产

实训四十　阴道灌洗

【情境二】

患者入院检查,行阴道分泌物悬滴检查后,护士为其准备阴道灌洗。

【实训任务】

阴道灌洗。

【护理程序】

阴道灌洗的护理程序

护理程序	要点
护理评估	1.**健康状况**:感到外阴瘙痒,白带增多。 2.**身体状况**:意识清醒,外阴瘙痒,白带增多,呈稀薄状且有腥臭味。 3.**心理及社会状况**:缺乏知识有关。
护理诊断	1.舒适的改变。 2.自我形象紊乱。 3.睡眠形态改变。 4.性生活受到影响。 5.皮肤黏膜完整性受损。 6.知识缺乏。
护理目标	1.患者感染得到控制,体温恢复正常。 2.疼痛缓解。 3.焦虑减轻。
护理措施	1.一般护理 (1)保持外阴、阴道清洁,避免不洁性生活。 (2)**饮食指导**:避免进食辛辣等刺激性食物。 (3)教会患者自我护理的方法,将内裤煮沸消毒5～10分钟以消灭病原体,避免交叉感染。 2.疾病护理 (1)治疗期间勤换内裤,避免性生活。 (2)指导患者注意局部用药前、后手的卫生,减少感染的机会。 (3)指导阴道用药的患者,在用酸性溶液灌洗阴道后再采取下蹲位将药片送入阴道。 (4)指导患者配偶同时进行治疗,如口服甲硝唑或替硝唑2 g顿服,并告知患者甲硝唑用药期间及停药24小时内,替硝唑用药期间及停药72小时内需禁酒。

续表

护理程序	要点
护理措施	(5)哺乳期全身用药,因甲硝唑可通过乳汁排泄,服药期间及服药后12~24小时内不宜哺乳,服用替硝唑期间及服药后72小时内不宜哺乳。 (5)甲硝唑应餐后服用,服用后部分患者可出现胃肠道反应如食欲缺乏恶心呕吐等。偶见头痛,白细胞减少,发现用药后的不良反应及时停药,并报告医生。
护理评价	1.促进阴道血液循环,减少阴道分泌物,缓解局部充血,达到控制和治疗炎症的目的。 2.使宫颈和阴道保持清洁。

【操作流程图】

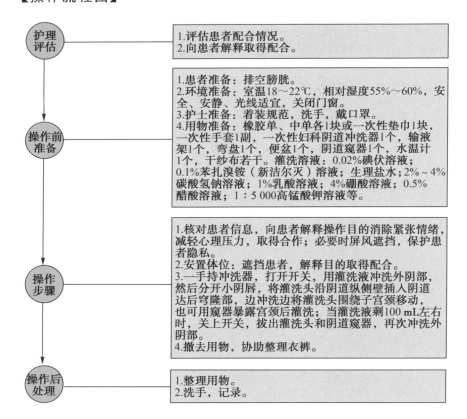

【操作测评】

阴道灌洗的实训测评

考核对象： 班级： 学号： 考核得分： 考核时间：

项目	考核内容	分值	扣分点	得分
仪表与素质	仪表端庄,服装整洁,不留长指甲,按医院要求着装。	5		
护理评估	1.评估患者配合情况,用力情况。	3		
	2.向患者解释取得配合。	4		
操作前准备	1.患者准备:排空膀胱。	2		
	2.环境准备:室温 18～22℃,相对湿度 55%～60%,安全、安静、光线适宜,关闭门窗。	2		
	3.护士准备:着装规范,洗手,戴口罩。	2		
	4.用物准备:橡胶单、中单各 1 块或一次性垫巾 1 块,一次性手套 1 副,一次性妇科阴道冲洗器 1 个,输液架 1 个,弯盘 1 个,便盆 1 个,阴道窥器 1 个,水温计 1 个,干纱布若干。灌洗溶液:0.02%碘伏溶液;0.1%苯扎溴铵(新洁尔灭)溶液;生理盐水;2%～4%碳酸氢钠溶液;1%乳酸溶液;4%硼酸溶液;0.5%醋酸溶液;1:5 000 高锰酸钾溶液等。	4		
操作步骤	1.核对患者信息,向患者解释操作目的,消除紧张情绪,减轻心理压力,取得合作;必要时屏风遮挡,保护患者隐私。	10		
	2.安置体位:遮挡患者,解释操作目的取得配合。	15		
	3.一手持冲洗器,打开开关,用灌洗液冲洗外阴部,然后分开小阴唇,将灌洗头沿阴道纵侧壁插入阴道达后穹隆部,边冲洗边将灌洗头围绕子宫颈移动,也可用阴道窥器暴露宫颈后灌洗;当灌洗液剩 100 mL 左右时,关上开关,拔出灌洗头和阴道窥器,再次冲洗外阴部。	25		
	4.撤去用物,协助整理衣裤。	10		
操作后处理	1.整理用物。	4		
	2.洗手,记录。	4		

续表

项目	考核内容	分值	扣分点	得分
综合评价	1.遵循查对制度,符合无菌技术原则。	3		
	2.态度严谨,动作轻柔、敏捷。	4		
	3.用物齐全,处置规范。	3		

【注意事项】

1.灌洗筒距床沿的距离不应超过 70 cm;灌洗液温度以 41～43 ℃为宜;应据不同的灌洗目的选择溶液。

2.灌洗头插入不宜过深,其弯头应向上,动作要轻柔。

❖知识拓展

婴儿外阴阴道炎

婴幼儿外阴阴道炎(infantile vaginitis)是指婴幼儿外阴阴道继发感染,常见于 5 岁以下婴幼儿。常因婴幼儿外阴皮肤黏膜薄、雌激素水平低及阴道内异物等导致。此病主要临床表现为阴道分泌物增多,呈脓性,外阴局部红肿,患儿因外阴痛痒而哭闹、烦躁不安、用手搔抓外阴。伴有下泌尿道感染的患儿有尿频、尿急、尿痛的表现。婴幼儿外阴阴道炎时应外阴炎和阴道炎时应,且重在预防。

第四节　子宫肌瘤患者的护理实训

☞学习目标

1.能够对子宫肌瘤患者进行评估。

2.能够理解子宫肌瘤发病机制与临床表现。

3.能够根据评估,为子宫肌瘤患者制定相应的护理措施。

4.能够对子宫肌瘤患者进行有效的健康指导。

子宫肌瘤:是指子宫的平滑肌细胞增生而形成的一种肌瘤(良性肿瘤)。其在女性当中的发生率较高,患者可无自觉症状。目前引起子宫肌瘤的原因不是很清楚,但认为本病与性生活并没有密切联系,而雌激素的分泌则可刺激其生长。

【教学案例】

患者,女,40 岁,月经量增多,月经周期缩短 2 年。

妇科检查:子宫增大约 3 个月,质硬,凹凸不平,双附件(一)。

入院诊断:子宫肌瘤。

实训四十一　会阴湿热敷

【情境一】

患者入院后第 1 天,查体:T 36.3℃,P 72 次/分,R 19 次/分,BP 125/75 mmHg, SaO_2 98％;会阴部肿胀疼痛,遵医嘱为其进行会阴湿热敷。

【实训任务】

会阴湿热敷。

【护理程序】

会阴湿热敷的护理程序

护理程序	要点
护理评估	1. **健康状况**:患者自觉会阴部肿胀时明显。 2. **身体状况**:意识清醒,T 36.3℃,P 72 次/分,R 19 次/分,BP 125/75 mmHg,SaO_2 98％;会阴部肿胀疼痛。 3. **心理及社会状况**:恐惧,知识缺乏。
护理诊断	1. 舒适的改变。 2. 自我形象紊乱。 3. 睡眠形态改变。 4. 皮肤黏膜完整性受损。
护理目标	1. 呼吸道分泌物减少,通气改善。 2. 体温恢复正常。

续表

护理程序	要点
护理措施	1. 一般护理: (1)营养支持:为患者提供高热量、高蛋白、高维生素、含铁丰富的食物。 (2)为患者提供安静、舒适的休养环境,保障患者充足睡眠。 (3)协助患者术后早期下床活动,病情稳定后协助患者取半卧位。 (4)保持外阴部的清洁干燥,留置尿管期间每日擦洗外阴。 2. 疾病护理: (1)阴道出血量多的患者应住院观察和治疗。 (2)严密观察生命体征变化,如有无面色苍白、脉搏细速等症状。 (3)保留会阴垫以准确估计阴道流血量;大出血时,应及时与医师联系,及时处理。 (4)注意观察手术后患者的体温、腹痛、手术切口及血常规的变化,及时发现感染征象。 (5)药物治疗的患者要注意观察用药后的反应。 (6)患者如出现急性腹痛(提示蒂扭转);体温升高,应立即住院观察处理。
护理评价	促进局部血液循环,改善组织营养。

【操作流程图】

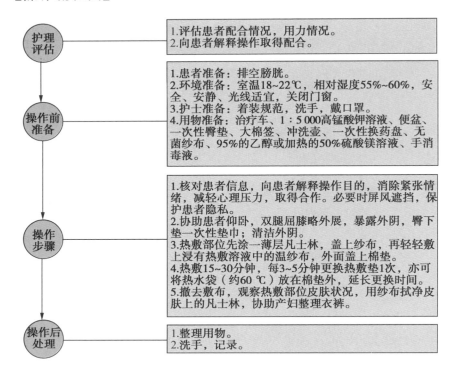

1.评估患者配合情况,用力情况。
2.向患者解释操作取得配合。

1.患者准备:排空膀胱。
2.环境准备:室温18~22℃,相对湿度55%~60%,安全、安静、光线适宜,关闭门窗。
3.护士准备:着装规范,洗手,戴口罩。
4.用物准备:治疗车、1:5 000高锰酸钾溶液、便盆、一次性臀垫、大棉签、冲洗壶、一次性换药盘、无菌纱布、95%的乙醇或加热的50%硫酸镁溶液、手消毒液。

1.核对患者信息,向患者解释操作目的,消除紧张情绪,减轻心理压力,取得合作。必要时屏风遮挡,保护患者隐私。
2.协助患者仰卧,双腿屈膝略外展,暴露外阴,臀下垫一次性垫巾;清洁外阴。
3.热敷部位先涂一薄层凡士林,盖上纱布,再轻轻敷上浸有热敷溶液中的温纱布,外面盖上棉垫。
4.热敷15~30分钟,每3~5分钟更换热敷垫1次,亦可将热水袋(约60℃)放在棉垫内,延长更换时间。
5.撤去敷布,观察热敷部位皮肤状况,用纱布拭净皮肤上的凡士林,协助产妇整理衣裤。

1.整理用物。
2.洗手,记录。

护理评估 → 操作前准备 → 操作步骤 → 操作后处理

【实训测评】

会阴湿热敷的实训测评

考核对象： 班级： 学号： 考核得分： 考核时间：

项目	考核内容	分值	扣分点	得分
仪表与素质	仪表端庄,服装整洁,不留长指甲,按医院要求着装。	5		
护理评估	1.评估患者配合情况,用力情况。	3		
	2.向患者解释取得配合。	4		
操作前准备	1.患者准备:排空膀胱。	2		
	2.环境准备:室温18~22 ℃,相对湿度55%~60%,安全、安静、光线适宜,关闭门窗。	2		
	3.护士准备:着装规范,洗手,戴口罩。	2		
	4.用物准备:治疗车、1:5 000高锰酸钾溶液、便盆、一次性臀垫、大棉签、冲洗壶、一次性换药盘、无菌纱布、95%的乙醇或加热的50%硫酸镁溶液、手消毒液。	4		
操作步骤	1.核对患者信息,向患者解释操作目的,消除紧张情绪,减轻心理压力,取得合作。必要时屏风遮挡,保护患者隐私。	5		
	2.协助患者仰卧,双腿屈膝略外展,暴露外阴,臀下垫一次性垫巾;清洁外阴。	20		
	3.热敷部位先涂一薄层凡士林,盖上纱布,再轻轻敷上浸有热敷溶液中的温纱布,外面盖上棉垫。	10		
	4.热敷15~30分钟,每3~5分钟更换热敷垫1次,亦可将热水袋(约60 ℃)放在棉垫外,延长更换时间。	10		
	5.撤去敷布,观察热敷部位皮肤状况,用纱布拭净皮肤上的凡士林,协助产妇整理衣裤。	5		
操作后处理	1.整理用物。	4		
	2.洗手,记录。	4		
综合评价	1.遵循查对制度,符合无菌技术原则。	3		
	2.态度严谨,动作轻柔、敏捷。	4		
	3.用物齐全,处置规范。	3		

【注意事项】

1. 操作时注意保暖和遮挡。

2. 严格无菌技术操作。

3. 湿热敷过程中要注意观察会阴切口及会阴肿胀情况,发现异常应及时告知医生。

4. 热敷面积应是伤口范围的 2 倍,湿热敷的温度一般为 41～48 ℃。

实训四十二　宫颈上药

【情境二】

患者子宫肌瘤康复后半年。患者自觉会阴部肿胀,再次入院检查。妇科检查发现:宫颈肥大,质地硬,有浅表溃疡,整个宫颈段膨大如桶状。考虑为宫颈癌内生型,行宫颈癌根治术,术后对患者进行宫颈上药。

【实训任务】

宫颈上药。

【护理程序】

宫颈上药的护理程序

护理程序	要点
护理评估	1. **健康状况**:患者自觉会阴部肿胀明显。 2. **身体状况**:宫颈肥大,质地硬,有浅表溃疡,整个宫颈段膨大如桶状。 3. **心理及社会状况**:恐惧,知识缺乏。
护理诊断	1 知识缺乏:缺乏术前准备及术后注意事项的相关知识。 2. 焦虑:与恶性肿瘤有关。 3. 疼痛:与腹部手术伤口有关。 4. 有感染的危险:与腹部伤口、留置尿管、引流管有关。 5. 自我形象紊乱:与子宫、卵巢摘除、雌激素分泌不足有关。
护理目标	减轻疼痛。

续表

护理程序	要点
护理措施	1.一般护理： (1)心理护理：向患者及家属讲解手术范围、手术方法、术后可能出现的不适及应对方法，减轻患者心理压力，使患者做好充分的心理准备；给需要进行放化疗的患者以心理支持，并告知患者辅助治疗的重要性，鼓励患者克服放化疗的不良反应并坚持完成疗程，以提高生存率。 (2)饮食指导：患者进食高蛋白、高热量、易消化富含维生素的食物；手术当日禁食，术后第一天可以进食流食，根据排气的情况逐渐进食半流食、普食；注意在排气前不能饮牛奶、豆浆、萝卜汤及含糖的饮料，以防止胀气的发生。 (3)活动指导：术前指导患者练习床上翻身及肢体活动，预防术后血栓形成。 2.疾病护理： (1)手术前护理： ①皮肤准备：术前 1 日备皮，剃除自剑突下至大腿的上 1/3 处及会阴部的阴毛，两侧至腋中线范围内的所有汗毛，并彻底清洁脐部。 ②配血：宫颈癌根治术常规配 800～1 000 mL 血，以备手术当中使用。 ③阴道准备：术前 1 日用碘伏溶液冲洗阴道 2 次，冲洗时注意动作轻柔，以防宫颈出血。 ④肠道准备：按清洁洗肠要求，术前 3 日半流食，术前 2 日流食，术前 1 日禁食不禁水，同时予以补液；或术前 1 日口服洗肠溶液清洁肠道，晚上视排便的情况给予洗肠；术前 6～8 小时禁水，遵医嘱给予术前补液。 ⑤留置尿管：术日晨插尿管，术后保留尿管 7～14 天。 ⑥手术前取下所有首饰、活动义齿及金属物品。 3.手术后护理： (1)体位：根据手术情况按全麻或硬膜外麻醉术后护理常规，观察患者的神志、意识，保持呼吸道通畅，防止误吸。 (2)严密监测生命体征，常规使用心电监护。 (3)观察阴道出血的颜色、性质和量。 (4)观察伤口渗血的情况。 (5)保持各种引流管的通畅，并观察记录引流液的颜色、性质和量。
护理评价	促进局部血液循环，改善组织营养。 告知患者进行随访。

【操作流程图】

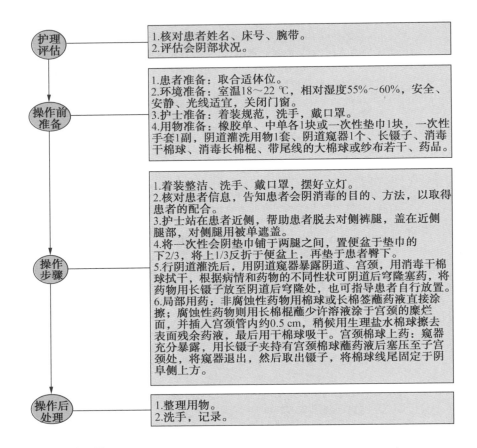

护理评估	1.核对患者姓名、床号、腕带。 2.评估会阴部状况。
操作前准备	1.患者准备：取合适体位。 2.环境准备：室温18～22 ℃，相对湿度55%～60%，安全、安静、光线适宜，关闭门窗。 3.护士准备：着装规范，洗手，戴口罩。 4.用物准备：橡胶单、中单各1块或一次性垫巾1块，一次性手套1副，阴道灌洗用物1套、阴道窥器1个、长镊子、消毒干棉球、消毒长棉棍、带尾线的大棉球或纱布若干、药品。
操作步骤	1.着装整洁、洗手、戴口罩，摆好立灯。 2.核对患者信息，告知患者会阴消毒的目的、方法，以取得患者的配合。 3.护士站在患者近侧，帮助患者脱去对侧裤腿，盖在近侧腿部，对侧腿用被单遮盖。 4.将一次性会阴垫巾铺于两腿之间，置便盆于垫巾的下2/3，将上1/3反折于便盆上，再垫于患者臀下。 5.行阴道灌洗后，用阴道窥器暴露阴道、宫颈，用消毒干棉球拭干，根据病情和药物的不同性状可阴道后穹塞药，将药物用长镊子放至阴道后穹隆处，也可指导患者自行放置。 6.局部用药：非腐蚀性药物用棉球或长棉签蘸药液直接涂擦；腐蚀性药物则用长棉棍蘸少许溶液涂于宫颈的糜烂面，并插入宫颈管内约0.5 cm，稍候用生理盐水棉球擦去表面残余药液，最后用干棉球吸干。宫颈棉球上药：窥器充分暴露，用长镊子夹持有宫颈棉球蘸药液后塞压至子宫颈处，将窥器退出，然后取出镊子，将棉球线尾固定于阴阜侧上方。
操作后处理	1.整理用物。 2.洗手，记录。

【实训测评】

宫颈上药的实训测评

考核对象：　　　　班级：　　　　学号：　　　　考核得分：　　　　考核时间：

项目	考核内容	分值	扣分点	得分
仪表与素质	仪表端庄,服装整洁,不留长指甲,按医院要求着装。	5		
护理评估	1.核对患者姓名、床号、腕带。	3		
	2.评估会阴部状况。	4		

续表

项目	考核内容	分值	扣分点	得分
操作前准备	1.患者准备:取合适体位。	2		
	2.环境准备:室温 18~22 ℃,相对湿度 55%~60%,安全、安静、光线适宜,关闭门窗。	2		
	3.护士准备:着装规范,洗手、戴口罩。	2		
	4.用物准备:橡胶单、中单各 1 块或一次性垫巾 1 块,一次性手套 1 副,阴道灌洗用物 1 套、阴道窥器 1 个、长镊子、消毒干棉球、消毒长棉棍、带尾线的大棉球或纱布若干,药品。	4		
操作步骤	1.着装整洁、洗手、戴口罩、摆好立灯。	5		
	2.核对患者信息,告知患者会阴消毒的目的、方法,以取得患者的配合。	15		
	3.护士站在患者近侧,帮助患者脱去对侧裤腿,盖在近侧腿部,对侧腿用被单遮盖。	10		
	4.将一次性会阴垫巾铺于两腿之间,置便盆于垫巾的下 2/3,将上 1/3 反折于便盆上,再垫于患者臀下。	10		
	5.行阴道灌洗后,用阴道窥器暴露阴道、宫颈,用消毒干棉球拭干,根据病情和药物的不同性状可阴道后穹隆塞药,将药物用长镊子放至阴道后穹隆处,也可指导患者自行放置。	10		
	6.局部用药:非腐蚀性药物用棉球或长棉签蘸药液直接涂擦;腐蚀性药物则用长棉棍蘸少许溶液涂于宫颈的糜烂面,并插入宫颈管内约 0.5 cm,稍候用生理盐水棉球擦去表面残余药液,最后用干棉球吸干。宫颈棉球上药:窥器充分暴露,用长镊子夹持有宫颈棉球蘸药液后塞压至子宫颈处,将窥器退出,然后取出镊子,将棉球线尾固定于阴阜侧上方。	10		
操作后处理	1.整理用物。	4		
	2.洗手,记录。	4		
综合评价	1.遵循查对制度,符合无菌技术原则。	3		
	2.态度严谨,动作轻柔、敏捷,关爱患者。	4		
	3.用物齐全,处置规范。	3		

【注意事项】

1. 上非腐蚀性药物时,应转动阴道窥器,使阴道四壁炎性组织均能涂上药物。

2. 棉棍上的棉花必须捻紧,涂药时应向同一方向转动。

3. 阴道栓剂宜晚上或休息时上药,避免起床后脱出。

4. 给未婚妇女上药时不用窥器。

5. 经期或子宫出血者不宜阴道给药。

6. 用药期间应禁止性生活。

7. 应用腐蚀性药物时,要保护好阴道壁及正常的宫颈组织。

第四章　儿科护理综合实训

第一节　一般新生儿的护理实训

☞学习目标

1. 能够对足月新生儿进行评估。

2. 能够理解正常新生儿外观特点及生理特点。

3. 能够根据评估为足月儿制定相应的护理措施。

4. 能够规范地进行新生儿体格检查、沐浴、抚触护理的操作。

5. 能够对新生儿家长进行有效育儿保健知识的宣传,使家长理解母乳喂养的好处以及预防接种、添加辅食的原则和注意事项等。

正常足月儿(normal full-term infant)是指胎龄满 37～42 周,出生体重为 2 500～4 000g,无任何畸形和疾病的活产婴儿。

【教学案例】

患者,女,妊娠 39 周,上午经阴分娩一男婴,皮肤红润,哭声响亮,四肢屈曲,肌肉有一定张力。耳壳软骨发育良好,指(趾)甲到达指端,其他检查未见异常。体重 3 200 g,身长 52 cm,出生后新生儿 Apgar 评分为 10 分,产后半小时,产妇母子被送回产科病房。

入院诊断:正常足月儿。

实训四十三　新生儿体格测量技术

【情境一】

新生儿出生后第 1 天,体温 36.2 ℃,P 130 次/分,R 40 次/分;皮肤红润,哭声响亮,已开奶,二便正常,其他无异常。护士进行新生儿体格测量。

【实训任务】

新生儿体格测量技术。

【护理程序】

新生儿体格测量护理程序

护理程序	要点
护理评估	1.**健康状况**:新生儿 39 周顺产,无窒息抢救史,新生儿 Apgar 评分为 10 分,母乳、奶粉、水喂养。 2.**身体状况**:新生儿 T 36.2 ℃,P 130 次/分,R 40 次/分,体重 3 200 g,身长 52 cm,皮肤红润,哭声响亮,肌肉有一定张力,四肢屈曲,耳壳软骨发育良好,指(趾)甲达到指(趾)指端。 3.**心理及社会状况**:新生儿为该家庭第一个孩子,父母为公司职员,具备一定育儿保健知识。
护理诊断	1.**有窒息的危险**:与易呕吐、溢乳吸入及体位不当有关。 2.**体温调节无效**:与体温调节中枢功能不完善、环境温度多变有关。 3.**有感染的危险**:与新生儿免疫功能不足及皮肤黏膜屏障功能差有关。 4.**知识缺乏**:家长缺乏育儿保健知识。
护理目标	1.住院期间新生儿生命体征正常。 2.新生儿住院期间不发生感染。 3.新生儿体重不减。 4.不发生红臀。 5.新生儿家属能掌握育儿保健知识。
护理措施	1.保持呼吸道通畅:胎儿娩出后,首先清理呼吸道;密切观察呼吸和面色;取侧卧位或平卧位时头偏向一侧,避免溢乳或呕吐物误吸呼吸道。 2.维持体温稳定: (1)保暖:新生儿出生后立即擦干身体,用温暖的毛巾包裹,并因地制宜采用不同保暖措施,使新生儿处于"适中温度"。 (2)环境:室温维持在 22～24 ℃,相对湿度 55%～65%。 (3)生命体征:定时测体温,维持新生儿体温在 36～37 ℃。

续表

护理程序	要点
护理措施	3.预防感染： (1)严格执行消毒隔离制度：接触新生儿前后勤洗手，各类医疗器械定期消毒。 (2)保持脐部清洁干燥：要做好脐带消毒处理。脐带脱落前注意脐部有无渗血，保持脐部不被污染。脐带脱落后注意脐窝有无分泌物及肉芽，有分泌物者先用3%过氧化氢棉签擦拭干净，再用0.2%～0.5%碘伏棉签擦拭，并保持干燥。有肉芽组织可用硝酸银烧灼局部。 (3)做好皮肤护理：体温稳定后每天沐浴1次并检查脐带、皮肤完整性及有无肛周脓肿等情况，每次大便后用温水清洗会阴及臀部，避免尿布性皮炎发生。衣服、尿布柔软、舒适，清洗时漂洗干净，以防皮肤擦伤或刺激皮肤。 4.合理喂养： (1)喂养：正常足月新生儿提倡早接触、早哺乳、母婴同室、按需哺乳。一般出生后半小时内即可哺乳，以刺激乳汁分泌。人工喂养者，奶具专用并严格消毒，奶汁流速以连续滴入为宜。奶量以喂奶后安静、不吐、无腹胀和理想的体重增长(15～30g/天，生理性体重下降期除外)为标准。 (2)测量体重：定时、定秤测量。每次测量前，均要调节磅秤零点，确保测得体重的精确度，为了解营养状况提供依据。 5.确保安全：避免让新生儿处于危险环境，如高空台面可触及的热源、电源及尖锐物品等，照顾者的指甲要短且钝。 6.预防接种： (1)卡介苗：正常新生儿出生后12～24小时接种，方法为将0.1 mL的卡介苗皮内注射于左三角肌下端偏外侧。 (2)乙肝疫苗：出生后24小时、1个月、6个月接种，方法为上臂三角肌肌内注射。 7.健康教育： (1)提倡母婴同室和母乳喂养，鼓励父亲参与日常护理，加强与孩子的情感交流。 (2)指导家长学习日常护理知识及技能，介绍喂养、保暖、皮肤护理、预防接种、添加辅食的原则等。
护理评价	1.新生儿哭声洪亮，无发绀，呼吸平稳。 2.新生儿体温维持正常。 3.新生儿脐部、皮肤无红肿。 4.新生儿家长掌握育儿保健知识。

【操作流程图】

护理评估	1.核对患儿床号、姓名、腕带。 2.评估患儿的月龄、意识、病情、配合程度等。

操作前准备	1.患儿准备：取合适体位。 2.环境准备：室温18~22 ℃，相对湿度55%~60%，安全、安静、光线适宜，关闭门窗。 3.护士准备：着装规范，洗手，戴口罩。 4.用物准备：毛巾、棉签、碘伏、卷尺、婴儿秤砣、卧式身长测量床、尿布、记录本、污物筐等。

操作步骤	1.核对患儿床号、姓名、腕带，向家属解释新生儿体格测量的方法。 2.测量体重： （1）检查婴儿秤的性能，刻度校零。 （2）将清洁尿布铺于婴儿秤上，将脱去适当衣物的病儿轻放于秤上。 （3）左手悬空，在患儿上方保护患儿。 （4）当秤的指针平稳时，准确读数（精确到g）。 3.测量身长： （1）将清洁布铺于测量床上。 （2）适当脱去患儿鞋、帽，使患儿平卧于测量床的中线。 （3）固定患儿头部，使头顶轻贴床顶板，双手自然放置于身体两侧，双脚并拢，测量者左手按住患儿双膝使腿伸直，右手推动滑板贴至双足底部。 （4）准确读数（精确到厘米,保留1位小数点）。 4.测量头围： （1）测量者坐或立于患儿右侧或前方。 （2）用左手拇指将软尺零点固定于患儿右侧齐眉弓上缘处，软尺从头部右侧经枕骨粗隆最突出处再经左眉弓回到零点。 （3）准确读数至0.1 cm。 5.测量胸围： （1）测量者坐或立于患儿右侧或前方。 （2）协助患儿脱去衣服，平卧，两臂下垂。 （3）以卷尺经患儿背侧两肩胛骨下角下缘绕至胸前两乳头连线的中点测量。 （4）于呼气末读数。 6.测量腹围 （1）解开患儿上衣露出腹部，松开腰带。 （2）用软尺从患儿腰背部平脐绕1周测量；婴儿则测量剑突与脐中点绕腹1周的长度;待呼气末读数。 （3）协助患儿穿衣，更换尿布，整理床单位。

操作后处理	1.整理用物。 2.洗手，记录

【实训测评】

新生儿体格测量实训测评

考核对象： 　　班级： 　　学号： 　　考核得分： 　　考核时间：

项目	考核内容	分值	扣分点	得分
仪表与素质	仪表端庄,服装整洁,不留长指甲,按医院要求着装。	5		
护理评估	1.核对患儿床号、姓名、腕带。	3		
	2.评估新生儿月龄、意识、病情、营养状况、配合程度。	4		
操作前准备	1.患者准备:取合适体位。	2		
	2.环境准备:室温 18～22℃,相对湿度 55%～60%,安全、安静、光线适宜,关闭门窗。	2		
	3.护士准备:着装规范,洗手,戴口罩。	2		
	4.用物准备:毛巾、棉签、碘伏、卷尺、婴儿秤、卧式身长测量床、尿布、记录本、污物筐等。	4		
操作步骤	1.核对患儿床号、姓名、腕带,向家属解释新生儿体格测量的方法。	5		
	2.测量体重: (1)检查婴儿秤的性能,刻度校零。 (2)将清洁尿布铺于婴儿秤上,将脱去适当衣物的病儿轻放于秤砣上。 (3)左手悬空,在患儿上方保护患儿。 (4)当秤砣的指针平稳时,准确读数(精确到 g)。	15		
	3.测量身长: (1)将清洁布铺于测量床上。 (2)适当脱去患儿鞋、帽,使患儿平卧于测量床的中线。 (3)固定患儿头部,使头顶轻贴床顶板,双手自然放置于身体两侧,双脚并拢,测量者左手按住患儿双膝使腿伸直,右手推动滑板贴至双足底部。 (4)准确读数(精确到厘米,保留 1 位小数点)。	10		

续表

项目	考核内容	分值	扣分点	得分
操作步骤	4.测量头围: (1)测量者坐或立于患儿右侧或前方。 (2)用左手拇指将软尺零点固定于患儿右侧齐眉弓上缘处,软尺从头部右侧经枕骨粗隆最突出处再经左眉弓回到零点。 (3)准确读数至 0.1 cm。 (3)做好皮肤护理:体温稳定后每天沐浴 1 次并检查脐带、皮肤完整性及有无肛周脓肿等情况,每次大便后用温水清洗会阴及臀部,避免尿布性皮炎发生。衣服、尿布柔软、舒适,清洗时漂洗干净,以防皮肤擦伤或刺激皮肤。	10		
	5.测量胸围: (1)测量者坐或立于患儿右侧或前方。 (2)协助患儿脱去衣服,平卧,两臂下垂。 (3)以卷尺经患儿背侧两肩胛骨下角下缘绕至胸前两乳头连线的中点测量。 (3)于呼气末读数。	10		
	6.测量腹围: (1)解开患者上衣露出腹部,松开腰带。 (2)用软尺从患儿腰背部平脐绕 1 周测量;婴儿则测量剑突与脐中点绕腹 1 周的长度;待呼气末读数。 (3)协助患儿穿衣,更换尿布,整理床单位。	10		
操作后处理	1.整理用物。	4		
	2.洗手,记录。	4		
综合评价	1.遵循查对制度,符合无菌技术原则。	3		
	2.态度严谨,动作轻柔、敏捷,关爱患儿,与家长沟通有效。	4		
	3.用物齐全,处置规范。	3		

【注意事项】

1.为婴儿实施体重称量过程中,需注意以下几点:

(1)每次过磅前应将磅秤调至零点,待平衡后方可使用。

(2)出生 1 个月后的婴儿称量单位为千克。

（3）若需每日称量体重,应在每日同一时间、用同一体重秤进行,一般在早晨空腹时称量。

（4）称量体重所得数值与前次数值差异较大时,要重新称量核对。

（5）不合作的患儿称量时,家长可将患儿抱起一同称量,称量后所得数值减去家长的体重和患儿的衣服重量。

（6）称量时注意保暖和安全。

2.为婴儿测量身长（高）过程中,需注意以下几点:

（1）测量者应站立于婴幼儿的一侧,读数时视线与滑测板处于同一水平。

（2）采用卧式身长测量床测量时,固定婴儿头部使之轻贴床顶板,注意无缝隙。

（3）不宜选用塑料尺测量。

3.为婴儿测量头围、胸围、腹围过程中,需注意以下几点:

（1）注意保暖,保护隐私,在安静状态下测量。

（2）测量时软尺贴紧皮肤,左右对称。

（3）有腹水的患儿需每日测量腹围;脑积水、急性脑水肿患儿需遵医嘱每日测量头围。

（4）指导患儿家长学会测量、读数和记录。

实训四十四　新生儿沐浴技术

【情境二】

新生儿出生后第 3 天,体温正常,呼吸平稳,皮肤色泽微黄,哭声响亮,腹软,四肢屈曲,二便正常,其他均无异常。护士根据护理计划进行新生儿沐浴。

【实训任务】

新生儿沐浴技术。

【护理程序】

新生儿沐浴的护理程序

护理程序	要点
护理评估	体温正常,呼吸平稳,皮肤色泽微黄,哭声响亮,腹软,二便正常,各项生理指标均无异常。

续表

护理程序	要点
护理诊断	1.**有窒息的危险**:与易呕吐、溢乳吸入及体位不当有关。 2.**体温调节无效**:与体温调节中枢功能不完善、环境温度多变有关。 3.**有感染的危险**:与新生儿免疫功能不足及皮肤黏膜屏障功能差有关。
护理目标	1.住院期间新生儿生命体征正常。 2.新生儿住院期间不发生感染。 3.不发生红臀、尿布疹。
护理措施	1.保持呼吸道通畅:取侧卧位或平卧位时头偏向一侧,避免溢乳或呕吐物误吸呼吸道。 2.维持体温稳定:室温维持在 22～24 ℃,相对湿度 55%～65%。注意新生儿保暖,定时测体温,维持新生儿体温在 36～37 ℃。 3.预防感染:房间保持空气流通、新鲜。严格执行消毒隔离制度,护理新生儿前后均应洗手,物品定期消毒。 (1)每天用酒精棉签擦拭脐带残端和脐窝处,防止被尿液污染,观察脐周有无红肿、渗血和渗液。 (2)皮肤护理:正常新生儿出生 24 小时后即可沐浴,清洗后皮肤皱褶处如颈部、腋窝、腹股沟处可抹少许痱子粉,以保持皮肤干燥;及时更换尿布,大便后用温水清洗臀部,并涂抹护肤油,防止红臀和尿布疹的发生。 4.健康教育:指导家长学习日常护理知识及技能,如新生儿沐浴、抚触、脐带护理等。
护理评价	1.新生儿各项生命体征正常。 2.新生儿住院期间没有发生感染。 3.没有发生红臀、尿布疹。

【操作流程图】

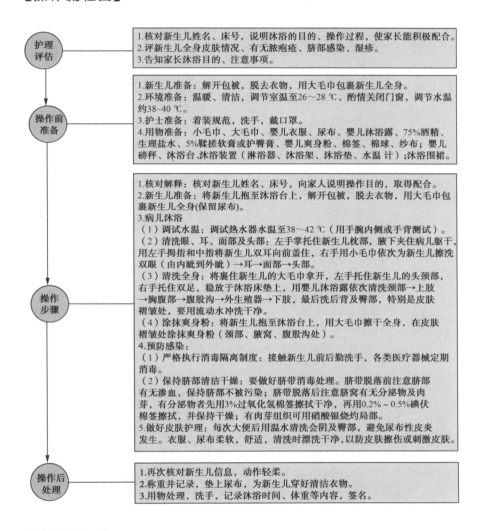

| 护理评估 | 1.核对新生儿姓名、床号，说明沐浴的目的、操作过程，使家长能积极配合。
2.评新生儿全身皮肤情况、有无脓疱疮、脐部感染、湿疹。
3.告知家长沐浴目的、注意事项。 |

| 操作前准备 | 1.新生儿准备：解开包被，脱去衣物，用大毛巾包裹新生儿全身。
2.环境准备：温暖、清洁，调节室温至26～28 ℃，酌情关闭门窗，调节水温约38~40 ℃。
3.护士准备：着装规范，洗手，戴口罩。
4.用物准备：小毛巾、大毛巾、婴儿衣服、尿布、婴儿沐浴露、75%酒精、生理盐水、5%鞣酸软膏或护臀膏、婴儿爽身粉、棉签、棉球、纱布；婴儿磅秤、沐浴台、沐浴装置（淋浴器、沐浴架、沐浴垫、水温计）;沐浴围裙。 |

| 操作步骤 | 1.核对解释：核对新生儿姓名、床号，向家人说明操作目的，取得配合。
2.新生儿准备：将新生儿抱至沐浴台上，解开包被，脱去衣物，用大毛巾包裹新生儿全身(保留尿布)。
3.病儿沐浴
（1）调试水温：调试热水器水温至38～42 ℃（用手腕内侧或手背测试）。
（2）清洗眼、耳、面部及头部：左手掌托住新生儿枕部，腋下夹住病儿躯干，用左手拇指和中指将新生儿双耳向前盖住，右手用小毛巾依次为新生儿擦洗双眼（由内眦到外眦）→耳→面部→头部。
（3）清洗全身：将裹住新生儿的大毛巾拿开，左手托住新生儿的头颈部，右手托住双足，稳放于沐浴床垫上，用婴儿沐浴露依次清洗颈部→上肢→胸腹部→腹股沟→外生殖器→下肢，最后洗后背及臀部，特别是皮肤褶皱处，要用流动水冲洗干净。
（4）涂抹爽身粉：将新生儿抱至沐浴台上，用大毛巾擦干全身，在皮肤褶皱处涂抹爽身粉（颈部、腋窝、腹股沟处）。
4.预防感染：
（1）严格执行消毒隔离制度：接触新生儿前后勤洗手，各类医疗器械定期消毒。
（2）保持脐部清洁干燥：要做好脐带消毒处理。脐带脱落前注意脐部有无渗血，保持脐部不被污染；脐带脱落后注意脐窝有无分泌物及肉芽，有分泌物者先用3%过氧化氢棉签擦拭干净，再用0.2%～0.5%碘伏棉签擦拭，并保持干燥；有肉芽组织可用硝酸银烧灼局部。
5.做好皮肤护理：每次大便后用温水清洗会阴及臀部，避免尿布性皮炎发生。衣服、尿布柔软，舒适，清洗时漂洗干净，以防皮肤擦伤或刺激皮肤。 |

| 操作后处理 | 1.再次核对新生儿信息，动作轻柔。
2.称重并记录，垫上尿布，为新生儿穿好清洁衣物。
3.用物处理，洗手，记录沐浴时间、体重等内容，签名。 |

【实训测评】

新生儿沐浴的实训测评

考核对象：　　　　班级：　　　　学号：　　　　考核得分：　　　　考核时间：

项目	考核内容	分值	扣分点	得分
仪表与素质	仪表端庄,服装整洁,不留长指甲,按医院要求着装。	5		

续表

项目	考核内容	分值	扣分点	得分
护理评估	1.核对新生儿姓名、床号,说明沐浴的目的、操作过程,使家长能积极配合。	3		
	2.评估新生儿全身皮肤情况、有无脓疱疮、脐部感染、湿疹。	4		
	3.告知家长沐浴目的、注意事项。	3		
操作前准备	1.新生儿准备:解开包被,脱去衣物,用大毛巾包裹新生儿全身。	2		
	2.环境准备:温暖、清洁,调节室温至 26～28 ℃,酌情关闭门窗,调节水温为 38～40 ℃。	2		
	3.护士准备:着装规范,洗手,戴口罩。	2		
	4.用物准备:小毛巾、大毛巾、新生儿衣服、尿布、婴儿沐浴露、75%酒精、生理盐水、5%鞣酸软膏或护臀膏、婴儿爽身粉;棉签、棉球、纱布、婴儿磅秤、沐浴台、沐浴装置(淋浴器、沐浴架、沐浴垫、水温计);沐浴围裙。	4		
操作步骤	1.核对解释:核对新生儿姓名、床号,向家长说明操作目的,取得配合。	2		
	2.新生儿准备:将新生儿抱至沐浴台上,解开包被,脱去衣物,用大毛巾包裹新生儿全身(保留尿布)。	5		
	3.新生儿沐浴 (1)调试水温:调试热水器水温至 38～42 ℃(用手腕内侧或手背测试)。 (2)清洗眼、耳、面部及头部:左手掌托住新生儿枕部,腋下夹住新生儿躯干,用左手拇指和中指将新生儿双耳向前盖住,右手用小毛巾依次为新生儿擦洗双眼(由内眦到外眦)→耳→面部→头部。 (3)清洗全身:将裹住新生儿的大毛巾拿开,左手托住新生儿的头颈部,右手托住双足,稳放于沐浴床垫上,用婴儿沐浴露依次清洗颈部→腋下→上肢→胸腹部→腹股沟→外生殖器→下肢,最后洗后背及臀部,特别是皮肤皱褶处,要用流动水冲洗干净。 (4)涂抹爽身粉:将新生儿抱至沐浴台上,用大毛巾擦干全身,在皮肤褶皱处涂抹爽身粉(颈部、腋窝、腹股沟处)。	40		

续表

项目	考核内容	分值	扣分点	得分
操作步骤	4.预防感染： (1)严格执行消毒隔离制度：接触新生儿前后勤洗手,各类医疗器械定期消毒。 (2)保持脐部清洁干燥：要做好脐带消毒处理。脐带脱落前注意脐部有无渗血,保持脐部不被污染；脐带脱落后注意脐窝有无分泌物及肉芽,有分泌物者先用3%过氧化氢棉签擦拭干净,再用0.2%～0.5%碘伏棉签擦拭,并保持干燥；有肉芽组织可用硝酸银烧灼局部。	5		
	5.做好皮肤护理：每次大便后用温水清洗会阴及臀部,避免尿布性皮炎发生。衣服、尿布柔软、舒适,清洗时漂洗干净,以防皮肤擦伤或刺激皮肤。	3		
操作后处理	1.再次核对新生儿信息,动作轻柔。	3		
	2.称重并记录,垫上尿布,为新生儿穿好清洁衣物。	4		
	3.用物处理,洗手,记录沐浴时间、体重等内容,签名。	3		
综合评价	1.遵循查对制度,符合无菌技术原则。	4		
	2.态度严谨,动作轻柔、敏捷,关爱新生儿,与家长沟通有效。	4		
	3.用物齐全,处置规范。	2		

【注意事项】

1.沐浴时间一般为吃奶前后 1 小时以上。

2.室温一般选择在 26～28 ℃,水温在 38～42 ℃。

3.沐浴过程中要观察宝宝的面色、反应,动作要敏捷而轻柔。

4.沐浴的顺序:擦洗双眼(由内眦到外眦)→耳→面部→头部→颈部→腋下→上肢→胸腹部→腹股沟→外生殖器→下肢→背部→臀部,注意皮肤褶皱处的清洗。

5.注意特殊部位的清洗,包括颈部、腋下、腹股沟、生殖部位等,因为这些部位可能覆盖的胎脂较多,但也不能刻意去搓揉,因为胎脂是保护皮肤的。

6.脐部护理:75%乙醇由脐根部环形向外消毒。

实训四十五　新生儿抚触技术

【情境三】

新生儿出生后第 3 天,体温正常,呼吸平稳,皮肤色泽微黄,哭声响亮,腹软,四肢屈曲,二便正常,其他均无异常。护士根据护理计划进行新生儿抚触。

【实训任务】

新生儿抚触技术。

【护理程序】

新生儿抚触护理程序

护理程序	要点
护理评估	体温正常,呼吸平稳,皮肤色泽微黄,哭声响亮,腹软,二便正常,各项生理指标均无异常。
护理诊断	1.**营养失调**:与消化功能不良有关。 2.**有感染的危险**:与新生儿免疫功能不足及皮肤黏膜屏障功能差有关。 3.**知识缺乏**:新生儿家长缺乏育儿保健知识。
护理目标	1.住院期间新生儿生命体征正常。 2.新生儿住院期间不发生感染。 3.教会年轻父母对新生儿进行皮肤按摩。
护理措施	1.保持呼吸道通畅:取侧卧位或平卧位时头偏向一侧,避免溢乳或呕吐物误吸呼吸道。 2.维持体温稳定:室温维持在 22~24 ℃,相对湿度 55%~65%。注意新生儿保暖,定时测体温,维持新生儿体温稳定在 36~37 ℃。 3.预防感染:房间保持空气新鲜;严格执行消毒隔离制度,护理新生儿前后均应洗手,物品定期消毒;注意做好脐带和皮肤护理,防止脐部感染和皮肤破损。 4.促进婴儿神经系统发育:新生儿出生 24 小时后即可实施新生儿抚触技术,以促进其生长及智力发育。 5.健康教育:家长掌握并能正确为新生儿实施沐浴、抚触、脐带护理等。
护理评价	1.新生儿生长发育良好。 2.新生儿没有发生感染。 3.家长掌握抚触技术并增加了亲子感情。

【操作流程图】

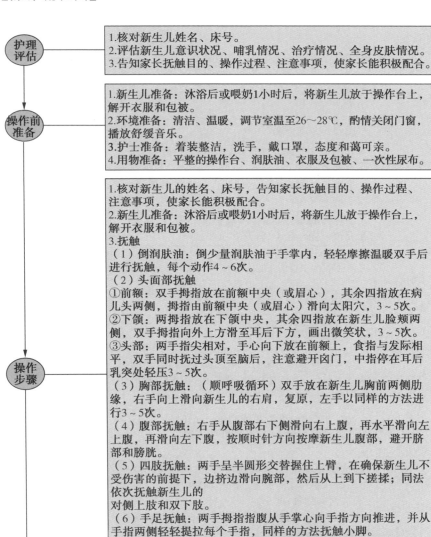

护理
评估

1.核对新生儿姓名、床号。
2.评估新生儿意识状况、哺乳情况、治疗情况、全身皮肤情况。
3.告知家长抚触目的、操作过程、注意事项，使家长能积极配合。

操作前
准备

1.新生儿准备：沐浴后或喂奶1小时后，将新生儿放于操作台上，解开衣服和包被。
2.环境准备：清洁、温暖，调节室温至26～28℃，酌情关闭门窗，播放舒缓音乐。
3.护士准备：着装整洁，洗手，戴口罩，态度和蔼可亲。
4.用物准备：平整的操作台、润肤油、衣服及包被、一次性尿布。

操作
步骤

1.核对新生儿的姓名、床号，告知家长抚触目的、操作过程、注意事项，使家长能积极配合。
2.新生儿准备：沐浴后或喂奶1小时后，将新生儿放于操作台上，解开衣服和包被。
3.抚触
（1）倒润肤油：倒少量润肤油于手掌内，轻轻摩擦温暖双手后进行抚触，每个动作4～6次。
（2）头面部抚触
①前额：双手拇指放在前额中央（或眉心），其余四指放在病儿头两侧，拇指由前额中央（或眉心）滑向太阳穴，3～5次。
②下颌：两拇指放在下颌中央，其余四指放在新生儿脸颊两侧，双手拇指向外上方滑至耳后下方，画出微笑状，3～5次。
③头部：两手指尖相对，手心向下放在前额上，食指与发际相平，双手同时抚过头顶至脑后，注意避开囟门，中指停在耳后乳突处轻压3～5次。
（3）胸部抚触：（顺呼吸循环）双手放在新生儿胸前两侧肋缘，右手向上滑向新生儿的右肩，复原，左手以同样的方法进行3～5次。
（4）腹部抚触：右手从腹部右下侧滑向右上腹，再水平滑向左上腹，再滑向左下腹，按顺时针方向按摩新生儿腹部，避开脐部和膀胱。
（5）四肢抚触：两手呈半圆形交替握住上臂，在确保新生儿不受伤害的前提下，边挤边滑向腕部，然后从上到下搓揉；同法依次抚触新生儿的
对侧上肢和双下肢。
（6）手足抚触：两手拇指指腹从手掌心向手指方向推进，并从手指两侧轻轻提拉每个手指，同样的方法抚触小脚。
（7）背部抚触：取俯卧位，舒缓背部肌肉，双手平放背部从颈部向下按摩，然后用手尖轻轻按摩脊柱两边的肌肉，再次从颈部向底部迂回运动。

操作后
处理

1.再次核对新生儿信息，动作轻柔。
2.称重并记录，垫上尿布，为新生儿穿好清洁衣物。
3.用物处理，洗手，记录抚触时间、体重等内容，签名。

【实训测评】

新生儿抚触实训测评

考核对象：　　　　班级：　　　　学号：　　　　考核得分：　　　　考核时间：

项目	考核内容	分值	扣分点	得分
仪表与素质	仪表端庄,服装整洁,不留长指甲,按医院要求着装。	5		
护理评估	1.核对新生儿姓名、床号。	3		
	2.评估新生儿意识状况、哺乳情况、治疗情况、全身皮肤情况。	4		
	3.告知家长抚触目的、操作过程、注意事项,使家长能积极配合。	3		
操作前准备	1.新生儿准备:沐浴后或喂奶1小时后,将新生儿放于操作台上,解开衣服和包被。	2		
	2.环境准备:清洁、温暖,调节室温至26～28 ℃,酌情关闭门窗,播放舒缓音乐。	2		
	3.护士准备:着装整洁,洗手,戴口罩,态度和蔼可亲。	2		
	4.用物准备:平整的操作台、润肤油、衣服及包被、一次性尿布。	4		
操作步骤	1.核对解释:核对新生儿的姓名、床号,告知家长抚触目的、操作过程、注意事项,使家长能积极配合。	5		
	2.新生儿准备:沐浴后或喂奶1小时后,将新生儿放于操作台上,解开衣服和包被。	5		
	3.抚触: (1)倒润肤油:倒少量润肤油于手掌内,轻轻摩擦温暖双手后进行抚触,每个动作4～6次。 (2)头面部抚触: ①前额:双手拇指放在前额中央(或眉心),其余四指放在新生儿头两侧,拇指由前额中央(或眉心)滑向太阳穴,3～5次。 ②下颌:两拇指放在下颌中央,其余四指放在病儿脸颊两侧,双手拇指向外上方滑耳后下方,画出微笑状,3～5次。 ③头部:两手指尖相对,手心向下放在前额上,食指与发际相平,双手同时抚过头顶至脑后,注意避开囟门,中指停在耳后乳突处轻压3～5次。			

续表

项目	考核内容	分值	扣分点	得分
操作步骤	（3）胸部抚触：（顺呼吸循环）双手放在新生儿胸前两侧肋缘，右手向上滑向新生儿的右肩，复原，左手以同样的方法进行 3～5 次。 （4）腹部抚触：右手从腹部右下侧滑向右上腹，再水平滑向左上腹，再滑向左下腹，按顺时针方向按摩新生儿腹部，避开脐部和膀胱。 （5）四肢抚触：两手呈半圆形交替握住上臂，在确保新生儿不受伤害的前提下，边挤边滑向腕部，然后从上到下搓揉；同法依次抚触新生儿的对侧上肢和双下肢。 （6）手足抚触：两手拇指指腹从手掌心向手指方向推进，并从手指两侧轻轻提拉每个手指，同样的方法抚触小脚。 （7）背部抚触：取俯卧位，舒缓背部肌肉，双手平放背部从颈部向下按摩，然后用手尖轻轻按摩脊柱两边的肌肉，再次从颈部向底部迂回运动。	45		
操作后处理	1.再次核对新生儿信息，动作轻柔。	3		
	2.称重并记录，垫上尿布，为新生儿穿好清洁衣物。	4		
	3.用物处理，洗手，记录抚触时间、体重等内容，签名。	3		
综合评价	1.遵循查对制度，符合无菌技术原则。	4		
	2.态度严谨，动作轻柔、敏捷，关爱新生儿，与家长沟通有效。	4		
	3.用物齐全，处置规范。	2		

【注意事项】

1.抚触者抚触前需先洗干净双手，在手掌中倒适量润肤油并将手搓热。抚触手法开始应轻柔，逐渐稍加压力；注意保暖，减少暴露，防止受凉。

2.抚触者在抚触过程中要面带微笑，多与婴儿进行语言、目光的交流，使婴儿有愉悦的感受。

3.抚触时注意避开婴儿的乳腺及脐部。抚触过程中要密切观察婴儿反应，若出现哭闹、肌张力提高、肤色发生变化应暂停。

4.每次抚触不一定要做整套动作，可以根据婴儿的情况选择进行各部位的抚触,如在更换尿布后抚触患儿的臀部和背部,在沐浴后抚触全身等。

5.腹部"I-Love-U"抚触方法的具体步骤

以顺时针方向,用右手在婴儿的左腹从上往下写一个"I",再依操作者方向由左至右画一个倒写的"L"最后从左至右画一个倒写的"U",注意避开脐部和膀胱。

❖知识拓展

已经形成系统的三种新生儿抚触

名 称	改 良 内 容
国际标准法(COT)	婴儿全身裸露,室温 28~30 ℃,在安静、舒适、温馨的情况下按操作标准顺序从头面部、胸部、腹部、四肢、手足、背部抚触,力量由轻到重,并揉搓大肌肉群。
国内改良简易法(MDST)	在 COT 的基础上对婴儿头部、腹部、背部、手腕与踝部进行改良按摩。
国内改良简易加经络按摩法(MDSTAC)	在 COT 的基础上增加了中医经络中的脾经和肾经的按摩。

第二节 早产儿的护理实训

☞学习目标

1.能够对早产儿进行评估。

2.能够理解早产儿外观特点及生理特点。

3.能够根据评估为早产儿制定相应的护理措施。

4.能够规范地进行新生儿复苏技术、温箱使用和光照疗法的操作。

5.能够对早产儿家长进行有效育儿保健知识的宣传。

早产儿又称未成熟儿,指凡胎龄未满 37 周(小于 259 天)的活产婴儿,不论其出生体重高低,均称为早产儿。从出生体重而言,早产儿也有早于胎龄、适于胎龄及大于胎龄之分,但由于未足月,故均按未成熟儿对待。

【教学案例】

患儿,女,出生 10 分钟,全身青紫,哭声不畅,于某日 10:50 入院,患儿系

G1P1 孕 32＋1 周,因胎膜早破行剖宫产娩出,体重 1 600 g,Apgar 评分:1 分钟
2 分,经新生儿复苏术后 5 分钟评分 7 分。

入院查体:体温不升,P 137 次/分,R 66 次/分,反应差,哭声不畅,前囟平
软,唇周微绀,面色及四肢发绀,两肺呼吸音粗,无三凹征,未闻及干湿性啰音,
脐部干洁无渗血,双下肢无硬肿,水肿,神经系统反射征:握持反射(±),余原始
反射未引出。

入院诊断:(1)新生儿重度窒息。

(2)早产儿。

(3)低体重儿。

实训四十六　新生儿暖箱的使用

【情境一】

患者出生 10 分钟,因胎膜早破行剖宫产娩出,体重 1 600 g,1 分钟 Apgar
评分 2 分,经新生儿复苏术后 5 分钟 Apgar 评分 7 分。

入院查体:体温不升,HR 137 次/分,R 66 次/分,反应差,哭声不畅,前囟
平软,唇周微绀,面色及四肢发绀,两肺呼吸音粗,无三凹征,未闻及干湿性啰
音,脐部干洁无渗血,双下肢无硬肿,水肿,神经系统反射征:握持反射(±),其
余原始反射未引出。

【实训任务】

新生儿暖箱的使用。

【护理程序】

新生儿暖箱使用的护理程序

护理程序	要点
护理评估	1.**健康状况**:32＋1 周,剖宫产娩出,出生后重度窒息,Apgar 评分 1 分钟为 2 分,经新生儿复苏术后 5 分钟评分 7 分。 2.**身体状况**:早产儿外貌,神智清,反应欠佳,新生儿体温不升,P 137 次/分,R 66 次/分,体重 1 600 g,反应差,哭声不畅,前囟平软,唇周微绀,面色及四肢发绀,两肺呼吸音粗,无三凹征,未闻及干湿性啰音,脐部干洁无渗血,双下肢无硬肿,水肿,神经系统反射征:握持反射(±),余原始反射未引出。 3.**心理及社会状况**:患儿父母焦虑,不理解暖箱的使用。

续表

护理程序	要点
护理诊断	1.**体温过低**:与体温调节功能差有关。 2.**自主呼吸障碍**:与呼吸中枢不成熟、肺发育不良、呼吸肌无力有关。 3.**营养失调(低于机体需要量)**:与吸吮、吞咽、消化功能差有关。 4.**有感染的危险**:与免疫功能不足及皮肤黏膜屏障功能差有关。 5.**父母焦虑**:与患儿的高危状态和缺乏相关知识有关。
护理目标	1.患儿体温恢复和保持正常体温。 2.患儿体重合理增长,无喂养不耐受发生。 3.患儿呼吸平稳。 4.患儿住院期间不发生感染。 5.经过健康教育使父母减轻焦虑。
护理措施	1.维持体温恒定: (1)维持室温 24～26 ℃,湿度 55%～65%。 (2)将患儿置于暖箱中,根据胎龄与体重选择合适的温度。 (3)加强体温监测。 (4)将灯光调暗或用布遮盖暖箱,保持室内安静,操作集中进行,尽量减少操作时间,避免对患儿的过度刺激。 2.合理喂养: (1)尽早开奶,防止低血糖。 (2)提倡母乳喂养,无法母乳喂养者以早产儿配方奶喂养为宜。 (3)喂乳量根据患儿的耐受能力而定。 (4)吸吮能力差和吞咽不协调者可用间歇鼻饲喂养、持续鼻饲喂养,能量不足者给予静脉高营养。 (5)详细记录出入量,监测体重变化,调整喂养方案。 (6)喂乳前可给予非营养性吸吮 3～5 分钟。 3.维持有效呼吸:保持呼吸道通畅,早产儿仰卧时,肩下可放置小的软枕,避免颈部弯曲、呼吸道梗阻。发绀时,应查明原因并给予吸氧,吸入氧浓度以维持动脉血氧分压 50～80 mmHg(6.7～10.7 kPa)。缺氧症状改善后,立即停用,防止氧疗并发症。呼吸暂停时,先予足底刺激、背部按摩,促进其有效呼吸。合理用氧,必要时给予持续气道正压通气系统(CPAP)辅助呼吸。 4.密切观察病情:应用监护仪检测体温、脉搏、呼吸等生命体征,还应观察患儿的进食、精神反应、哭声、反射、面色及皮肤颜色、肢体末梢温度等。若早产儿摄入量不足,或疾病影响需要药物治疗或补液时,要加强用药和补液管理。 5.预防感染:严格执行消毒隔离制度,工作人员相对固定,严格控制入室人数,室内物品和医疗器械定期更换消毒,每次接触早产儿前后均要洗手,防止医源性感染,做好脐带和臀部护理。 6.健康教育:向家属讲解早产儿的特点以及常规护理知识;提供隔离措施,鼓励父母探望、参与婴儿护理活动;指导父母如何喂养、沐浴、预防接种、门诊随访等,使之得到良好的信息支持,增强照顾患儿的信心。

续表

护理程序	要点
护理评价	1.新生儿体温维持正常。 2.体温稳步增长，未发生喂养不耐受。 3.呼吸平稳，氧饱和度在正常范围内。 4.未出现感染。 5.家长情绪稳定。

【操作流程图】

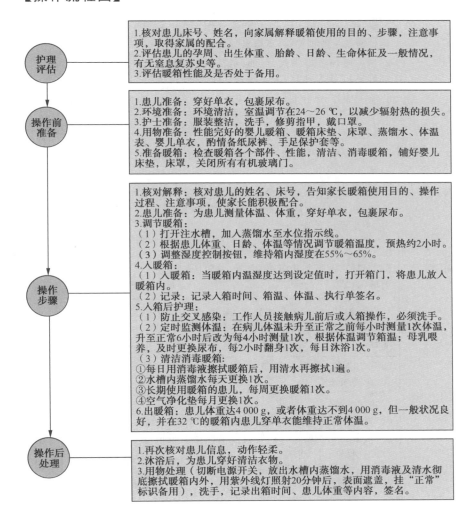

护理评估

1.核对患儿床号、姓名，向家属解释暖箱使用的目的、步骤，注意事项，取得家属的配合。
2.评估患儿的孕周、出生体重、胎龄、日龄、生命体征及一般情况，有无窒息复苏史等。
3.评估暖箱性能及是否处于备用。

操作前准备

1.患儿准备：穿好单衣，包裹尿布。
2.环境准备：环境清洁，室温调节在24～26 ℃，以减少辐射热的损失。
3.护士准备：服装整洁，洗手，修剪指甲，戴口罩。
4.用物准备：性能完好的婴儿暖箱、暖箱床垫、床罩、蒸馏水、体温表、婴儿单衣，酌情备纸尿裤、手足保护套等。
5.准备暖箱：检查暖箱各个部件、性能，清洁、消毒暖箱，铺好婴儿床垫，床罩，关闭所有机玻璃门。

操作步骤

1.核对解释：核对患儿的姓名、床号，告知家长暖箱使用目的、操作过程、注意事项，使家长能积极配合。
2.患儿准备：为患儿测量体温、体重，穿好单衣，包裹尿布。
3.调节暖箱：
（1）打开注水槽，加入蒸馏水至水位指示线。
（2）根据患儿体重、日龄、体温等情况调节暖箱温度，预热约2小时。
（3）调整湿度控制按钮，维持箱内湿度在55%～65%。
4.入暖箱：
（1）入暖箱：当暖箱内温湿度达到设定值时，打开箱门，将患儿放入暖箱内。
（2）记录：记录入箱时间、箱温、体温、执行单签名。
5.入箱后护理：
（1）防止交叉感染：工作人员接触病儿前后或入箱操作，必须洗手。
（2）定时监测体温：在病儿体温未升至正常之前每小时测量1次体温，升至正常6小时后改为每4小时测量1次，根据体温调节箱温；母乳喂养，及时更换尿布，每2小时翻身1次，每日沐浴1次。
（3）清洁消毒暖箱：
①每日用消毒液擦拭暖箱后，用清水再擦拭1遍。
②水槽内蒸馏水每天更换1次。
③长期使用暖箱的患儿，每周更换暖箱1次。
④空气净化垫每月更换1次。
6.出暖箱：患儿体重达4 000 g，或者体重达不到4 000 g，但一般状况良好，并在32 ℃的暖箱内患儿穿单衣能维持正常体温。

操作后处理

1.再次核对患儿信息，动作轻柔。
2.沐浴后，为患儿穿好清洁衣物。
3.用物处理（切断电源开关，放出水槽内蒸馏水，用消毒液及清水彻底擦拭暖箱内外，用紫外线灯照射20分钟后，表面遮盖，挂"正常"标识备用），洗手，记录出箱时间、患儿体重等内容，签名。

【实训测评】

新生儿暖箱使用的实训测评

考核对象： 班级： 学号： 考核得分： 考核时间：

项目	考核内容	分值	扣分点	得分
仪表与素质	仪表端庄,服装整洁,不留长指甲,按医院要求着装。	5		
护理评估	1.核对患儿床号、姓名,向家属解释暖箱使用的目的、步骤,注意事项,取得家属的配合。	3		
	2.评估患儿的孕周、出生体重、胎龄、日龄、生命体征及一般情况,有无窒息复苏史等。	4		
	3.检查暖箱各个部件、性能,清洁、消毒暖箱,铺好婴儿床垫、床罩,关闭所有有机玻璃门。	3		
操作前准备	1.患儿准备:穿好单衣,包裹尿布。	2		
	2.环境准备:环境清洁,室温调节在24～26℃,以减少辐射热的损失。	2		
	3.护士准备:服装整洁,洗手,修剪指甲,戴口罩。	2		
	4.用物准备:性能完好的婴儿暖箱、暖箱床垫、床罩、蒸馏水、体温表、婴儿单衣,酌情备纸尿裤、手足保护套等。	4		
	5.准备暖箱:检查暖箱各个部件、性能,清洁、消毒暖箱,铺好婴儿床垫、床罩,关闭所有有机玻璃门。	5		
操作步骤	1.核对解释:核对患儿的姓名、床号,告知家长抚触目的、操作过程、注意事项,使家长能积极配合。	5		
	2.患儿准备:为患儿测量体温、体重,穿好单衣,包裹尿布。	3		
	3.调节暖箱: (1)打开注水槽,加入蒸馏水至水位指示线。 (2)根据患儿体重、日龄、体温等情况调节暖箱温度,预热约2小时。 (3)调整湿度控制按钮,维持箱内湿度在55%～65%。	5		

续表

项目	考核内容	分值	扣分点	得分
操作步骤	4.入暖箱： (1)入暖箱：当暖箱内温湿度达到设定值时,打开箱门,将患儿放入暖箱内。 (2)记录：记录入箱时间、箱温、体温、执行单签名。	5		
	5.入箱后护理： (1)防止交叉感染：工作人员接触患儿前后或入箱操作,必须洗手。 (2)定时监测体温：在患儿体温未升至正常之前每小时测量1次体温,升至正常6小时后改为每4小时测量1次,根据体温调节箱温;母乳喂养,及时更换尿布,每2小时翻身1次,每日沐浴1次。 (3)清洁消毒暖箱： ①每日用消毒液擦拭暖箱后,用清水再擦拭1遍。 ②水槽内蒸馏水每天更换1次。 ③长期使用暖箱的患儿,每周更换暖箱1次。 ④空气净化垫每月更换1次。	30		
	6.出暖箱：患儿体重达4 000 g,或者体重达不到4 000 g,但一般状况良好,并在32 ℃的暖箱内患儿穿单衣能维持正常体温。	5		
操作后处理	1.再次核对患儿信息,动作轻柔。	3		
	2.沐浴后,为患儿穿好清洁衣物,抱出暖箱。	4		
	3.用物处理,洗手,记录出箱时间、患儿体重等内容,签名。	3		
综合评价	1.遵循查对制度,符合无菌技术原则。	3		
	2.态度严谨,动作轻柔、敏捷,关爱患儿,与家长沟通有效。	2		
	3.用物齐全,处置规范。	2		

【注意事项】

1.掌握暖箱性能,严格执行操作规程,定期检查有无故障,保证暖箱使用安全。

2.随时观察使用效果,如果暖箱发出报警信号,应及时查找原因,妥善处理。

3.开关箱门动作轻柔,防止打扰患儿,严禁将患儿四肢及液体夹与箱门内,箱内透风口严禁覆盖,以免造成不良后果。严禁骤然提高或降低箱温。

4.接触患儿前后,必须洗手,防止交叉感染。

5.保持暖箱内外的清洁,如遇奶渍、液体等污染应随时将污迹擦去。

6.正确操作:

(1)暖箱使用前应先用消毒剂里外彻底擦洗,再用紫外线消毒。

(2)先将暖箱的温度和湿度调节至患儿所需要的温湿度。

(3)监测患儿的体温,在患儿体温未升至正常之前每小时测量1次体温,升至正常6小时后改为每4小时测量1次。

实训四十八　光照疗法

【情境二】

患儿出生后第2天,T 36.3℃,P 135次/分,R 45次/分,颜面皮肤、巩膜出现黄染,逐渐加重,蔓延至躯干及四肢。哭声低,反应差,全身皮肤黄染严重;双肺呼吸音粗,未闻及干湿啰音,心脏听诊无异常;腹软、略胀气,经皮黄疸指数246 μmol/L。

【实训任务】

光照疗法。

【护理程序】

光照疗法的护理程序

护理程序	要点
护理评估	1.**健康状况**:32+1周,剖宫产娩出,出生后重度窒息,Apgar评分1分钟为2分。经新生儿复苏术后5分钟评分7分。 2.**身体状况**:早产儿外貌,哭声低,反应差,全身黄染严重,腹软、略胀气,心肺(一)。 3.**心理及社会状况**:患儿父母缺乏光照疗法的相关知识,焦虑和不安。
护理诊断	1.**潜在并发症**:胆红素脑病。 2.**知识缺乏(家长)**:缺乏黄疸护理相关知识。
护理目标	1.患儿胆红素脑病的早期征象得到及时发现、及时处理。 2.患儿出院后,家长能根据黄疸的产生的原因对患儿进行正确的护理。

续表

护理程序	要点
护理措施	1. 密切观察病情:注意皮肤黏膜、巩膜的色泽,根据患儿皮肤黄染的部位和范围,估计血清胆红素的近似值,评价进展情况;注意神经系统的表现,如患儿出现拒食、嗜睡、肌张力减弱等胆红素脑病的早期表现,立即通知医师,做好抢救准备;观察大小便次数、量及性质,如存在胎粪延迟排出,应予灌肠处理,促进粪便及胆红素排出。 2. 喂养:黄疸期间常表现为吸吮无力、食欲缺乏,应耐心喂养,按需调整喂养方式,如少量多次、间歇喂养等,保证奶量摄入。 3. 针对病因的护理,预防核黄疸的发生实施光照疗法和换血疗法。 4. 遵医嘱给予白蛋白和酶诱导剂;纠正酸中毒,以利于胆红素和白蛋白的结合,减少胆红素脑病的发生。 5. 合理安排补液计划,根据不同补液内容调节相应的速度,切忌快速输入高渗性药物,以免血-脑脊液屏障暂时开放,使已与白蛋白联结的胆红素也进入脑组织。 6. 健康教育:使家长了解病情及相关护理知识,取得家长的配合;若黄疸严重,患儿一般情况差,可应考虑暂停母乳喂养,黄疸消退后再恢复母乳喂养。若为母乳性黄疸,可继续母乳喂养,如吃母乳后仍出现黄疸,则适当减少母乳喂养次数,逐步过渡到正常母乳喂养。若为红细胞 6-磷酸葡萄糖脱氢酶(G6PD)缺陷者,应忌食蚕豆及其制品,患儿衣物保管时勿放樟脑丸,并注意药物的选用,以免诱发溶血。发生胆红素脑病者,需注意后遗症的出现,给予康复治疗和护理。
护理评价	患儿黄疸消退;患儿家长可以给予患儿正确的护理。

211

【操作流程图】

护理评估	1.评估患儿的意识状态、日龄、体重、黄疸的程度及范围、胆红素检查结果、生命体征等。 2.向家属解释光照疗法的目的、操作步骤、注意事项，取得家属的配合。 3.检查光疗箱各个部件、性能，清洁、消毒光疗箱（特别是注意清除灯管及反射板上的灰尘），加蒸馏水至水位指示线，预热箱温至32～34℃，湿度达55%～65%。
操作前准备	1.患儿准备：沐浴，剪短指甲；全身裸露，用尿布遮盖会阴部，特别要保护男婴生殖器，佩戴遮光眼罩。 2.环境准备：环境清洁，室温调节在24～26℃。 3.护士准备：服装整洁，洗手，修剪指甲，戴口罩。 4.用物准备：性能完好的光疗箱、遮光眼罩、尿布一块，护士所戴眼镜，酌情准备奶瓶等。 5.准备光疗箱：检查暖箱各个部件、性能，清洁、消毒光疗箱（特别是注意清除灯管及反射板上的灰尘），加蒸馏水至水位指示线，预热箱温至32～34℃，湿度达55%～65%。
操作步骤	1.核对患儿姓名，床号，告知家长光疗目的、操作过程、注意事项，使家长能积极配合。 2.入箱前准备： （1）清洁光疗箱，水箱内加蒸馏水至2/3满，接通电源使箱温升至患儿适中温度，相对湿度达55%～65%。 （2）为患儿测量体重、体温。 （3）全身裸露，用尿布遮盖会阴部，特别要保护男婴生殖器，佩戴遮光眼罩。 3.入光疗箱： （1）入光疗箱：将患儿置于已预热好的光疗箱中，关好边门；灯管与皮肤距离为33～50 cm，开启蓝光灯。 （2）记录：记录入箱时间（蓝光灯开始照射的时间）。 4.入箱后观察及护理： （1）每2～4小时测体温1次，如有异常变化随时测体温，根据体温调节箱温。 （2）观察患儿精神、反应、呼吸、脉搏变化及黄疸进展程度。 （3）观察大便次数及性质，供给足够的热量，多喂水。 （4）光线照射过程中如出现烦躁不安、皮肤呈花纹状、高热、惊厥等情况时应及时报告医生，找出原因，必要时可调节灯管数目；拉开边门使箱温降低；若情况不见好转，则停止光疗，出箱观察。 （5）单面照光一般应每2小时更换1次体位，可仰卧、侧卧、俯卧交替更换，尽量广泛照射身体。 5.出光疗箱：当患儿血清胆红素小于171 μmol/L时可停止光疗，关闭电源开关，摘下遮光眼罩，抱出光疗箱。
操作后处理	1.切断电源，为患儿摘掉眼罩，穿好衣服，测体重。 2.用物处理：倒尽水槽中水，用有效消毒溶液擦净蓝光箱，整理完毕后备用。 3.洗手，记录：记录出箱时间及灯管使用时间。

【实训测评】

光照疗法的实训测评

考核对象：　　　　班级：　　　　学号：　　　　考核得分：　　　　考核时间：

项目	考核内容	分值	扣分点	得分
仪表与素质	仪表端庄,服装整洁,不留长指甲,按医院要求着装。	5		
护理评估	1.评估患儿的意识状态、日龄、体重、黄疸的程度及范围、胆红素检查结果、生命体征等。	3		
	2.向家属解释光照疗法的目的、操作步骤、注意事项,取得家属的配合。	4		
	3.检查光疗箱各个部件、性能,清洁、消毒光疗箱(特别是注意清除灯管及反射板上的灰尘),加蒸馏水至水位指示线,预热箱温至32～34 ℃,湿度达55％～65％。	3		
操作前准备	1.患儿准备:沐浴,剪短指甲;全身裸露,用尿布遮盖会阴部,特别要保护男婴生殖器,佩戴遮光眼罩。	5		
	2.环境准备:环境清洁,室温调节在24～26 ℃。	2		
	3.护士准备:服装整洁,洗手,修剪指甲,戴口罩。	2		
	4.用物准备:性能完好的光疗箱、遮光眼罩、尿布1块,护士所戴眼镜,酌情准备奶瓶等。	4		
	5.准备光疗箱:检查暖箱各个部件、性能,清洁、消毒光疗箱(特别是注意清除灯管及反射板上的灰尘),加蒸馏水至水位指示线,预热箱温至32～34 ℃,湿度达55％～65％。	5		
操作步骤	1.核对解释:核对患儿的姓名、床号,告知家长光疗目的、操作过程、注意事项,使家长能积极配合。	5		
	2.入箱前准备: (1)清洁光疗箱,水箱内加蒸馏水至2/3满,接通电源使箱温升至病儿适中温度,相对湿度达55％～65％。 (2)为患儿测量体重、体温。 (3)全身裸露,用尿布遮盖会阴部,特别要保护男婴生殖器,佩戴遮光眼罩。	5		

续表

项目	考核内容	分值	扣分点	得分
操作步骤	3.入光疗箱: (1)入光疗箱:将病儿置于已预热好的光疗箱中,关好边门。灯管与皮肤距离为 33～50 cm,开启蓝光灯。 (2)记录:记录入箱时间(蓝光灯开始照射的时间)。	10		
	4.入箱后观察及护理: (1)每 2～4 小时测体温 1 次,如有异常变化随时测体温,根据体温调节箱温。 (2)观察患儿精神、反应、呼吸、脉搏变化及黄疸进展程度。 (3)观察大便次数及性质,供给足够的热量,多喂水。 (4)光线照射过程中如出现烦躁不安、皮肤呈花纹状、高热、惊厥等情况时应及时报告医生,找出原因,必要时可调节灯管数目;拉开边门使箱温降低;若情况不见好转,则停止光疗,出箱观察。 (5)单面照光一般应每 2 小时更换 1 次体位,可仰卧、侧卧、俯卧交替更换,尽量广泛照射身体。	20		
	5.出光疗箱:患儿血清胆红素小于 171 μmol/L 时可停止光疗,关闭电源开关,摘下遮光眼罩,抱出光疗箱。	10		
操作后处理	1.切断电源,为患儿摘掉眼罩,穿好衣服,测体重。	3		
	2.用物处理:倒尽水槽中水,用有效消毒溶液擦净蓝光箱,整理完毕后备用。	4		
	3.洗手,记录:记录出箱时间及灯管使用时间。	3		
综合评价	1.遵循查对制度,符合无菌技术原则。	3		
	2.态度严谨,动作轻柔、敏捷,关爱患儿,与家长沟通有效。	2		
	3.用物齐全,处置规范。	2		

【注意事项】

1.光疗过程中,患儿不显性失水增加,应注意喂养,喂奶间注意喂水,保证水分及营养供给,记录出入量。光疗中若患儿出现烦躁、嗜睡、高热、皮疹、拒乳、呕吐、腹泻及脱水等症状时,应及时与医师联系,妥善处理。

2.光疗时随时观察患儿眼罩、会阴遮盖物有无脱落,注意皮肤有无破损。

3.每 2~4 小时测量体温 1 次,如体温超过 37.8 ℃或低于 35 ℃应暂时停止光疗,待体温恢复正常后再照射。

第三节　腹泻患儿的护理实训

☞**学习目标**

1.能够对腹泻患儿进行评估。

2.能够理解婴幼儿腹泻的发病机制与临床表现之间的关系。

3.能够根据评估为腹泻患儿制定相应的护理措施。

4.能够规范地进行小儿头皮静脉输液法、更换尿布和臀部护理的操作。

5.能够对腹泻患儿及家长进行有效的健康指导,并使家长理解调整饮食的作用及注意事项。

婴幼儿腹泻(infantile diarrhea)或称腹泻病,是指由多种病原、多种因素引起的以大便次数增多和性状改变为特点的消化道综合征,严重者可引起水、电解质、酸碱平衡紊乱,6月~2岁患儿多见,夏秋季节发病较高。

【教学案例】

患儿,男,10 月龄。3 天前其患"上感",1 天前出现腹泻,大便次数 20 次/天左右,每次量多,呈黄色水样便,状如蛋花汤,大便中不含黏液、血丝及脓性物;发病后食欲减退,尿量显著减少,8 小时前出现无尿及哭时无泪等表现;30 分钟前出现精神萎靡、呼吸急促、四肢冰凉等表现。患儿系足月顺产,混合喂养,6 个月添加换乳期食物。

体格检查:T 37.5℃,P 175 次/分,R 50 次/分,BP 不易测出,体重 8 kg;皮肤弹性极差,口唇黏膜干燥;前囟 1 cm × 1 cm 大小,显著凹陷,双眼窝深陷;心率 175 次/分,率齐,心音低钝;四肢冰冷,腱反射正常,肛周皮肤发红。

实验室检查:血常规结果示 WBC 1.12 × 10^9/L, N 65%, L 30%,Hb 142g/L,RBC 5.14×10^{12}/L。

电解质:血钠 125 mmol/L,血钾 3.0mmol/L,血 HCO_3^- 13 mmol/L;粪常

规:黄色水样便,无黏液、血丝,WBC 0～1 个/HPF,RBC 0 个/HPF,吞噬细胞 0 个/HPF。

诊断:婴幼儿腹泻。

实训四十九 小儿更换尿布法

【情境一】

住院第 1 天上午,患儿排蛋花样稀便十余次,护士给予患儿更换尿布。

【实训任务】

护士给予患儿更换尿布。

【护理程序】

小儿更换尿布的护理程序

护理程序	要点
护理评估	神志清,精神萎靡,皮肤稍干,弹性稍差,前囟及眼窝凹陷。大便十余次,肛周皮肤稍红。
护理诊断	**有皮肤完整性受损的危险**:排便次数增多,排泄物刺激
护理目标	皮肤完整,不发生红臀。
护理措施	1.遵医嘱补液,必要时使用抗生素控制腹泻。 2.保持皮肤完整:加强巡视,及时更换患儿尿布。选用吸水性强、柔软布质或纸质尿布,勤更换,避免使用不透气塑料布或橡胶布;每次便后用温水清洗臀部并擦干,以保持皮肤清洁、干燥;局部皮肤发红处涂以 5％鞣酸软膏。 3.更换尿布时动作轻柔,患儿腿不宜抬得过高,不能超过 45°。清洗臀部时应用柔软毛巾并吸干水分,不宜来回擦拭,防止皮肤擦伤。 4.更换尿布时注意患儿保暖,防止着凉。 5.密切观察病情变化,如神志、体温、脉搏、呼吸、大便次数、颜色、气味、量及性状等。 6.指导家属:患儿每次大便后用温水清洗臀部及会阴部,再涂鞣酸软膏于肛周。指导家长正确洗手并做好污染尿布的处理。
护理评价	1.患儿无红臀的发生。 2.家长学会臀部护理知识。

【操作流程图】

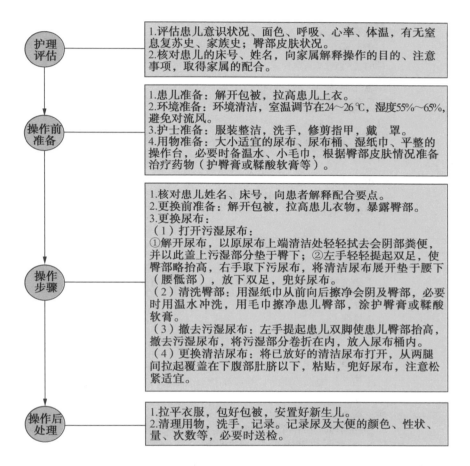

护理评估
1.评估患儿意识状况、面色、呼吸、心率、体温,有无窒息复苏史、家族史;臀部皮肤状况。
2.核对患儿的床号、姓名,向家属解释操作的目的、注意事项,取得家属的配合。

操作前准备
1.患儿准备:解开包被,拉高患儿上衣。
2.环境准备:环境清洁,室温调节在24~26℃,湿度55%~65%,避免对流风。
3.护士准备:服装整洁,洗手,修剪指甲,戴口罩。
4.用物准备:大小适宜的尿布、尿布桶、湿纸巾、平整的操作台,必要时备温水、小毛巾,根据臀部皮肤情况准备治疗药物(护臀膏或鞣酸软膏等)。

操作步骤
1.核对患儿姓名、床号,向患者解释配合要点。
2.更换前准备:解开包被,拉高患儿衣物,暴露臀部。
3.更换尿布:
(1)打开污湿尿布:
①解开尿布,以原尿布上端清洁处轻轻拭去会阴部粪便,并以此盖上污湿部分垫于臀下;②左手轻轻提起双足,使臀部略抬高,右手取下污尿布,将清洁尿布展开垫于腰下(腰骶部),放下双足,兜好尿布。
(2)清洗臀部:用湿纸巾从前向后擦净会阴及臀部,必要时用温水冲洗,用毛巾擦净患儿臀部,涂护臀膏或鞣酸软膏。
(3)撤去污湿尿布:左手提起患儿双脚使患儿臀部抬高,撤去污湿尿布,将污湿部分卷折在内,放入尿布桶内。
(4)更换清洁尿布:将已放好的清洁尿布打开,从两腿间拉起覆盖在下腹部肚脐以下,粘贴,兜好尿布,注意松紧适宜。

操作后处理
1.拉平衣服,包好包被,安置好新生儿。
2.清理用物,洗手,记录。记录尿及大便的颜色、性状、量、次数等,必要时送检。

【实训测评】

小儿更换尿布的实训测评

考核对象:　　　　班级:　　　　学号:　　　　考核得分:　　　　考核时间:

项目	考核内容	分值	扣分点	得分
仪表与素质	仪表端庄,服装整洁,不留长指甲,按医院要求着装。	5		

续表

项目	考核内容	分值	扣分点	得分
护理评估	1.评估患儿意识状况、面色、呼吸、心率、体温,有无窒息复苏史、家族史;臀部皮肤状况。	5		
	2.核对患儿的床号、姓名,向家属解释操作的目的、注意事项,取得家属的配合。	5		
操作前准备	1.患儿准备:解开包被,拉高患儿上衣。	5		
	2.环境准备:环境清洁,室温调节在 24～26 ℃,湿度 55％～65％,避免对流风。	3		
	3.护士准备:服装整洁,洗手,修剪指甲,戴口罩。	3		
	4.用物准备:大小适宜的尿布、尿布桶、湿纸巾、平整的操作台,必要时备温水、小毛巾,根据臀部皮肤情况准备治疗药物(护臀膏或鞣酸软膏等)。	4		
操作步骤	1.核对解释:核对患儿姓名、床号,向患者解释配合要点。	5		
	2.更换前准备:解开包被,拉高患儿衣物,暴露臀部。	5		
	3.更换尿布: (1)打开污湿尿布: ①解开尿布,以原尿布上端清洁处轻轻拭去会阴部粪便,并以此盖上污湿部分垫于臀下; ②左手轻轻提起双足,使臀部略抬高,右手取下污尿布,将清洁尿布展开垫于腰下(腰骶部),放下双足,兜好尿布。 (2)清洗臀部:用湿纸巾从前向后擦净会阴及臀部,必要时用温水冲洗,用毛巾擦净患儿臀部,涂护臀膏或鞣酸软膏。 (3)撤去污湿尿布:左手提起患儿双脚使患儿臀部抬高,撤去污湿尿布,将污湿部分卷折在内,放入尿布桶内。 (4)更换清洁尿布:将已放好的清洁尿布打开,从两腿间拉起覆盖在下腹部肚脐以下,粘贴,兜好尿布,注意松紧适宜。	45		
操作后处理	1.拉平衣服,包好包被,安置好新生儿。	4		
	2.清理用物,洗手,记录。记录尿及大便的颜色、性状、量、次数等,必要时送检。	4		

续表

项目	考核内容	分值	扣分点	得分
综合评价	1.态度严谨,动作轻柔、敏捷,关爱病儿,与家长沟通有效。	5		
	2.用物齐全,处置规范。	2		

【注意事项】

1.用物携带齐全,避免操作中离开患儿。

2.禁止将婴儿单独留在操作台上,始终确保一只手与婴儿接触,防止婴儿翻滚坠落。

3.尿布应透气性好、吸水性强,根据需要可选择一次性尿布或棉质尿布,并应做到勤更换。

4.注意保暖,房间温度应适宜,操作中减少暴露。

5.男婴要确保阴茎指向下方,避免尿液从尿片上方漏出。

6.注意检查尿布是否包扎合适,不可过紧也不可过松,大腿和腰部不能留有明显的缝隙,造成排泄物外溢。

实训五十　小儿臀部护理法

【情境二】

住院第1天下午,患儿会阴皮肤发红并出现红色小皮疹,且患儿哭闹不止,家长心里非常焦急,请求护士尽快采取措施,以减轻局部症状。

【实训任务】

患儿臀部护理。

【护理程序】

小儿臀部护理程序

护理程序	要点
护理评估	神志清,皮肤光滑,弹性良好。大便5～6次,会阴皮肤发红并出现红色小皮疹。
护理诊断	**有皮肤完整性受损的危险**:排便次数增多,排泄物刺激。 **焦虑(家长)**:与臀部皮肤受损有关。

续表

护理程序	要点
护理目标	臀部皮肤完整,不发生破损。 家长焦虑情绪减轻。
护理措施	1.保持皮肤完整:加强巡视,及时更换患儿尿布。每次便后用温水清洗臀部并擦干,以保持皮肤清洁、干燥;局部皮肤发红处涂以 5%鞣酸软膏或 40%氧化锌油并按摩片刻,促进局部血液循环;局部皮肤糜烂或溃疡者,可采用暴露法,臀下仅垫尿布,不加包扎,使臀部皮肤暴露在空气中或阳光下;也可用灯光照射,每次照射时间为 20~30 分钟,灯距离臀部患处 30~40 厘米,每日 1~2 次,使局部皮肤蒸发干燥。照射时,护士必须坚持守护患儿,避免烫伤;照射后,局部涂以油膏。女婴尿道口接近肛门,应注意会阴部的清洁,预防上行性尿路感染。 2.皮肤破溃、糜烂者,可用氧化锌软膏涂抹,如出现细菌或真菌感染,应外用抗生素或抗真菌药物。 3.更换尿布时动作轻柔,清洗臀部时应用柔软毛巾并吸干水分,不宜来回擦拭,防止皮肤损伤加重。 4.指导家属,患儿每次大便后用温水清洗臀会阴部,再局部涂鞣酸软膏。
护理评价	1.臀部皮肤炎症减轻。 2.患儿家长情绪稳定。

【操作流程图】

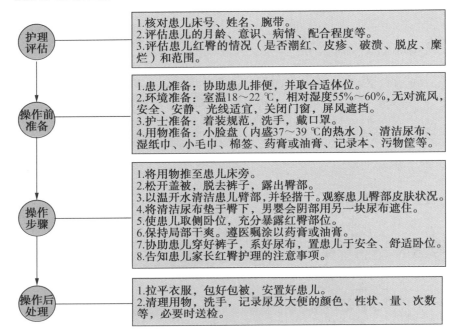

【实训测评】

小儿臀部护理的实训测评

考核对象：　　　　　班级：　　　　学号：　　　　考核得分：　　　　考核时间：

项目	考核内容	分值	扣分点	得分
仪表与素质	仪表端庄，服装整洁，不留长指甲，按医院要求着装。	5		
护理评估	1.核对患儿床号、姓名、腕带。	3		
	2.评估患儿的月龄、意识、病情、配合程度等。	4		
	3.评估患儿红臀的情况(是否潮红、皮疹、破溃、脱皮、糜烂)和范围。	5		
操作前准备	1.患儿准备：协助病儿排便，并取合适体位。	5		
	2.环境准备：室温 18～22 ℃，相对湿度 55%～60%，无对流风，安全、安静、光线适宜，关闭门窗，屏风遮挡。	4		
	3.护士准备：服装整洁，洗手，修剪指甲，戴口罩。	4		
	4.用物准备：小脸盘(内盛 37～39 ℃的热水)、清洁尿布、湿纸巾、小毛巾、棉签、药膏或油膏、记录本、污物筐等。	4		
操作步骤	1.将用物推至患儿床旁。	5		
	2.松开盖被，脱去裤子，露出臀部。	5		
	3.以温开水清洁患儿臀部，并轻揩干。观察患儿臀部皮肤状况。	8		
	4.将清洁尿布垫于臀下，男婴会阴部用另一块尿布遮住。	8		
	5.使患儿取侧卧位，充分暴露红臀部位。	5		
	6.保持局部干爽，遵医嘱涂以药膏或油膏。	8		
	7.协助患儿穿好裤子，系好尿布，置患儿于安全、舒适卧位。	5		
	8.告知患儿家长红臀护理的注意事项。	5		
操作后处理	1.拉平衣服，包好包被，安置好新生儿。	3		
	2.清理用物，洗手，记录尿及大便的颜色、性状、量、次数等，必要时送检。	4		

续表

项目	考核内容	分值	扣分点	得分
综合评价	1.态度严谨,动作轻柔、敏捷,关爱患儿,与家长沟通有效。	5		
	2.用物齐全,处置规范。	5		

【注意事项】

1.臀部皮肤溃破或糜烂时,用肥皂水清洗:必须清洗时,可以用手蘸水冲洗,避免用小毛巾直接擦洗。

2.根据臀部皮肤受损程度选择油膏或药膏;涂抹时,不可在皮肤上反复涂擦,以免加剧疼痛和导致脱皮。

3.保持臀部清洁干燥,重度红臀者所用尿布应煮沸、消毒液浸泡或阳光下暴晒消毒。

4.动作要轻柔、稳妥、准确。

第四节 高热惊厥患儿的护理实训

☞ 学习目标

1.能够对高热惊厥患儿进行评估。

2.能够理解高热惊厥患儿的临床特点。

3.能够根据评估为高热惊厥患儿制定相应的护理措施。

4.能够规范地进行高热惊厥患儿急救、物理降温、小量保留灌肠的操作。

5.能够对患儿家长进行有效育儿保健知识的宣传。

惊厥(convulsion)是指全身或局部骨骼肌群发生不自主收缩,以强直性或阵挛性收缩为主要临床表现,常伴意识障碍。

热性惊厥(febrile seizures,FS)是儿童时期最常见的惊厥性疾病,其发作均与发热性疾病中体温骤然升高有关。

【教学案例】

患儿,男,2岁,因发热(T 39.8 ℃)半天,来院就诊,在就诊过程中突然出现四肢抽搐、两眼凝视、流涎、口唇发绀,立即进行抢救。患儿既往有高热惊厥病史。

体格检查:T 39.5 ℃,P 110 次/分,R 30 次/分,咽部充血明显,肠鸣音亢进,腹软,颈软,心肺无异常,脑膜刺激征及病理征阴性,以"高热惊厥,上呼吸道感染"于 10:30 入院。

诊断:(1)高热惊厥。

　　　(2)上呼吸道感染。

实训五十一　小儿小量保留灌肠法

【情境一】

患儿,男,2 岁,T 39.5℃,P 110 次/分,R 30 次/分,咽部充血明显,肠鸣音亢进,腹软,颈软,心肺无异常,脑膜刺激征及病理征阴性。患儿在就诊过程中出现高热惊厥,遵医嘱给予 10% 水合氯醛 10 mL 灌肠。

【实训任务】

护士给予患儿小量保留灌肠。

【护理程序】

小儿小量保留灌肠法的护理程度

护理程序	要点
护理评估	患儿 2 岁,智力、体格发育同正常同龄儿童,T 39.5 ℃,神志清,精神萎靡,面色潮红,呼吸急促,咽红,肠鸣音亢进,腹软,颈软,心肺无异常。
护理诊断	**1. 急性意识障碍**:与惊厥发作有关。 **2. 有窒息的危险**:与惊厥发作、咳嗽和呕吐反射发作减弱、呼吸道堵塞有关。 **3. 有受伤的危险**:与灌肠操作有关。
护理目标	1. 患儿安静,无惊厥发作。 2. 不发生意外伤害。
护理措施	1. 密切观察病情变化:保持患儿安静,如患儿突然发生惊厥应就地抢救,保持气道通畅,防止窒息,遵医嘱给予镇静止惊药物。 2. 严格执行查对制度,防止差错事故发生。 3. 要选择质地适中,大小、粗细合适的肛管。操作时动作要轻柔,对于兴奋、躁动、年龄较小的患儿尽量在其安静的情况下进行。 4. 床边放置床挡,防止坠床,对有可能发生惊厥的患儿,要有专人守护,以防受伤。 5. 给家长解释灌肠的目的,得到配合。

续表

护理程序	要点
护理评价	1.患儿无惊厥发作。 2.没有发生意外伤害。

【操作流程图】

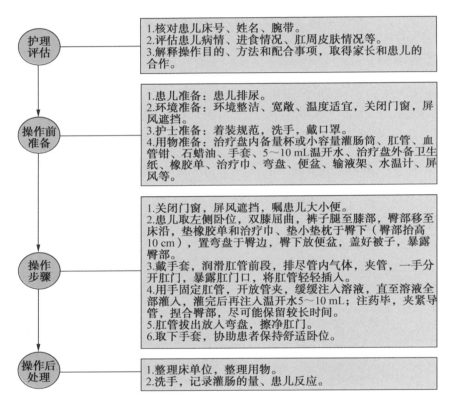

护理评估
1.核对患儿床号、姓名、腕带。
2.评估患儿病情、进食情况、肛周皮肤情况等。
3.解释操作目的、方法和配合事项，取得家长和患儿的合作。

操作前准备
1.患儿准备：患儿排尿。
2.环境准备：环境整洁、宽敞、温度适宜，关闭门窗，屏风遮挡。
3.护士准备：着装规范，洗手，戴口罩。
4.用物准备：治疗盘内备量杯或小容量灌肠筒、肛管、血管钳、石蜡油、手套、5～10 mL温开水、治疗盘外备卫生纸、橡胶单、治疗巾、弯盘、便盆、输液架、水温计、屏风等。

操作步骤
1.关闭门窗，屏风遮挡，嘱患儿大小便。
2.患儿取左侧卧位，双膝屈曲，裤子腿至膝部，臀部移至床沿，垫橡胶单和治疗巾、垫小垫枕于臀下（臀部抬高10 cm），置弯盘于臀边，臀下放便盆，盖好被子，暴露臀部。
3.戴手套，润滑肛管前段，排尽管内气体，夹管，一手分开肛门，暴露肛门口，将肛管轻轻插入。
4.用手固定肛管，开放管夹，缓缓注入溶液，直至溶液全部灌入，灌完后再注入温开水5～10 mL；注药毕，夹紧导管，捏合臀部，尽可能保留较长时间。
5.肛管拔出放入弯盘，擦净肛门。
6.取下手套，协助患者保持舒适卧位。

操作后处理
1.整理床单位，整理用物。
2.洗手，记录灌肠的量、患儿反应。

【实训测评】

小儿小量保留灌肠法的实训测评

考核对象：　　　　班级：　　　　学号：　　　　考核得分：　　　　考核时间：

项目	考核内容	分值	扣分点	得分
仪表与素质	仪表端庄,服装整洁,不留长指甲,按医院要求着装。	5		

续表

项目	考核内容	分值	扣分点	得分
护理评估	1.核对患儿床号、姓名、腕带。	3		
	2.评估患儿病情、进奶情况、肛周皮肤情况等。	5		
	3.解释操作目的、方法和配合事项,取得家长和患儿的合作。	5		
操作前准备	1.患儿准备:患儿排尿。	5		
	2.环境准备:环境整洁、宽敞、温度适宜,关闭门窗,屏风遮挡。	4		
	3.护士准备:服装整洁,洗手,修剪指甲,戴口罩。	4		
	4.用物准备:治疗盘内备量杯或小容量灌肠筒、肛管、血管钳、石蜡油、手套、5～10 mL 温开水、治疗盘外备卫生纸、橡胶单、治疗巾、弯盘、便盆、输液架、水温计、屏风等。	5		
操作步骤	1.关闭门窗,屏风遮挡,嘱患儿大小便。	5		
	2.患儿取左侧卧位,双膝屈曲,裤子褪至膝部,臀部移至床沿,垫橡胶单和治疗巾、垫小垫枕于臀下(臀部抬高 10 cm),置弯盘于臀边,臀下放便盆,盖好被子,暴露臀部。	10		
	3.戴手套,润滑肛管前段,排尽管内气体,夹管,一手分开肛门,暴露肛门口,将肛管轻轻插入。	15		
	4.用手固定肛管,开放管夹,缓缓注入溶液,直至溶液全部灌入,灌完后再注入温开水 5～10 mL。注药毕,夹紧导管,捏合臀部,尽可能保留较长时间。	10		
	5.肛管拔出放入弯盘,擦净肛门。	4		
	6.取下手套,协助患儿保持舒适卧位。	3		
操作后处理	1.整理用物,整理用物。	3		
	2.洗手,记录灌肠的量、患儿反应。	4		
综合评价	1.态度严谨,动作轻柔、敏捷,关爱病儿,与家长沟通有效。	5		
	2.查对严格,用物齐全,处置规范。	5		

【注意事项】

1. 保留灌肠前,应了解灌肠的目的和病变部位,以便采取合适位置,如病变在乙状结肠和直肠,应取左侧卧位,如病变在回盲部应取右侧卧位。

2. 肛管要细,插入要深,使灌入药物能保留较长时间,有利于肠黏膜充分吸收,增强疗效。

3. 肛门、直肠、结肠等手术后的患儿及排便失禁的患儿均不宜保留灌肠。

实训五十二　温水擦浴法

【情境二】

患儿,男,2岁,T 39.5℃,P 110次/分,R 30次/分。患儿面色潮红,精神反应欠佳,皮肤巩膜无黄染,浅表淋巴结无肿大,咽部充血明显,肠鸣音亢进,腹软,颈软,心肺无异常,脑膜刺激征及病理征阴性,遵医嘱给予温水擦浴。

【实训任务】

护士给予患儿温水擦浴。

【护理程序】

温水擦浴的护理程序

护理程序	要点
护理评估	体温 39.5 ℃,神志清,精神萎靡,面色潮红,呼吸急促,扁桃体肿大。
护理诊断	**1.体温过高**:与感染或惊厥持续状态有关。 **2.有皮肤完整性受损的可能**:与体温高有关。
护理目标	1.患儿体温下降正常。 2.皮肤完整无损伤。
护理措施	1.加强病情观察: (1)观察生命体征,定时测体温,每4小时测量1次,体温恢复正常后可改为每日2次。 (2)观察是否出现寒战,有无皮疹、淋巴结肿大、出血、肝脾肿大等症状。 (3)观察四肢末梢循环情况,如患儿出现四肢冰冷、发绀等提示病情加重,应及时通知医生。 2.补充营养和水分:给予高热量、高蛋白、高维生素、易消化的流质或半流质食物,以补充高热的消耗,提高抗体的抵抗力;鼓励患儿多饮水,以补充高热消耗的大量水分,并促进毒素和代谢产物的排出。

续表

护理程序	要点
护理措施	3.增加患儿舒适度： （1）卧床休息：提供室温适宜、环境安静、空气流通等合适的休息环境。 （2）保持口腔清洁，高热者每天做口腔护理1～2次。 （3）保持皮肤的清洁、干燥：退热期往往大量出汗，应及时擦干汗液，更换衣服和床单，防止受凉。 4.健康教育：教会家长患儿发热时物理降温的方法以及相关的注意事项。
护理评价	1.体温降至正常范围。 2.未出现皮损。

【操作流程图】

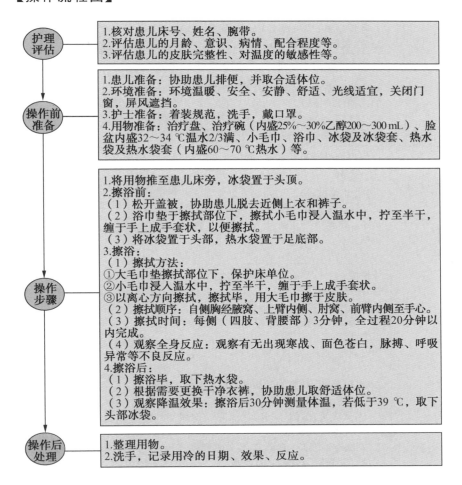

227

【实训测评】

温水擦浴法的实训测评

考核对象： 班级： 学号： 考核得分： 考核时间：

项目	考核内容	分值	扣分点	得分
仪表与素质	仪表端庄,服装整洁,不留长指甲,按医院要求着装。	5		
护理评估	1.核对患儿床号、姓名、腕带。	3		
	2.评估患儿的月龄、意识、病情、配合程度等。	4		
	3.评估患儿的皮肤完整性、对温度的敏感性等。	5		
操作前准备	1.患儿准备:协助患儿排便,并取合适体位。	5		
	2.环境准备:环境温暖、安全、安静、舒适、光线适宜,关闭门窗,屏风遮挡。	3		
	3.护士准备:服装整洁,洗手,修剪指甲,戴口罩。	3		
	4.用物准备:治疗盘、治疗碗(内盛25%～30%的乙醇200～300 mL)、脸盆内盛32～34 ℃温水2/3满、小毛巾、浴巾、冰袋及冰袋套、热水袋及热水袋套(内盛60～70 ℃热水)等。	5		
操作步骤	1.将用物推至患儿床旁,冰袋置于头顶。	5		
	2.擦浴前: (1)松开盖被,协助患儿脱去近侧上衣和裤子。 (2)浴巾垫于擦拭部位下,擦拭小毛巾浸入温水中,拧至半干,缠于手上成手套状,以便擦拭。 (3)将冰袋置于头部,热水袋置于足底部。	10		
	3.擦浴: (1)擦拭方法: ①大毛巾垫擦拭部位下,保护床单位。 ②小毛巾浸入温水中,拧至半干,缠于手上成手套状。 ③以离心方向擦拭,擦拭毕,用大毛巾擦干皮肤。 (2)擦拭顺序:自侧胸经腋窝、上臂内侧、肘窝、前臂内侧至手心。 (3)擦拭时间:每侧(四肢、背腰部)3分钟,全过程20分钟以内完成。 (4)观察全身反应:观察有无出现寒战、面色苍白、脉搏、呼吸异常等不良反应。	25		

续表

项目	考核内容	分值	扣分点	得分
操作步骤	4.擦浴后: (1)擦浴毕,取下热水袋。 (2)根据需要更换干净衣裤,协助患儿取舒适体位。 (3)观察降温效果:擦浴后 30 分钟测量体温,若低于 39 ℃,取下头部冰袋。	10		
操作后处理	1.整理用物。	3		
	2.洗手,记录温水擦浴的日期、效果、反应。	4		
综合评价	1.态度严谨,动作轻柔、敏捷,关爱病儿,与家长沟通有效。	5		
	2.查对严格,用物齐全,处置规范。	5		

【注意事项】

1.擦浴过程中,应注意随时观察患儿病情变化、体温变化及患儿反应,观察患儿的皮肤有无发红、苍白、出血点,如出现脉搏及呼吸异常等情况时应立即停止擦浴,报告医生。

2.后颈、耳郭、胸前区、腹部及足底为擦浴的禁忌部位(男婴的阴囊也是禁擦部位),以免引起不良反应。

3.擦浴时,以轻拍方式进行,避免用摩擦方式,因摩擦易生热。

4.擦至腋窝、肘窝、手心处、腹股沟、腘窝处稍用力并延长停留时间,以促进散热。

5.擦浴时间不超过 20 分钟,并随时调节水温,以避免患儿着凉;擦浴后 30 分钟测量体温并记录。

6.因患儿年幼,应慎重应用冷疗。

第五章　急危重症护理综合实训

第一节　急性中毒患者的护理实训

☞**学习目标**

1. 能对中毒患者正确评估。

2. 能配合医生对急性有机磷农药中毒、CO 中毒、镇静安眠药中毒患者实施救护。

3. 能明确急性中毒的救护原则，并能掌握有机磷农药中毒、CO 中毒、镇静安眠药中毒的病情评估内容、救护程序。

4. 践行护士救死扶伤精神，强调争分夺秒的抢救意识，反应敏捷、行动迅速。

急性中毒（acute poisoning）是指有毒的化学物质短时间内或一次超量进入人体而造成组织、器官器质性或功能性损害。急性中毒发病急骤、症状凶险、变化迅速，如不及时救治，常危及生命。

【**教学案例**】

患者，男，16 岁，放学回家后，自觉口渴，发现桌子下面有半瓶雪碧，随即饮用，饮用过程中被爷爷发现，强行夺下。原来这雪碧是爷爷从邻居家借来的敌敌畏，是用来消灭蚊子的，顺手放在了桌子底下。爷爷赶紧打电话给其父母，李某的父母又立即拨打 120 将其送入医院救治。

体格检查：患者昏迷状态，颜面青紫，全身湿冷，呼吸微弱、不规则，抽搐，嘴角有分泌物流出；肺部听诊湿啰音，心前区听诊未及病理性杂音。

实验室检查：血气分析结果示 pH 值 7.23，PaO_2 46 mmHg，

$PaCO_2$ 27 mmHg, HCO_3^- 18 mmol/L, 全血胆碱酯酶活力为 24%。

辅助检查:急诊 CT 检查示大脑白质有一密度减低区域。

诊断:急性有机磷农药中毒。

实训五十三 洗胃

【情境一】

患者入院后呈昏迷的危急状态,应立即清除尚未吸收的毒物,遵医嘱予以洗胃。

【实训任务】

护士遵医嘱予以洗胃。

【护理程序】

洗胃的护理程序

护理程序	要点
护理评估	1.**健康状况**:患者既往健康。 2.**身体状况**:患者昏迷状态,颜面青紫,全身湿冷,呼吸微弱、不规则,抽搐、嘴角有分泌物流出;肺部听诊湿啰音,心前区听诊未闻及病理性杂音。急查血气:pH 值 7.23,PaO_2 46 mmHg,$PaCO_2$ 27 mmHg,HCO_3^- 18 mmol/L,全血胆碱酯酶活力为 24%。 3.**心理及社会状况**:患者目前上高中,与爷爷和父母一起居住,父母平时忙于工作。
护理诊断	1.**急性意识障碍**:与有机磷农药中毒有关。 2.**清理呼吸道无效**:与有机磷农药中毒致支气管分泌物过多有关。 3.**有坠床、自伤的危险**:与患者意识障碍,烦躁不安有关。 4.**潜在并发症**:尿路感染,中间综合征。 5.**有误吸的危险**:与意识障碍、洗胃等操作有关。 6.**体液不足**:脱水、电解质紊乱,与有机磷农药致严重吐泻、大汗有关。
护理目标	1.水电解质保持平衡。 2.呼吸道通畅,患者未发生误吸。 3.营养状况得到改善。 4.对于有机磷中毒方面相关知识有所了解。 5.情绪稳定,能表达自己的不适及缓解方法。

续表

护理程序	要点
护理措施	1.维护呼吸功能,保持呼吸道通畅。 2.迅速清除尚未被吸收的毒物。 3.维持生命体征的稳定,促使患者意识转为清晰。 4.保持稳定的情绪,恢复生活信心。 5.肺部感染的预防及护理。 6.用药护理。 7.密切观察,防止"中毒反跳"与猝死的发生。 8.留置导尿。 9.饮食及皮肤的护理。 10.健康指导。
护理评价	1.患者呼吸道通畅,无误吸等情况发生。 2.患者恢复水电解质平衡。 3.患者的营养状况得到改善。 4.患者对于有机磷农药中毒相关知识有所了解。 5.患者意识清晰、情绪稳定。

❖ 知识拓展

并发症——窒息

过多的呼吸道和口腔分泌物、未及时排出的呕吐物是窒息发生的危险因素。洗胃姿势错误、中毒病情较重和不规范的操作均可提高窒息的发生概率,一旦发生窒息,必须及时救治。为减少阻塞口腔,保证呼吸畅通,过多的分泌物要及时吸出体外,胃管从牙垫中间穿过并插入后要将牙垫进行常规固定。为保证洗胃顺利进行,应取左侧卧位洗胃,倾斜并稍放低头部。洗胃过程中要对患者病情进行严密观察,出现意外立即拔管行急救处理。

【操作流程图】

护理评估

1. 评估患者生命体征、意识状态、合作程度、有无洗胃禁忌证。
2. 评估患者为口服毒物中毒，分析摄入毒物的种类、剂量、时间，询问是否曾经呕吐以及入院前是否采取其他处理措施，并询问既往是否有胃部疾病史及心脏病史。
3. 评估患者口鼻腔皮肤及黏膜有无损伤、炎症或者其他情况。

操作前准备

1. 患者准备：协助患者取左侧卧位，头偏向一侧（昏迷患者取平卧位头偏向一侧，用开口器撑开口腔，置口含嘴于上下牙之间，便于插管），有义齿者将义齿取下。
2. 环境准备：环境整洁、宽敞、温度适宜。
3. 护士准备：着装规范，洗手，戴口罩。
4. 用物准备：①自动洗胃机及附件、一次性洗胃管、20 mL注射器、一次性手套、口含嘴、无菌洗胃包（内有石蜡油棉签、纱布、弯盘、治疗碗）、水温计、一次性治疗巾、胶布、听诊器、手电筒、开口器、压舌板、清洁及污物桶各一个。②洗胃溶液：根据毒物性质准备拮抗溶液，毒物性质不明时，可备温开水或等渗盐水，量10 000～20 000 mL，温度25～38 ℃。

操作步骤

1. 正确连接好洗胃机的管路，将3根吸引软管分别接于洗胃机的胃管口、进液口及排污口。
2. 接通电源。
3. 检查洗胃机运转情况。洗胃前，将进液管、进胃管管口完全浸入洗胃溶液内，将排污管管口放入污水桶内，工作两次循环以上以排出管内空气。
4. 协助患者取左侧卧位，双腿屈膝。
5. 将一次性治疗巾铺于患者颏下，打开无菌洗胃包，将一次性胃管、20 mL注射器、口含嘴包装依次打开放在无菌区域，戴手套将碗盘置于患者左侧口角处。
6. 测量插入长度做标记，将口含嘴置于患者上下牙之间，取石蜡油棉签润滑胃管前段（5～6 cm），左手将胃管捏成盘状，并反折末端，右手用纱布裹住胃管5～6 cm处，自口腔缓缓插入，当插入10～15 cm（咽喉部）时，嘱患者做吞咽动作，轻轻将胃管推入。如患者呈昏迷状态，应轻轻抬起患者头部，使下颌靠近胸骨，加大咽喉部弧度，迅速插入，当插到45cm左右时，胃管进入胃内，再送入10～15 cm。在插入过程中如遇患者剧烈呛咳、呼吸困难、面色发绀，应立即拔出胃管，休息片刻后再插入，避免误入气管。
7. 检查胃管是否在胃内。
8. 将胃管与机上相对应的胃管软管相接。按下工作开关，机器即进入自动洗胃过程中，如无特殊情况无需人工操作便可完成洗胃工作。
9. 观察发现进胃液量大于出胃时，可点动液量平衡键进行控制，每次进液量约300～500 mL，小儿50～200 mL，不宜过多，注意进出平衡。
10. 洗胃完毕，断开胃管，根据病情或遵医嘱从胃管注入解毒剂、活性炭、导泻药等，然后反折胃管，嘱患者深呼吸并迅速拔出胃管。

操作后处理

1. 清理用物，将患者安置于病房，协助患者取舒适卧位将洗胃机连接管（3根）同时放入清水桶，按"自控"键清洗洗胃机。
2. 断开电源，随后将连接管及储物瓶取下洗净泡在消毒液中，30分钟后取出安装好，使机器处于备用状态。
3. 记录：灌洗液名称、量，洗出液的颜色、气味、性状、量，患者的全身反应。

【实训测评】

洗胃的实训测评

考核对象： 班级： 学号： 考核得分： 考核时间：

项目	考核内容	分值	扣分点	得分
仪表与素质	仪表端庄,服装整洁,不留长指甲,按医院要求着装。	5		
护理评估	1.评估患者生命体征、意识状态、合作程度、有无洗胃禁忌证。	2		
	2.评估患者为口服毒物中毒,分析摄入毒物的种类、剂量、时间,询问是否曾经呕吐以及入院前是否采取其他处理措施,并询问既往是否有胃部疾病史及心脏病史。	3		
	3.评估患者口鼻腔皮肤及黏膜有无损伤、炎症或者其他情况。	3		
操作前准备	1.患者准备:协助患者取左侧卧位,头偏向一侧(昏迷患者取平卧位头偏向一侧,用开口器撑开口腔,置口含嘴于上下牙之间,便于插管),有义齿者将义齿取下。	3		
	2.环境准备:环境整洁、宽敞、温度适宜。	3		
	3.护士准备:着装规范,洗手,戴口罩。	2		
	4.用物准备:①自动洗胃机及附件、一次性洗胃管、20毫升注射器、一次性手套、口含嘴、无菌洗胃包(内有石蜡油棉签、纱布、弯盘、治疗碗)、水温计、一次性治疗巾、胶布、听诊器、手电筒、开口器、压舌板、清洁及污物桶各1个。②洗胃溶液:根据毒物性质准备拮抗溶液,毒物性质不明时,可备温开水或等渗盐水,量10 000~20 000 mL,温度25~38 ℃。	5		
操作步骤	1.正确连接好洗胃机的管路,将3根吸引软管分别接于洗胃机的胃管口、进液口及排污口。	3		
	2.接通电源。	3		
	3.检查洗胃机运转情况。洗胃前,将进液管、进胃管管口完全浸入洗胃溶液内,将排污管管口放入污水桶内,工作两次循环以上以排出管内空气。	5		
	4.协助患者取左侧卧位,双腿屈膝。	5		

续表

项目	考核内容	分值	扣分点	得分
操作步骤	5.将一次性治疗巾铺于患者颏下,打开无菌洗胃包,将一次性胃管、20 mL 注射器、口含嘴包装依次打开放在无菌区域,戴手套将碗盘置于患者左侧口角处。	5		
	6.测量插入长度做标记,将口含嘴置于患者上下牙之间,取石蜡油棉签润滑胃管前段(5～6 cm),左手将胃管捏成盘状,并反折末端,右手用纱布裹住胃管 5～6 cm 处,自口腔缓缓插入,当插入 10～15 cm(咽喉部)时,嘱患者做吞咽动作,轻轻将胃管推入。如患者呈昏迷状态,应轻轻抬起患者头部,使下颌靠近胸骨,加大咽喉部弧度,迅速插入,当插到 45 cm 左右时,胃管进入胃内,再送入 10～15 cm。在插入过程中如遇患者剧烈呛咳、呼吸困难、面色发绀,应立即拔出胃管,休息片刻后再插入,避免误入气管。	15		
	7.检查胃管是否在胃内。	5		
	8.将胃管与机上相对应的胃管软管相接。按下工作开关,机器即进入自动洗胃过程中,如无特殊情况无需人工操作便可完成洗胃工作。	3		
	9.观察发现进胃液量大于出胃时,可点动液量平衡键进行控制,每次进液量 300～500 mL,小儿 50～200 mL,不宜过多,注意进出平衡。	3		
	10.洗胃完毕,断开胃管,根据病情或遵医嘱从胃管注入解毒剂、活性炭、导泻药等,然后反折胃管,嘱患者深呼吸并迅速拔出胃管。	5		
操作后处理	1.清理用物,将患者安置于病房,协助患者取舒适卧位将洗胃机连接管(3 根)同时放入清水桶,按"自控"键清洗洗胃机。	3		
	2.断开电源,随后将连接管及储物瓶取下洗净泡在消毒液中,30 分钟后取出安装好,使机器处于备用状态。	3		
	3.记录:灌洗液名称、量、洗出液的颜色、气味、性状、量,患者的全身反应。	4		

续表

项目	考核内容	分值	扣分点	得分
综合评价	1.操作熟练,符合规范要求。	3		
	2.具备救死扶伤精神,具有争分夺秒的抢救意识,反应敏捷,态度严谨,行动迅速。	2		
	3.具有爱伤观念,动作轻柔、准确。	2		
	4.能做到关心患者,以患者为中心,确保安全。	5		

【注意事项】

1.注意讲解操作过程中可能会出现不适的情况。

2.中毒物质不明时,洗胃液可选用温开水或生理盐水,待毒物性质明确后,再采用拮抗剂洗胃。

3.洗胃液的温度为 $25\sim38\ ℃$,过热可促进局部血液循环,加快毒物吸收;过冷可加速胃蠕动,促进毒物排入肠腔。

4.及时准确记录灌注液的名称、液量,洗出液的量及其颜色、气味等。

5.中毒物质不明时,抽出胃内容物立即送检,送检的胃内容物应为第一次抽出或洗出物。

6.洗胃过程中,随时观察,如出现腹痛、休克、洗出液呈血性等应立即停止洗胃。

7.如患者呼吸停止、心跳尚存或呼吸困难、发绀者应先行气管插管再洗胃。

实训五十四　气管插管术

【情境二】

洗胃结束后,患者口腔腺体分泌增加,呼吸微弱,呼吸肌麻痹,为清除呼吸道分泌物,保持呼吸道通畅,维持有效通气功能,给患者行气管插管术。

【实训任务】

护士遵医嘱给患者行气管插管术。

【护理程序】

气管插管术的护理程序

护理程序	要点
护理评估	1.**健康状况**:患者既往健康。 2.**身体状况**:洗胃结束后,患者口腔腺体分泌增加,呼吸微弱,呼吸肌麻痹。 3.**心理及社会状况**:患者目前上高中,与爷爷和父母一起居住,父母平时忙于工作。
护理诊断	1.**急性意识障碍**:与有机磷农药中毒有关。 2.**清理呼吸道无效**:与有机磷农药中毒致支气管分泌物过多有关。 3.**有坠床、自伤的危险**:与患者意识障碍,烦躁不安有关。 4.**潜在并发症**:尿路感染,中间综合征。 5.**有误吸的危险**:与意识障碍、洗胃等操作有关。 6.**体液不足**:脱水、电解质紊乱,与有机磷农药中毒致严重吐泻、大汗有关。
护理目标	1.水电解质保持平衡。 2.呼吸道通畅,患者未发生误吸。 3.营养状况得到改善。 4.对于有机磷农药中毒相关知识有所了解。 5.情绪稳定,能表达自己的不适及缓解方法。
护理措施	1.维护呼吸功能,保持呼吸道通畅。 2.迅速清除尚未被吸收的毒物。 3.维持生命体征的稳定,促使患者意识转为清晰。 4.保持稳定的情绪,恢复生活信心。 5.肺部感染的预防及护理。 6.用药护理。 7.密切观察,防止"中毒反跳"与猝死的发生。 8.留置导尿。 9.饮食及皮肤的护理。 10.健康指导。
护理评价	1.患者呼吸道通畅,无误吸等情况发生。 2.患者恢复水电解质平衡。 3.患者的营养状况得到改善。 4.患者对于有机磷中毒方面相关知识有所了解。 5.患者意识清晰、情绪稳定。

【操作流程图】

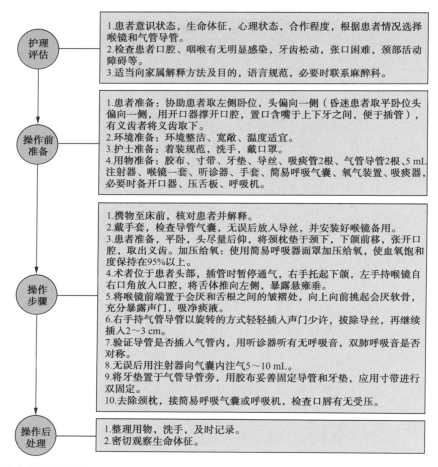

护理评估
1.患者意识状态，生命体征，心理状态，合作程度，根据患者情况选择喉镜和气管导管。
2.检查患者口腔、咽喉有无明显感染，牙齿松动，张口困难，颈部活动障碍等。
3.适当向家属解释方法及目的，语言规范，必要时联系麻醉科。

操作前准备
1.患者准备：协助患者取左侧卧位，头偏向一侧（昏迷患者取平卧位头偏向一侧，用开口器撑开口腔，置口含嘴于上下牙之间，便于插管），有义齿者将义齿取下。
2.环境准备：环境整洁、宽敞、温度适宜。
3.护士准备：着装规范，洗手，戴口罩。
4.用物准备：胶布、寸带、牙垫、导丝、吸痰管2根、气管导管2根、5 mL注射器、喉镜一套、听诊器、手套、简易呼吸气囊、氧气装置、吸痰器，必要时备开口器、压舌板、呼吸机。

操作步骤
1.携物至床前，核对患者并解释。
2.戴手套，检查导管气囊，无误后放入导丝，并安装好喉镜备用。
3.患者准备，平卧，头尽量后仰，将颈枕垫于颈下，下颌前移，张开口腔，取出义齿。加压给氧：使用简易呼吸器面罩加压给氧，使血氧饱和度保持在95%以上。
4.术者位于患者头部，插管时暂停通气，右手托起下颌，左手持喉镜自右口角放入口腔，将舌体推向左侧，暴露悬雍垂。
5.将喉镜前端置于会厌和舌根之间的皱褶处，向上向前挑起会厌软骨，充分暴露声门，吸净痰液。
6.右手持气管导管以旋转的方式轻轻插入声门少许，拔除导丝，再继续插入2～3 cm。
7.验证导管是否插入气管内，用听诊器听有无呼吸音，双肺呼吸音是否对称。
8.无误后用注射器向气囊内注气5～10 mL。
9.将牙垫置于气管导管旁，用胶布妥善固定导管和牙垫，应用寸带进行双固定。
10.去除颈枕，接简易呼吸气囊或呼吸机，检查口唇有无受压。

操作后处理
1.整理用物，洗手，及时记录。
2.密切观察生命体征。

【实训测评】

气管插管术的实训测评

考核对象：　　　　班级：　　　　学号：　　　　考核得分：　　　　考核时间：

项目	考核内容	分值	扣分点	得分
仪表与素质	仪表端庄,服装整洁,不留长指甲,按医院要求着装。	5		

续表

项目	考核内容	分值	扣分点	得分
护理评估	1.患者意识状态,生命体征,心理状态,合作程度,根据患者情况选择喉镜和气管导管。	2		
	2.检查患者口腔、咽喉有无明显感染,牙齿松动,张口困难,颈部活动障碍等。	3		
	3.适当向家属解释方法及目的,语言规范,必要时联系麻醉科。	3		
操作前准备	1.患者准备:协助患者取左侧卧位,头偏向一侧(昏迷患者取平卧位头偏向一侧,用开口器撑开口腔,置口含嘴于上下牙之间,便于插管),有义齿者将义齿取下。	3		
	2.环境准备:环境整洁、宽敞、温度适宜。	3		
	3.护士准备:着装规范,洗手,戴口罩。	2		
	4.用物准备:胶布、寸带、牙垫、导丝、吸痰管2根、气管导管2根、5 mL注射器、喉镜1套、听诊器、手套、简易呼吸气囊、氧气装置、吸痰器,必要时备开口器、压舌板、呼吸机。	5		
操作步骤	1.携物至床前,核对患者并解释。	3		
	2.戴手套,检查导管气囊,无误后放入导丝,并安装好喉镜备用。	3		
	3.患者准备,平卧,头尽量后仰,将颈枕垫于颈下,下颌前移,张开口腔,取出义齿;加压给氧:使用简易呼吸器面罩加压给氧,使血氧饱和度保持在95%以上。	8		
	4.术者位于患者头部,插管时暂停通气,右手托起下颌,左手持喉镜自右口角放入口腔,将舌体推向左侧,暴露悬雍垂。	5		
	5.将喉镜前端置于会厌和舌根之间的皱褶处,向上向前挑起会厌软骨,充分暴露声门,吸净痰液。	5		
	6.右手持气管导管以旋转的方式轻轻插入声门少许,拔除导丝,再继续插入2～3 cm。	8		
	7.验证导管是否插入气管内,用听诊器听有无呼吸音,双肺呼吸音是否对称。	8		
	8.无误后用注射器向气囊内注气5～10 mL。	5		

续表

项目	考核内容	分值	扣分点	得分
操作步骤	9.将牙垫置于气管导管旁,用胶布妥善固定导管和牙垫,应用寸带进行双固定。	5		
	10.去除颈枕,接简易呼吸气囊或呼吸机,检查口唇有无受压。	5		
操作后处理	1.整理用物,洗手,及时记录。	3		
	2.密切观察生命体征。	3		
综合评价	1.操作熟练,符合规范要求。	3		
	2.无菌观念强,无污染,符合无菌原则。	2		
	3.态度严谨,动作敏捷,操作细心准确。	3		
	4.能做到关心患者,以患者为中心,确保安全。	5		

【注意事项】

1.动作轻柔,以免损伤牙齿,等声门开启时再插入导管,避免导管与声门相顶,以保护声门、喉部黏膜、减少喉头水肿的发生。

2.防止牙齿脱落误吸,插管前检查有无义齿、松动牙齿,将其取出以免损伤、脱落、滑入气管,引起窒息危及生命。

3.防止插管意外:插管时,挑起会厌由于迷走神经反射,可能造成呼吸、心跳骤停,尤其生命垂危或患有严重缺氧、心功不全患者。因此插管前应向患者的家属交代清楚,取得理解和配合。插管时充分吸氧监测、备好急救器械,药品。

4.验证气管插管是否成功的方法是床边拍摄 X 线;听诊双肺呼吸音是否对称。

> ❖ 知识拓展
>
> ### 气管插管技巧
>
> 喉镜的着力点应始终放在喉镜片的顶端,并采用上提喉镜的方法。声门显露困难时,可请助手按压喉结部位,可能有助于声门显露,或利用导管管芯将导管弯成 L 形,用导管前端挑起会厌,施行盲探插管,必要时可施行经鼻腔插管、逆行导管引导插管或纤维支气管镜引导插管。

实训五十五　吸痰技术

【情境三】

患者气管插管后,应用呼吸机辅助呼吸,痰液较多,遵医嘱给予患者吸痰。

【实训任务】

护士遵医嘱给予患者吸痰。

【护理程序】

吸痰的护理程序

护理程序	要点
护理评估	1.**健康状况**:患者既往健康。 2.**身体状况**:患者气管插管后,应用呼吸机辅助呼吸,痰液较多。 3.**心理及社会状况**:患者目前上高中,与爷爷和父母一起居住,父母平时忙于工作。
护理诊断	1.**急性意识障碍**:与有机磷农药中毒有关。 2.**清理呼吸道无效**:与有机磷农药中毒致支气管分泌物过多有关。 3.**有坠床、自伤的危险**:与患者意识障碍,烦躁不安有关。 4.**潜在并发症**:尿路感染,中间综合征。 5.**有误吸的危险**:与意识障碍、洗胃等操作有关。 6.**体液不足**:脱水、电解质紊乱,与有机磷农药致严重吐泻、大汗有关。
护理目标	1.水电解质保持平衡。 2.呼吸道通畅,患者未发生误吸。 3.营养状况得到改善。 4.对于有机磷农药中毒相关知识有所了解。 5.情绪稳定,能表达自己的不适及缓解方法。
护理措施	1.维护呼吸功能,保持呼吸道通畅。 2.迅速清除尚未被吸收的毒物。 3.维持生命体征的稳定,促使患者意识转为清晰。 4.保持稳定的情绪,恢复生活信心。 5.肺部感染的预防及护理。 6.用药护理。 7.密切观察,防止"中毒反跳"与猝死的发生。 8.留置导尿。 9.饮食及皮肤的护理。 10.健康指导。

续表

护理程序	要点
护理评价	1. 患者呼吸道通畅,无误吸等情况发生。 2. 患者恢复水电解质平衡。 3. 患者的营养状况得到改善。 4. 患者对于有机磷中毒方面相关知识有所了解。 5. 患者意识清晰、情绪稳定。

【操作流程图】

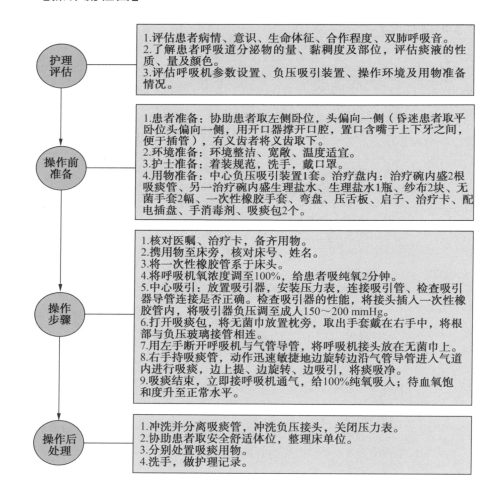

护理评估
1. 评估患者病情、意识、生命体征、合作程度、双肺呼吸音。
2. 了解患者呼吸道分泌物的量、黏稠度及部位,评估痰液的性质、量及颜色。
3. 评估呼吸机参数设置、负压吸引装置、操作环境及用物准备情况。

操作前准备
1. 患者准备:协助患者取左侧卧位,头偏向一侧(昏迷患者取平卧位头偏向一侧,用开口器撑开口腔,置口含嘴于上下牙之间,便于插管),有义齿者将义齿取下。
2. 环境准备:环境整洁、宽敞、温度适宜。
3. 护士准备:着装规范、洗手、戴口罩。
4. 用物准备:中心负压吸引装置1套。治疗盘内:治疗碗内盛2根吸痰管、另一治疗碗内盛生理盐水、生理盐水1瓶、纱布2块、无菌手套2幅、一次性橡胶手套、弯盘、压舌板、启子、治疗卡、配电插盘、手消毒剂、吸痰包2个。

操作步骤
1. 核对医嘱、治疗卡,备齐用物。
2. 携用物至床旁,核对床号、姓名。
3. 将一次性橡胶管系于床头。
4. 将呼吸机氧浓度调至100%,给患者吸纯氧2分钟。
5. 中心吸引:放置吸引器,安装压力表,连接吸引管、检查吸引器导管连接是否正确。检查吸引器的性能,将接头插入一次性橡胶管内,将吸引器负压调至成人150~200 mmHg。
6. 打开吸痰包,将无菌巾放置枕旁,取出手套戴在右手中,将根部与负压玻璃接管相连。
7. 用左手断开呼吸机与气管导管,将呼吸机接头放在无菌巾上。
8. 右手持吸痰管,动作迅速敏捷地边旋转边沿气管导管进入气道内进行吸痰,边上提、边旋转、边吸引,将痰吸净。
9. 吸痰结束,立即接呼吸机通气,给100%纯氧吸入;待血氧饱和度升至正常水平。

操作后处理
1. 冲洗并分离吸痰管,冲洗负压接头,关闭压力表。
2. 协助患者取安全舒适体位,整理床单位。
3. 分别处置吸痰用物。
4. 洗手,做护理记录。

【实训测评】

吸痰护理的实训测评

考核对象：　　　班级：　　　学号：　　　考核得分：　　　考核时间：

项目	考核内容	分值	扣分点	得分
仪表与素质	仪表端庄，服装整洁，不留长指甲，按医院要求着装。	5		
护理评估	1.评估患者病情、意识、生命体征、合作程度、双肺呼吸音。	2		
	2.了解患者呼吸道分泌物的量、黏稠度及部位，评估痰液的性质、量及颜色。	3		
	3.评估呼吸机参数设置、负压吸引装置、操作环境及用物准备情况。	3		
操作前准备	1.患者准备：协助患者取左侧卧位，头偏向一侧(昏迷患者取平卧位头偏向一侧，用开口器撑开口腔，置口含嘴于上下牙之间，便于插管)，有义齿者将义齿取下。	3		
	2.环境准备：环境整洁、宽敞、温度适宜。	3		
	3.护士准备：着装规范，洗手，戴口罩。	2		
	4.用物准备：中心负压吸引装置1套。治疗盘内：治疗碗内盛2根吸痰管，另一治疗碗内盛生理盐水、生理盐水1瓶、纱布2块、无菌手套2幅、一次性橡胶手套、弯盘、压舌板、启子、治疗卡、配电插盘、手消毒剂、吸痰包2个。	5		
操作步骤	1.核对医嘱、治疗卡，备齐用物。	3		
	2.携用物至床旁，核对床号、姓名。	3		
	3.将一次性橡胶管系于床头。	8		
	4.将呼吸机氧浓度调至100%，给患者吸纯氧2分钟。	5		
	5.中心吸引：放置吸引器，安装压力表，连接吸引管、检查吸引器导管连接是否正确。检查吸引器的性能，将接头插入一次性橡胶管内，将吸引器负压调至成人150~200 mmHg。	5		
	6.打开吸痰包，将无菌巾放置枕旁，取出手套戴在右手中，将根部与负压玻璃接管相连。	5		

续表

项目	考核内容	分值	扣分点	得分
操作步骤	7.用左手断开呼吸机与气管导管,将呼吸机接头放在无菌巾上。	5		
	8.右手持吸痰管,动作迅速敏捷地边旋转边沿气管导管进入气道内进行吸痰,边上提、边旋转、边吸引,将痰吸净。	8		
	9.吸痰结束,立即接呼吸机通气,给100%纯氧吸入;待血氧饱和度升至正常水平。	5		
操作后处理	1.冲洗并分离吸痰管,冲洗负压接头,关闭压力表。	5		
	2.协助患者取安全舒适体位,整理床单元。	3		
	3.分别处置吸痰用物。	3		
	4.洗手,作护理记录。	3		
综合评价	1.操作熟练,符合规范要求。	3		
	2.无菌观念强,无污染,符合无菌原则。	2		
	3.态度严谨,动作敏捷,操作细心准确。	3		
	4.能做到关心患者,以患者为中心,确保安全。	5		

【注意事项】

1.严格按照无菌操作技术原则,插管动作轻柔、敏捷。

2.吸痰前后应当给予高浓度、高流量吸氧,吸痰时间不宜超过15秒,如痰液较多,需要再次吸引者,应间隔3~5分钟,待患者耐受后再进行,1根吸痰管只能使用1次。

3.如患者痰液较黏稠,可以配合翻身叩背、雾化吸入;患者发生缺氧的症状如发绀、心率下降等症状时,应立即停止吸痰,休息后再吸。

4.观察患者痰液性状、颜色、量。

5.吸痰前整理呼吸机管路,倾倒冷凝水。

知识拓展

肺部听诊

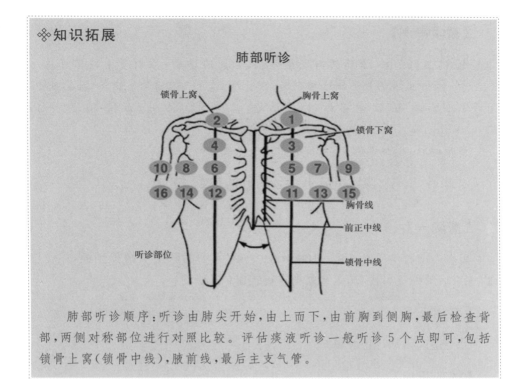

肺部听诊顺序：听诊由肺尖开始，由上而下，由前胸到侧胸，最后检查背部，两侧对称部位进行对照比较。评估痰液听诊一般听诊5个点即可，包括锁骨上窝（锁骨中线），腋前线，最后主支气管。

第二节 严重创伤患者的护理实训

☞学习目标

1. 能够对创伤进行分类。
2. 能够理解创伤的临床表现、治疗及护理要点。
3. 能够对创伤患者进行急救和护理。
4. 能够同情并理解患者，帮助患者熟悉医院环境，减轻患者焦虑、恐惧心理。

严重创伤（trauma）是指危及生命或肢体的创伤，它常为多部位、多脏器的多发伤，病情危重，伤情变化迅速，死亡率高。2000年以来全球每年死于创伤的人数高达500万，伤者达5 000万。在我国，2002年以来每年创伤死亡人数高达70万，伤者有数百万，在我国创伤死亡已成为第五位死因，是35岁以下居民的第一位死因。

【教学案例】

患者,男,30 岁,酒后驾车发生车祸,右上腹受伤;右前臂中段掌面有一 8 cm×10 cm 大小的软组织缺损创面,广泛渗血,中央有喷射性出血;神志恍惚,上腹部明显压痛,面色苍白,四肢湿冷,脉搏 130 次/分,血压 10.7/8 kPa (80/60 mmHg),尿少,口渴,过度换气。

初步诊断:失血性休克、右前臂中段开放性伤口。

实训五十六 止血包扎技术

【情境一】

患者右前臂中段掌面有一 8 cm×10 cm 大小的软组织缺损创面,广泛渗血,中央有喷射性出血,遵医嘱立即进行止血包扎。

【实训任务】

护士遵医嘱进行止血包扎。

【护理程序】

止血包扎的护理程序

护理程序	要点
护理评估	1.**健康状况**:患者既往健康。 2.**身体状况**:患者上腹部明显压痛,面色苍白,四肢湿冷,右上腹受伤;右前臂中段掌面有一 8 cm×10 cm 大小软组织缺损创面,广泛渗血,中央有喷射性出血;脉搏 130 次/分,血压 80/60 mmHg,尿少,口渴,过度换气。 3.**心理状况**:神志恍惚。
护理诊断	1.**皮肤完整性受损**:与开放性伤口、皮肤的防御和保护功能受损等有关。 2.**组织完整性损伤**:皮下组织肌肉或器官损伤,与开放或闭合性损伤有关。 3.**焦虑**:与开放伤口、出血及剧痛、不安全感有关。 4.**躯体移动障碍**:与开放性伤口或有内脏破裂,疼痛限制活动等有关。 5.**疼痛**:与损伤刺激神经末梢,炎性物质刺激细胞壁致通透性增加,引起组织水肿有关。 6.**潜在并发症**:感染。 7.**体液不足**:与血容量减少有关。
护理目标	1.患者维持正常体液量,表现为尿量>30 mL/h。维持尿比重在正常范围内,无脱水的症状和体征,无体液不足发生。 2.皮肤弹性好,血压、心率平稳。 3.止血效果好,出血停止。

续表

护理程序	要点
护理措施	1. 首先取中凹卧位。 2. 遵医嘱迅速建立静脉通道：快速、及时、足量的输液输血来补充血容量。 3. 严密观察脉搏、呼吸、血压、尿量：尤其是脉搏的变化最早出现。 4. 保持呼吸道通畅。 5. 手术止血：常规皮试、备皮，持续吸氧，心电监测，保暖。 6. 观察有无出血、裂开、渗液、腹胀，体温及休克恢复情况。
护理评价	1. 患者心排血量增加。 2. 患者呼吸困难减轻。 3. 患者焦虑减轻。 4. 患者皮肤有弹性、出血停止。 5. 患者对疾病知识及健康教育有所了解。

【操作流程图】

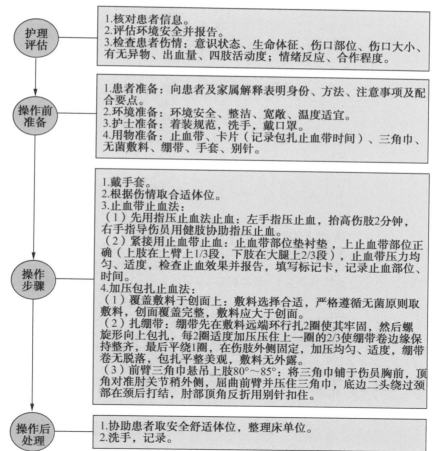

护理评估
1. 核对患者信息。
2. 评估环境安全并报告。
3. 检查患者伤情：意识状态、生命体征、伤口部位、伤口大小、有无异物、出血量、四肢活动度；情绪反应、合作程度。

操作前准备
1. 患者准备：向患者及家属解释表明身份、方法、注意事项及配合要点。
2. 环境准备：环境安全、整洁、宽敞、温度适宜。
3. 护士准备：着装规范，洗手，戴口罩。
4. 用物准备：止血带、卡片（记录包扎止血带时间）、三角巾、无菌敷料、绷带、手套、别针。

操作步骤
1. 戴手套。
2. 根据伤情取合适体位。
3. 止血带止血法：
（1）先用指压止血法止血：左手指压止血，抬高伤肢2分钟，右手指导伤员用健肢协助指压止血。
（2）紧接用止血带止血：止血带部位垫衬垫，上止血带部位正确（上肢在上臂上1/3段，下肢在大腿上2/3段），止血带压力均匀、适度，检查止血效果并报告，填写标记卡，记录止血部位、时间。
4. 加压包扎止血法：
（1）覆盖敷料于创面上：敷料选择合适，严格遵循无菌原则取敷料，创面覆盖完整，敷料应大于创面。
（2）扎绷带：绷带先在敷料远端环行扎2圈使其牢固，然后螺旋形向上包扎，每2圈适度加压压住上一圈的2/3使绷带卷边缘保持整齐，最后平绕1圈，在伤肢外侧固定，加压均匀、适度，绷带卷无脱落，包扎平整美观，敷料无外露。
（3）前臂三角巾悬吊上肢80°～85°：将三角巾铺于伤员胸前，顶角对准肘关节稍外侧，屈曲前臂并压住三角巾，底边二头绕过颈部在颈后打结，肘部顶角反折用别针扣住。

操作后处理
1. 协助患者取安全舒适体位，整理床单位。
2. 洗手，记录。

【实训测评】

止血包扎护理的实训测评

考核对象： 班级： 学号： 考核得分： 考核时间：

项目	考核内容	分值	扣分点	得分
仪表与素质	仪表端庄,服装整洁,不留长指甲,按医院要求着装。	5		
护理评估	1.核对患者信息。	2		
	2.评估环境安全并报告。	3		
	3.检查患者伤情:意识状态、生命体征、伤口部位、伤口大小、有无异物、出血量、四肢活动度;情绪反应、合作程度。	3		
操作前准备	1.患者准备:向患者及家属解释方法、注意事项及配合要点。	3		
	2.环境准备:环境安全、整洁、宽敞、温度适宜。	3		
	3.护士准备:着装规范,洗手,戴口罩。	2		
	4.用物准备:止血带、卡片(记录包扎止血带时间)、三角巾、无菌敷料、绷带、手套、别针。	5		
操作步骤	1.戴手套。	3		
	2.根据伤情取合适体位。	3		
	3.止血带止血法:	—		
	(1)先用指压止血法止血:左手指压止血,抬高伤肢两分钟,右手指导伤员用健肢协助指压止血。	6		
	(2)紧接用止血带止血:止血带部位垫衬垫,上止血带部位正确(上肢在上臂上 1/3 段,下肢在大腿上 2/3 段),止血带压力均匀、适度,检查止血效果并报告,填写标记卡,记录止血部位、时间。	12		
	4.加压包扎止血法:	—		
	(1)覆盖敷料于创面上:敷料选择合适,严格遵循无菌原则取敷料,创面覆盖完整,敷料应大于创面。	7		

续表

项目	考核内容	分值	扣分点	得分
操作步骤	(2)扎绷带:绷带先在敷料远端环行扎 2 圈使其牢固,然后螺旋形向上包扎,每 2 圈适度加压压住上一圈的 2/3 使绷带卷边缘保持整齐,最后平绕 1 圈,在伤肢外侧固定,加压均匀、适度,绷带卷无脱落,包扎平整美观,敷料无外露。	12		
	(3)前臂三角巾悬吊上肢 80°~85°:将三角巾铺于伤员胸前,顶角对准肘关节稍外侧,屈曲前臂并压住三角巾,底边二头绕过颈部在颈后打结,肘部顶角反折用别针扣住。	12		
操作后处理	1.协助患者取安全舒适体位,整理床单位。	5		
	2.洗手,记录。	3		
综合评价	1.操作熟练,符合规范要求。	3		
	2.具备救死扶伤精神,具有争分夺秒的抢救意识,反应敏捷,态度严谨。	2		
	3.具有爱伤观念和人文关怀,以患者为中心。	4		

【注意事项】

1.止血带绕扎部位:扎止血带的标准位置在上肢为上臂上 1/3,下肢为股中、下 1/3 交界处。目前有人主张把止血带扎在紧靠伤口近侧的健康部位,有利于最大限度地保存肢体。上臂中、下 1/3 部扎止血带容易损伤桡神经,应视为禁区。

2.上止血带的松紧要合适:压力是使用止血带的关键问题之一。止血带的松紧,应该以出血停止、远端以不能摸到脉搏为度。过松时常只压住静脉,使静脉血液回流受阻,反而加重出血。使用充气止血带,成人上肢需维持在 40 kPa(300 mmHg),下肢以 66.7 kPa(500 mmHg)为宜。

3.持续时间:原则上应尽量缩短使用上止血带的时间,通常可允许 1 小时左右,最长不宜超过 3 小时。

4.止血带的解除:要在输液、输血和准备好有效的止血手段后,在密切观察下放松止血带;若止血带缠扎过久,组织已发生明显广泛坏死时,在截肢前不宜放松止血带。

5.止血带不可直接缠在皮肤上,上止血带的相应部位要有衬垫,如三角巾、毛巾、衣服等均可。

6.要求有明显标志,说明上止血带的时间和部位。

7.绷带包扎时须注意:

(1)不可在受伤面或炎症部位打结。

(2)不可在关节面或骨突处打结。

(3)不可在受压部位或肢体内侧打结。

(4)不可在常摩擦处打结。

实训五十七　骨髓腔输液

【情境二】

止血后,患者神志恍惚,面色苍白,皮肤湿冷,脉搏 130 次/分,血压 70/50 mmHg,尿少,口渴,外周静脉输液通路建立非常困难,遵医嘱行骨髓腔输液,迅速补充血容量。

【实训任务】

护士遵医嘱给患者行骨髓腔输液。

【护理程序】

骨髓腔输液的护理程序

护理程序	要点
护理评估	1.**健康状况**:患者既往健康。 2.**身体状况**:患者上腹部明显压痛,面色苍白,四肢湿冷,脉搏 130 次/分,血压 70/50 mmHg,尿少,口渴,且建立外周静脉输液通路非常困难。 3.**心理状况**:神志恍惚。
护理诊断	1.**皮肤完整性受损**:与开放性伤口、皮肤的防御和保护功能受损等有关。 2.**组织完整性损伤**:与开放或闭合性损伤有关。 3.**焦虑**:与开放伤口、出血及剧痛、不安全感有关。 4.**躯体移动障碍**:与开放性伤口或有内脏破裂、疼痛限制活动等有关。 5.**疼痛**:与损伤刺激神经末梢,炎性物质刺激细胞壁,致通透性增加,引起组织水肿有关。 6.**潜在并发症**:感染。 7.**体液不足**:与血容量减少有关。

续表

护理程序	要点
护理目标	1.患者维持正常体液量,表现为尿量>30 mL/h。维持尿比重在正常范围内,无脱水的症状和体征,无体液不足发生。 2.皮肤弹性好,血压、心率平稳。 3.止血效果好,出血停止。
护理措施	1.首先取中凹卧位。 2.遵医嘱迅速建立静脉通道:快速、及时、足量地输液输血来补充血容量。 3.严密观察脉搏、呼吸、血压、尿量:尤其是脉搏的变化最早出现。 4.保持呼吸道通畅。 5.手术止血:常规皮试、备皮,持续吸氧,心电监测,保暖。 6.观察有无出血、裂开、渗液、腹胀,体温及休克恢复情况。
护理评价	1.患者心排血量增加。 2.患者呼吸困难减轻。 3.患者焦虑减轻。 4.患者皮肤有弹性、出血停止。 5.患者对疾病知识及健康教育有所了解。

【操作流程图】

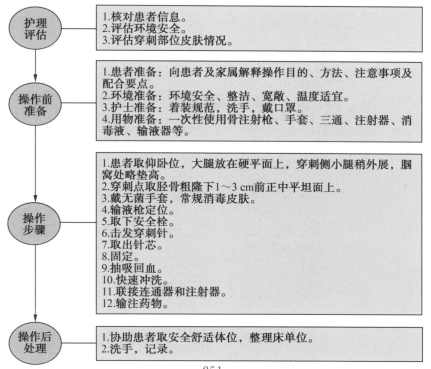

251

【实训测评】

骨髓腔输液的实训测评

考核对象： 班级： 学号： 考核得分： 考核时间：

项目	考核内容	分值	扣分点	得分
仪表与素质	仪表端庄,服装整洁,不留长指甲,按医院要求着装。	5		
护理评估	1.核对患者信息。	2		
	2.评估环境安全。	3		
	3.评估穿刺部位皮肤情况。	3		
操作前准备	1.患者准备:向患者及家属解释操作目的、方法、注意事项及配合要点。	3		
	2.环境准备:环境安全、整洁、宽敞、温度适宜。	3		
	3.护士准备:着装规范,洗手,戴口罩。	2		
	4.用物准备:一次性使用骨注射枪、手套、三通、注射器、消毒液、输液器等。	5		
操作步骤	1.患者取仰卧位,大腿放在硬平面上,穿刺侧小腿稍外展,腘窝处略垫高。	5		
	2.穿刺点取胫骨粗隆下 1～3 cm 前正中平坦面上。	4		
	3.戴无菌手套,常规消毒皮肤。	5		
	4.输液枪定位。	4		
	5.取下安全栓。	4		
	6.击发穿刺针。	5		
	7.取出针芯。	5		
	8.固定。	4		
	9.抽吸回血。	5		
	10 快速冲洗。	5		
	11.联接连通器和注射器。	5		
	12.输注药物。	4		
操作后处理	1.协助患者取安全舒适体位,整理床单位。	5		
	2.洗手,记录。	3		

续表

项目	考核内容	分值	扣分点	得分
综合评价	1.操作熟练,符合规范要求。	3		
	2.具备救死扶伤精神,具有争分夺秒的抢救意识,反应敏捷,态度严谨。	4		
	3.具有爱伤观念和人文关怀,以患者为中心。	4		

【注意事项】

1.穿刺部位皮肤应绷紧,以免穿刺针滑出骨外引起周围软组织损伤。

2.穿刺方向须避开骺板。

3.外展小腿时不可用力过猛,以免损伤膝、髋关节。

4.注意预防以下并发症:

(1)感染。

(2)皮肤坏死、胫骨骨折、骨筋膜腔隙综合征、无临床意义的肺栓塞。

(3)骨骺损伤。

❖ 知识拓展

临床骨髓腔输液操作步骤图解

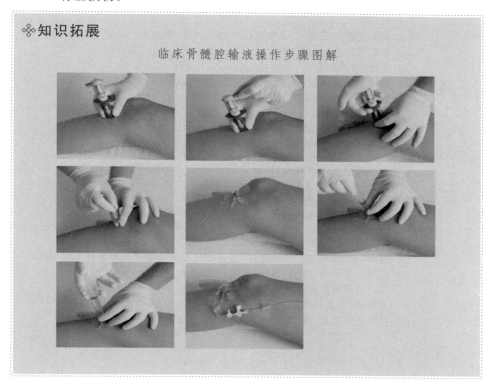

实训五十八　静脉输血

【情境三】

患者入院后经腹腔穿刺,可抽出不凝血,B超检查患者有脾脏破裂、腹腔出血,需行手术治疗,术前遵医嘱全血400 mL,静脉输注。

【实训任务】

护士遵医嘱给患者行静脉输血。

【护理程序】

静脉输血的护理程序

护理程序	要点
护理评估	1.**健康状况**:患者既往健康。 2.**身体状况**:患者入院后经腹腔穿刺,可抽出不凝血,B超检查患者有脾脏破裂、腹腔出血。 3.**心理状况**:神志恍惚。
护理诊断	1.**皮肤完整性受损**:与开放性伤口、皮肤的防御和保护功能受损等有关。 2.**组织完整性损伤**:皮下组织肌肉或器官损伤,与开放或闭合性损伤有关。 3.**焦虑**:与开放伤口、出血及剧痛、不安全感有关。 4.**躯体移动障碍**:与开放性伤口或有内脏破裂,疼痛限制活动等有关。 5.**疼痛**:与损伤刺激神经末梢,炎性物质刺激细胞壁,致通透性增加,引起组织水肿有关。 6.**潜在并发症**:感染。 7.**体液不足**:与血容量减少有关。
护理目标	1.患者维持正常体液量,表现为尿量＞30 mL/h。维持尿比重在正常范围内,无脱水的症状和体征,无体液不足发生。 2.皮肤弹性好,血压、心率平稳。 3.止血效果好,出血停止。
护理措施	1.首先取中凹卧位。 2.遵医嘱迅速建立静脉通道:快速、及时、足量的输液输血来补充血容量。 3.严密观察脉搏、呼吸、血压、尿量:尤其是脉搏的变化最早出现。 4.保持呼吸道通畅。 5.手术止血:常规皮试、备皮,持续吸氧,心电监测,保暖。 6.观察有无出血、裂开、渗液、腹胀,体温及休克恢复情况。

续表

护理程序	要点
护理评价	1.患者心排血量增加。 2.患者呼吸困难减轻。 3.患者焦虑减轻。 4.患者皮肤有弹性、出血停止。 5.患者对疾病知识及健康教育有所了解。

【操作流程图】

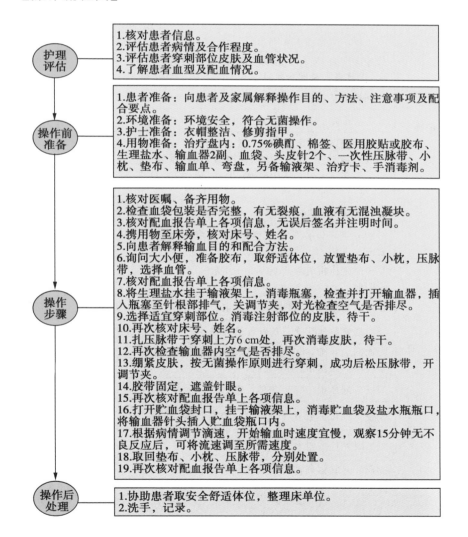

护理评估
1.核对患者信息。
2.评估患者病情及合作程度。
3.评估患者穿刺部位皮肤及血管状况。
4.了解患者血型及配血情况。

操作前准备
1.患者准备：向患者及家属解释操作目的、方法、注意事项及配合要点。
2.环境准备：环境安全，符合无菌操作。
3.护士准备：衣帽整洁、修剪指甲。
4.用物准备：治疗盘内：0.75%碘酊、棉签、医用胶贴或胶布、生理盐水、输血器2副、血袋、头皮针2个、一次性压脉带、小枕、垫布、输血单、弯盘，另备输液架、治疗卡、手消毒剂。

操作步骤
1.核对医嘱、备齐用物。
2.检查血袋包装是否完整，有无裂痕，血液有无混浊凝块。
3.核对配血报告单上各项信息，无误后签名并注明时间。
4.携用物至床旁，核对床号、姓名。
5.向患者解释输血目的和配合方法。
6.询问大小便，准备胶布，取舒适体位，放置垫布、小枕，压脉带，选择血管。
7.核对配血报告单上各项信息。
8.将生理盐水挂于输液架上，消毒瓶塞，检查并打开输血器，插入瓶塞至针根部排气，关调节夹，对光检查空气是否排尽。
9.选择适宜穿刺部位。消毒注射部位的皮肤，待干。
10.再次核对床号、姓名。
11.扎压脉带于穿刺上方6 cm处，再次消毒皮肤，待干。
12.再次检查输血器内空气是否排尽。
13.绷紧皮肤，按无菌操作原则进行穿刺，成功后松压脉带，开调节夹。
14.胶带固定，遮盖针眼。
15.再次核对配血报告单上各项信息。
16.打开贮血袋封口，挂于输液架上，消毒贮血袋及盐水瓶瓶口，将输血器针头插入贮血袋瓶口内。
17.根据病情调节滴速，开始输血时速度宜慢，观察15分钟无不良反应后，可将流速调至所需速度。
18.取回垫布、小枕、压脉带，分别处置。
19.再次核对配血报告单上各项信息。

操作后处理
1.协助患者取安全舒适体位，整理床单位。
2.洗手，记录。

【实训测评】

静脉输血的实训测评

考核对象： 班级： 学号： 考核得分： 考核时间：

项目	考核内容	分值	扣分	存在问题
仪表与素质	仪表端庄,服装整洁,不留长指甲,按医院要求着装。	5		
护理评估	1.评估患者病情及合作程度。	2		
	2.评估患者穿刺部位皮肤及血管状况。	3		
	3.了解患者血型及配血情况。	3		
操作前准备	1.患者准备:向患者及家属解释操作目的、方法、注意事项及配合要点。	3		
	2.环境准备:环境安全,符合无菌操作。	3		
	3.护士准备:衣帽整洁、修剪指甲。	2		
	4.用物准备:治疗盘内:0.75%碘酊、棉签、医用胶贴或胶布、生理盐水、输血器2副、血袋、头皮针2个、一次性压脉带、小枕、垫布、输血单、弯盘,另备输液架、治疗卡、手消毒剂。	5		
操作步骤	1.核对医嘱、备齐用物。	2		
	2.检查血袋包装是否完整,有无裂痕,血液有无混浊凝块。	3		
	3.核对配血报告单上各项信息,无误后签名并注明时间。	3		
	4.携用物至床旁,核对床号、姓名。	3		
	5.向患者解释输血目的和配合方法。	3		
	6.询问大小便,准备胶布,取舒适体位,放置垫布、小枕,压脉带,选择血管。	3		
	7.核对配血报告单上各项信息。	3		
	8.将生理盐水挂于输液架上,消毒瓶塞,检查并打开输血器,插入瓶塞至针根部排气,关调节夹对光检查空气是否排尽。	3		
	9.选择适宜穿刺部位。消毒注射部位的皮肤,待干。	3		

续表

项目	考核内容	分值	扣分	存在问题
操作步骤	10.再次核对床号、姓名。	3		
	11.扎压脉带于穿刺上方 6 cm,再次消毒皮肤,待干。	3		
	12.再次检查输血器内空气是否排尽。	3		
	13.绷紧皮肤,按无菌操作原则进行穿刺,成功后松压脉带,开调节夹。	3		
	14.胶带固定,遮盖针眼。	3		
	15.再次核对配血报告单上各项信息。	3		
	16.打开贮血袋封口,挂于输液架上,消毒贮血袋及盐水瓶瓶口,将输血器针头插入贮血袋瓶口内。	3		
	17.根据病情调节滴速,开始输血时速度宜慢,观察 15 分钟无不良反应后,可将流速调至所需速度。	3		
	18.取回垫布、小枕、压脉带,分别处置。	3		
	19.再次核对配血报告单上各项信息。	3		
操作后处理	1.协助患者取安全舒适体位,整理床单位。	5		
	2.洗手,记录。	3		
综合评价	1.操作熟练,符合规范要求。	3		
	2.具备救死扶伤精神,具有争分夺秒的抢救意识,反应敏捷,态度严谨。	4		
	3.具有爱伤观念和人文关怀,以患者为中心。	3		

【注意事项】

1.输血前必须经 2 人核对无误,方可输入。

2.血液取回后勿震荡、加温,避免血液成分破坏引起不良反应。

3.输血后的 15 分钟以及输血过程应定期对患者进行监测。

4.1 个单位的全血或成分血应在 4 小时内输完。

5.全血、成分血和其他血液制品时应从血库取出后 30 分钟内输注。

6.连续输入不同供血者血液制品时,中间输入生理盐水。

7.出现输血反应立即减慢或停止输血,更换输液器,用生理盐水维持静脉通畅,通知医生,做好抢救准备,保留余血并记录。

8.空血袋低温保存 24 小时,之后按医疗废物处理。

❖知识拓展

静脉输血前的临床准备工作

填写申请单,采集血标本,做血型鉴定和交叉配血试验。静脉输全血、红细胞、白细胞、血小板等血制品必须做血型鉴定和交叉配血试验;输入血浆前须做血型鉴定。取血查对,凭取血单与血库人员共同做好"三查、八对",分别是查血液有效期、质量及输血装置质量,对姓名、床号、住院号、血袋号、血型、交叉配血结果、血液种类和剂量。避免血液剧烈震荡,血制品不能加温,自然复温(室温下放置 15~20 分钟再输入),一般在 4 小时内输完。输血前再次 2 人核对无误后输血,血袋保留 24 小时。

第三节　心搏骤停患者的护理实训

☞学习目标

1.能够正确判断心搏骤停的临床表现及诊断标准、心搏骤停的常见原因。

2.能够理解复苏后的监测与护理、心肺脑复苏的操作方法及操作中的注意事项、脑复苏的治疗措施及降温方法。

3.运用所学知识正确、熟练、协调地施行心肺复苏术。

心搏骤停(sudden cardiac arrest,SCA)是指心脏在严重致病因素的作用下突然停止跳动而不能排出足够的血液,引起全身缺血、缺氧。心搏骤停导致意外性非预期猝死,如及时采取有效的复苏措施,其成活率高达 70%~80%,应积极组织抢救。

【教学案例】

患者,女,32 岁,突发神志不清、抽搐和呼吸停顿,半年前患有病毒性心肌炎伴有室性早搏呈二联律、三联律,服用抗心律失常药物,曾发生晕厥、气促。

查体:意识不清,呼吸停顿,脉搏消失,听诊心音消失,血压测不到。

辅助检查:心电图波形、振幅与频率均极不规则,无法辨认 QRS 波群、ST 段与 T 波。

初步诊断:心搏骤停、心室颤动。

实训五十九　心肺复苏

【情境一】

患者入院后神志不清、大动脉搏动消失,心音消失,血压测不到,瞳孔散大、四肢抽搐、面色苍白、口唇有发绀,呼吸断续,呈叹息样,后即停止,应立即行心肺复苏。

【实训任务】

心肺复苏。

【护理程序】

心肺复苏的护理程序

护理程序	要点
护理评估	1.**健康状况**:半年前病毒性心肌炎伴有室性早搏呈二联律、三联律,服用抗心律失常药物,曾发生晕厥、气促。 2.**身体状况**:意识不清,呼吸停顿,脉搏消失,听诊心音消失,血压测不到。 3.**心理状况**:神志不清。
护理诊断	1.**气体交换受损**:与肺淤血、肺与气管受压有关。 2.**活动无耐力**:心输出量下降和长期卧床有关。 3.**焦虑**:缺乏疾病知识有关。 4.**潜在的并发症**:心脏骤停。 5.**体温过高**:与感染有关。 6.**营养失调**:与摄入不足有关。
护理目标	使心跳、呼吸骤停的患者得到迅速、有效、安全的心肺复苏。
护理措施	1.进行心肺复苏,持续心电监护,以便及时发现和处理心律失常,防止再次发生心脏骤停,并准备好抢救药品和抢救器械以备急用。 2.密切观察体温变化,积极采取亚低温疗法,以头部降温为主,可用冰帽或冰袋物理降温或加用冬眠药物,减轻脑损伤,一般以中心温度降至 32 ℃为宜。 3.遵医嘱给予渗透性利尿剂,以减轻脑水肿,严密观察尿量、血压,防止脱水过度造成血容量不足,维持血压稳定。 4.遵医嘱应用冬眠药物防止抽搐。 5.遵医嘱给予抗凝以疏通微循环,钙通道阻滞剂解除脑血管痉挛,促进早期脑血流灌注。 6.有条件尽早应用高压氧治疗,通过增加血氧含量及弥散,提高脑组织氧分压,改善脑缺氧,降低颅内压。 7.给予患者及家属心理护理。

续表

护理程序	要点
护理评价	1.心肺复苏及时、有效。 2.急救过程高效。

【操作流程图】

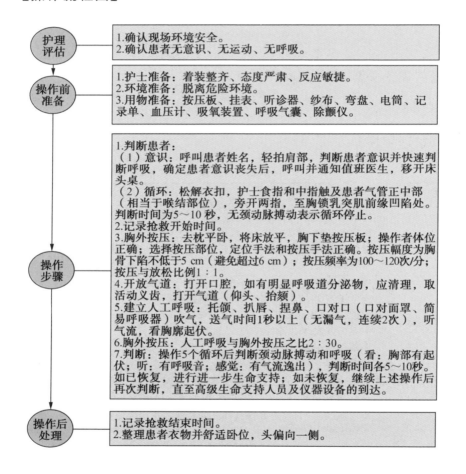

护理评估
1.确认现场环境安全。
2.确认患者无意识、无运动、无呼吸。

操作前准备
1.护士准备：着装整齐、态度严肃、反应敏捷。
2.环境准备：脱离危险环境。
3.用物准备：按压板、挂表、听诊器、纱布、弯盘、电筒、记录单、血压计、吸氧装置、呼吸气囊、除颤仪。

操作步骤
1.判断患者：
（1）意识：呼叫患者姓名，轻拍肩部，判断患者意识并快速判断呼吸，确定患者意识丧失后，呼叫并通知值班医生，移开床头桌。
（2）循环：松解衣扣，护士食指和中指触及患者气管正中部（相当于喉结部位），旁开两指，至胸锁乳突肌前缘凹陷处。判断时间为5～10秒，无颈动脉搏动表示循环停止。
2.记录抢救开始时间。
3.胸外按压：去枕平卧，将床放平，胸下垫按压板；操作者体位正确；选择按压部位，定位手法和按压手法正确。按压幅度为胸骨下陷不低于5 cm（避免超过6 cm）；按压频率为100～120次/分；按压与放松比例1∶1。
4.开放气道：打开口腔，如有明显呼吸道分泌物，应清理，取活动义齿，打开气道（仰头、抬颏）。
5.建立人工呼吸：托颌、扒唇、捏鼻、口对口（口对面罩、简易呼吸器）吹气，送气时间1秒以上（无漏气，连续2次），听气流，看胸廓起伏。
6.胸外按压：人工呼吸与胸外按压之比2∶30。
7.判断：操作5个循环后判断颈动脉搏动和呼吸（看：胸部有起伏；听：有呼吸音；感觉：有气流逸出），判断时间各5～10秒。如已恢复，进行进一步生命支持；如未恢复，继续上述操作后再次判断，直至高级生命支持人员及仪器设备的到达。

操作后处理
1.记录抢救结束时间。
2.整理患者衣物并舒适卧位，头偏向一侧。

【实训测评】

心肺复苏的实训测评

考核对象： 班级： 学号： 考核得分： 考核时间：

项目	考核内容	分值	扣分	存在问题
仪表与素质	仪表端庄,服装整洁,不留长指甲,按医院要求着装。	5		
护理评估	1.确认现场环境安全。	2		
	2.确认患者无意识、无运动、无呼吸。	3		
操作前准备	1.护士准备:着装整齐、态度严肃、反应敏捷。	3		
	2.环境准备:脱离危险环境。	3		
	3.用物准备:按压板、挂表、听诊器、纱布、弯盘、电筒、记录单、血压计、吸氧装置分)、呼吸气囊、除颤仪。	4		
操作步骤	1.判断患者:	—		
	(1)意识:呼叫患者姓名,轻拍肩部,判断患者意识并快速判断呼吸,确定患者意识丧失后,呼叫并通知值班医生,移开床头桌。	8		
	(2)循环:松解衣扣,护士食指和中指触及患者气管正中部(相当于喉结部位),旁开两指,至胸锁乳突肌前缘凹陷处,判断时间为 5～10 秒,无颈动脉搏动表示循环停止。	8		
	2.记录抢救开始时间。	5		
	3.胸外按压:去枕平卧,将床放平,胸下垫按压板;操作者体位正确;选择按压部位,定位手法和按压手法正确。按压幅度为胸骨下陷不低于 5 cm(避免超过 6 cm);按压频率为100～120 次/分;按压与放松比例1∶1。	10		
	4.开放气道:打开口腔,如有明显呼吸道分泌物,应清理,取活动义齿,打开气道(仰头、抬颏)。	6		
	5.建立人工呼吸:托颌、扒唇、捏鼻、口对口(口对面罩、简易呼吸器)吹气,送气时间 1 s 以上(无漏气,连续 2 次),听气流,看胸廓起伏。	8		

续表

项目	考核内容	分值	扣分	存在问题
操作步骤	6.胸外按压:人工呼吸与胸外按压之比为2∶30。	5		
	7.判断:操作5个循环后判断颈动脉搏动和呼吸(看:胸部有起伏;听:有呼吸音;感觉:有气流逸出),判断时间各5~10秒。如已恢复,进行进一步生命支持;如未恢复,继续上述操作后再次判断,直至高级生命支持人员及仪器设备的到达。	10		
操作后处理	1.记录抢救结束时间。	6		
	2.整理患者衣物并舒适卧位,头偏向一侧。	4		
综合评价	1.关爱患者,体现以患者为中心的服务理念。	3		
	2.操作过程中,争分夺秒,急救意识强。	4		
	3.态度严谨,动作敏捷。操作细心准确。	3		

【注意事项】

1.按压应确保足够的速度与深度,尽量减少中断,如需安插人工气道或除颤时,中断不应超过10秒。

2.成人使用1~2L的简易呼吸器,如气道开放,无漏气,1L简易呼吸器挤压1/2~2/3,2L简易呼吸器挤压1/3。

3.人工通气时,送气量不宜过大,以免引起患者胃部胀气,避免过度通气。

4.如患者没有人工气道,吹气时稍停按压;如患者插有人工气道,吹气时可暂停不按压。

5.胸外按压时肩、肘、腕在一条直线上,并与患者身体长轴垂直,按压时手掌掌根不能离开胸壁。

❖**知识拓展**

　　心肺复苏仪可代替人工进行心肺复苏术,主要适用于心跳呼吸骤停者急救使用,最适用于现场窒息抢救和转运途中的心肺复苏术。

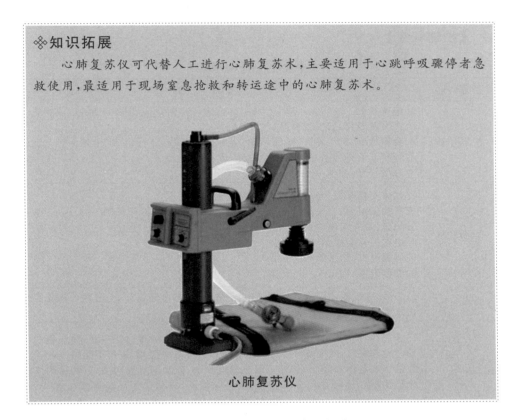

心肺复苏仪

实训六十　电除颤技术

【情境二】

在心肺复苏的过程中,患者出现心室颤动,立即给患者行电除颤术。

【实训任务】

电除颤技术。

【护理程序】

电除颤技术的护理程序

护理程序	要点
护理评估	1.**健康状况**:半年前病毒性心肌炎伴有室性早搏呈二联律、三联律,服用抗心律失常药物,曾发生晕厥、气促。 2.**身体状况**:意识不清,呼吸停顿,未脉搏,听诊心音消失,血压测不到。在心肺复苏的过程中,患者出现心室颤动。 3.**心理状况**:神志不清。
护理诊断	1.**气体交换受损**:与肺淤血、肺与气管受压有关。 2.**活动无耐力**:心输出量下降和长期卧床有关。 3.**焦虑**:缺乏疾病知识有关。 4.**潜在的并发症**:心脏骤停。 5.**体温过高**:与感染有关。 6.**营养失调**:与摄入不足有关。
护理目标	使心跳、呼吸骤停的患者得到迅速、有效、安全的心肺复苏,心室颤动恢复至正常节律。
护理措施	1.进行心肺复苏,持续心电监护,以便及时发现和处理心律失常,防止再次发生心脏骤停,并准备好抢救药品和抢救器械以备急用,进行电除颤。 2.密切观察体温变化,积极采取亚低温疗法,以头部降温为主,可用冰帽或冰袋物理降温或加用冬眠药物,减轻脑损伤,一般以中心温度降至 32 ℃为宜。 3.遵医嘱给予渗透性利尿剂,以减轻脑水肿,严密观察尿量、血压,防止脱水过度造成血容量不足,维持血压稳定。 4.遵医嘱应用冬眠药物防治抽搐。 5.遵医嘱给予抗凝以疏通微循环,钙通道阻滞剂解除脑血管痉挛,促进早期脑血流灌注。 6.有条件尽早应用高压氧治疗,通过增加血氧含量及弥散,提高脑组织氧分压,改善脑缺氧,降低颅内压。 7.给予患者及家属心理护理。
护理评价	1.心肺复苏、电除颤及时、有效。 2.急救过程高效。

【操作流程图】

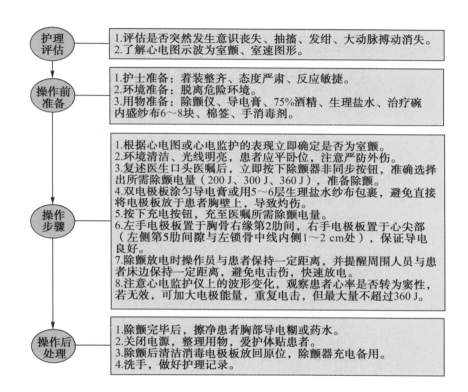

护理评估
1.评估是否突然发生意识丧失、抽搐、发绀、大动脉搏动消失。
2.了解心电图示波为室颤、室速图形。

操作前准备
1.护士准备：着装整齐、态度严肃、反应敏捷。
2.环境准备：脱离危险环境。
3.用物准备：除颤仪、导电膏、75%酒精、生理盐水、治疗碗内盛纱布6~8块、棉签、手消毒剂。

操作步骤
1.根据心电图或心电监护的表现立即确定是否为室颤。
2.环境清洁、光线明亮，患者应平卧位，注意严防外伤。
3.复述医生口头医嘱后，立即按下除颤器非同步按钮，准确选择出所需除颤电量（200 J、300 J、360 J），准备除颤。
4.双电极板涂匀导电膏或用5~6层生理盐水纱布包裹，避免直接将电极板放于患者胸壁上，导致灼伤。
5.按下充电按钮，充至医嘱所需除颤电量。
6.左手电极板置于胸骨右缘第2肋间，右手电极板置于心尖部（左侧第5肋间隙与左锁骨中线内侧1~2 cm处），保证导电良好。
7.除颤放电时操作员与患者保持一定距离，并提醒周围人员与患者床边保持一定距离，避免电击伤，快速放电。
8.注意心电监护仪上的波形变化，观察患者心率是否转为窦性，若无效，可加大电极能量，重复电击，但最大量不超过360 J。

操作后处理
1.除颤完毕后，擦净患者胸部导电糊或药水。
2.关闭电源，整理用物，爱护体贴患者。
3.除颤后清洁消毒电极板放回原位，除颤器充电备用。
4.洗手，做好护理记录。

【实训测评】

电除颤技术的实训测评

考核对象：　　　　班级：　　　　学号：　　　　考核得分：　　　　考核时间：

项目	考核内容	分值	扣分	存在问题
仪表与素质	仪表端庄,服装整洁,不留长指甲,按医院要求着装。	5		
护理评估	1.评估是否突然发生意识丧失、抽搐、发绀、大动脉搏动消失。	2		
	2.了解心电图示波为室颤、室速图形。	3		

续表

项目	考核内容	分值	扣分	存在问题
操作前准备	1. 护士准备:着装整齐、态度严肃、反应敏捷。	3		
	2. 环境准备:脱离危险环境。	3		
	3. 用物准备:除颤仪、导电膏、75%酒精、生理盐水、治疗碗内盛纱布6~8块、棉签、手消毒剂。	4		
操作步骤	1. 根据心电图或心电监护的表现立即确定是否为室颤。	2		
	2. 环境清洁、光线明亮,患者应平卧位,注意严防外伤。	6		
	3. 复述医生口头医嘱后,立即按下除颤器非同步按钮,准确选择出所需除颤电量(200J、300J、360J),准备除颤。	8		
	4. 双电极板涂匀导电膏或用5~6层生理盐水纱布包裹,避免直接将电极板放于患者胸壁上,导致灼伤。	5		
	5. 按下充电按钮,充至医嘱所需除颤电量。	5		
	6. 左手电极板置于胸骨右缘第2肋间,右手电极板置于心尖部(左侧第5肋间隙与左锁骨中线内侧1~2 cm处),保证导电良好。	8		
	7. 除颤放电时操作员与患者保持一定距离,并提醒周围人员与患者床边保持一定距离,避免电击伤,快速放电。	8		
	8. 注意心电监护仪上的波形变化,观察患者心率是否转为窦性,若无效,可加大电极能量,重复电击,但最大量不超过360 J。	8		
操作后处理	1. 除颤完毕后,擦净患者胸部导电糊或药水。	6		
	2. 关闭电源,整理用物,爱护体贴患者。	4		
	3. 除颤后清洁消毒电极板放回原位,除颤器充电备用。	4		
	4. 洗手,做好护理记录。	3		

续表

项目	考核内容	分值	扣分	存在问题
综合评价	1.关爱患者,体现以患者为中心的服务理念。	3		
	2.操作过程中,争分夺秒,急救意识强。	4		
	3.态度严谨,动作敏捷,操作细心准确。	3		
	4.操作规范、熟练、节力。	3		

【注意事项】

1.除颤时远离水及导电材料。

2.清洁并擦干皮肤,不能使用酒精、含有苯基的酊剂或止汗剂。

3.手持电极板时,两极不能相对,不能面向自己。

4.放置电极板部位应避开瘢痕、伤口。

5.如电极板部位安放有医疗器械,除颤时电极板应远离医疗器械至少2.5 cm以上。

6.患者右侧卧位时,"STERNUM"手柄电极,置于左肩胛下区与心脏同高处;"APEX"手柄电极,置于心前区。

7.安装有起搏器的患者除颤时,电极板距起搏器至少10 cm。

8.如果1次除颤后不能消除室颤,移开电极板后应立即进行胸外按压。

9.操作后应保留并标记除颤时自动描记的心电图。

10.使用后将电极板充分清洁,及时充电备用;定期充电并检查性能。

11.电除颤的并发症:

(1)心律失常:室颤或者心动过缓。

(2)呼吸抑制、喉痉挛:可能由镇静剂对呼吸中枢抑制或电击本身引起。

(3)低血压:与电击后的短时降低或心肌损伤有关。

(4)心肌损伤:可发生急性肺水肿,心肌酶升高。

(5)栓塞:肺栓塞或其他部位栓塞,可用抗凝治疗。

(6)皮肤烧伤:由电极板与皮肤连接不紧密所致。

实训六十一　简易呼吸气囊辅助呼吸技术

【情境三】

为了维持和增加患者机体通气量、纠正威胁生命的低氧血症、保证患者的有效通气量,遵医嘱使用简易呼吸气囊辅助呼吸。

【实训任务】

护士遵医嘱给患者使用简易呼吸气囊辅助呼吸。

【护理程序】

简易呼吸气囊辅助呼吸技术的护理程序

护理程序	要点
护理评估	1.**健康状况**:半年前病毒性心肌炎伴有室性早搏呈二联律、三联律,服用抗心律失常药物,曾发生晕厥、气促。 2.**身体状况**:意识不清,呼吸停顿,无脉搏,听诊心音消失,血压测不到。在心肺复苏的过程中,患者出现心室颤动。 3.**心理状况**:神志不清。
护理诊断	1.气体交换受损:与肺淤血、肺与气管受压有关。 2.活动无耐力:心输出量下降和长期卧床有关。 3.焦虑:缺乏疾病知识有关。 4.潜在的并发症:心脏骤停。 5.体温过高:与感染有关。 6.营养失调:与摄入不足有关。
护理目标	使心跳、呼吸骤停的患者得到迅速、有效、安全的心肺复苏,心室颤动停止。
护理措施	1.进行心肺复苏,持续心电监护,以便及时发现和处理心律失常,防止再次发生心脏骤停,并准备好抢救药品和抢救器械以备急用;进行电除颤。使用简易呼吸气囊辅助呼吸来维持和增加患者机体通气量、纠正威胁生命的低氧血症、保证患者的有效通气量。 2.密切观察体温变化,积极采取亚低温疗法,以头部降温为主,可用冰帽或冰袋物理降温或加用冬眠药物,减轻脑损伤,一般以中心温度降至 32 ℃为宜。 3.遵医嘱给予渗透性利尿剂,以减轻脑水肿。严密观察尿量、血压,防止脱水过度造成血容量不足,维持血压稳定。 4.遵医嘱应用冬眠药物防治抽搐。 5.遵医嘱给予抗凝以疏通微循环,钙通道阻滞剂解除脑血管痉挛,促进早期脑血流灌注。 6.有条件尽早应用高压氧治疗,通过增加血氧含量及弥散,提高脑组织氧分压,改善脑缺氧,降低颅内压。 7.给予患者及家属心理护理。
护理评价	1.心肺复苏、电除颤及时、有效。 2.增加患者机体通气量、纠正低氧血症、保证有效通气量。 3.急救过程高效。

【操作流程图】

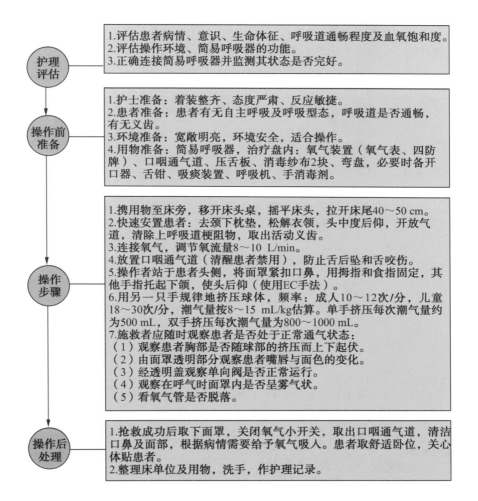

护理评估

1. 评估患者病情、意识、生命体征、呼吸道通畅程度及血氧饱和度。
2. 评估操作环境、简易呼吸器的功能。
3. 正确连接简易呼吸器并监测其状态是否完好。

操作前准备

1. 护士准备：着装整齐、态度严肃、反应敏捷。
2. 患者准备：患者有无自主呼吸及呼吸型态，呼吸道是否通畅，有无义齿。
3. 环境准备：宽敞明亮，环境安全，适合操作。
4. 用物准备：简易呼吸器，治疗盘内：氧气装置（氧气表、四防牌）、口咽通气道、压舌板、消毒纱布2块、弯盘，必要时备开口器、舌钳、吸痰装置、呼吸机、手消毒剂。

操作步骤

1. 携用物至床旁，移开床头桌，摇平床头，拉开床尾40～50 cm。
2. 快速安置患者：去颈下枕垫，松解衣领，头中度后仰，开放气道，清除上呼吸道梗阻物，取出活动义齿。
3. 连接氧气，调节氧流量8～10 L/min。
4. 放置口咽通气道（清醒患者禁用），防止舌后坠和舌咬伤。
5. 操作者站于患者头侧，将面罩紧扣口鼻，用拇指和食指固定，其他手指托起下颌，使头后仰（使用EC手法）。
6. 用另一只手规律地挤压球体，频率：成人10～12次/分，儿童18～30次/分，潮气量按8～15 mL/kg估算。单手挤压每次潮气量约为500 mL，双手挤压每次潮气量为800～1000 mL。
7. 施救者应随时观察患者是否处于正常通气状态：
（1）观察患者胸部是否随球部的挤压而上下起伏。
（2）由面罩透明部分观察患者嘴唇与面色的变化。
（3）经透明盖观察单向阀是否正常运行。
（4）观察在呼气时面罩内是否呈雾气状。
（5）看氧气管是否脱落。

操作后处理

1. 抢救成功后取下面罩，关闭氧气小开关，取出口咽通气道，清洁口鼻及面部，根据病情需要给予氧气吸入。患者取舒适卧位，关心体贴患者。
2. 整理床单位及用物，洗手，作护理记录。

【实训测评】

简易呼吸气囊辅助呼吸技术的实训测评

考核对象：　　　　班级：　　　　学号：　　　　考核得分：　　　　考核时间：

项目	考核内容	分值	扣分	存在问题
仪表与素质	仪表端庄,服装整洁,不留长指甲,按医院要求着装。	5		

续表

项目	考核内容	分值	扣分	存在问题
护理评估	1. 评估患者病情、意识、生命体征、呼吸道通畅程度及血氧饱和度。	3		
	2. 评估操作环境、简易呼吸器的功能。	3		
	3. 正确连接简易呼吸器并监测其状态是否完好。	5		
操作前准备	1. 护士准备:着装整齐、态度严肃、反应敏捷。	3		
	2. 患者准备:患者有无自主呼吸及呼吸形态,呼吸道是否通畅,有无义齿。	4		
	3. 环境准备:宽敞明亮,环境安全,适合操作。	3		
	4. 用物准备:简易呼吸器,治疗盘内:氧气装置(氧气表、四防牌)、口咽通气道、压舌板、消毒纱布2块、弯盘,必要时备开口器、舌钳、吸痰装置、呼吸机、手消毒剂。	5		
操作步骤	1. 携用物至床旁,移开床头桌,摇平床头,拉开床尾40～50 cm。	4		
	2. 快速安置患者:去颈下枕垫,松解衣领,头中度后仰,开放气道;清除上呼吸道梗阻物,取出活动义齿。	6		
	3. 连接氧气,调节氧流量8～10 L/min。	5		
	4. 放置口咽通气道(清醒患者禁用),防止舌后坠和舌咬伤。	5		
	5. 操作者站于患者头侧,将面罩紧扣口鼻,用拇指和食指固定,其他手指托起下颌,使头后仰(使用EC手法)。	6		
	6. 用另一只手规律地挤压球体,频率:成人10～12次/分,儿童18～30次/分,潮气量按8～15 mL/kg估算。单手挤压每次潮气量约为500 mL,双手挤压每次潮气量为800～1000 mL。	8		
	7. 施救者应随时观察患者是否处于正常通气状态: (1)观察患者胸部是否随球部的挤压而上下起伏。 (2)由面罩透明部分观察患者嘴唇与面色的变化。 (3)经透明盖观察单向阀是否正常运行。 (4)观察在呼气时面罩内是否呈雾气状。 (5)看氧气管是否脱落。	10		

续表

项目	考核内容	分值	扣分	存在问题
操作后处理	1. 抢救成功后取下面罩,关闭氧气小开关。取出口咽通气道,清洁口鼻及面部,根据病情需要给予氧气吸入。患者取舒适卧位,关心体贴患者。	8		
	2. 整理床单位及用物,洗手,作护理记录。	4		
综合评价	1. 关爱患者,体现以患者为中心的服务理念。	3		
	2. 操作过程中,争分夺秒,急救意识强。	4		
	3. 态度严谨,动作敏捷。操作细心准确。	3		
	4. 操作规范、熟练、节力。	3		

【注意事项】

1. 使用简易呼吸器容易发生的问题是由于活瓣漏气,使患者得不到有效通气,所以要定时检查、测试、维修和保养。

2. 选择合适的面罩,以便得到最佳使用效果。

3. 如果外接氧气,应调节氧流量至氧气储气袋充满氧气(氧流量8~10 L/min)。

4. 挤压呼吸囊时,压力不可过大,约挤压呼吸囊的1/3~2/3为宜,亦不可时大时小时快时慢,以免损伤肺组织,造成呼吸中枢紊乱,影响呼吸功能恢复。单手挤压,产生的潮气量约为500 mL,双手挤压,潮气量为800~1000 mL。

5. 发现患者有自主呼吸时,应与患者的呼吸动作保持一致,加以辅助,以免影响患者的自主呼吸,发生对抗,反而会导致通气不足。

6. 对清醒患者做好心理护理,解释应用呼吸器的目的和意义,缓解紧张情绪,使其主动配合,并边挤压呼吸囊边指导患者呼吸。

❖**知识拓展**

　　简易呼吸器应由专人负责,每周保养并检测1次,各部件是否齐全、有无老化、各连接口有无松动,面罩与呼吸器应配套,充气、弹性良好,呼吸囊不漏气,各阀门性能良好,活瓣不失灵,氧气接头与吸氧管对接牢固,确保设备处于良好的备用状态。

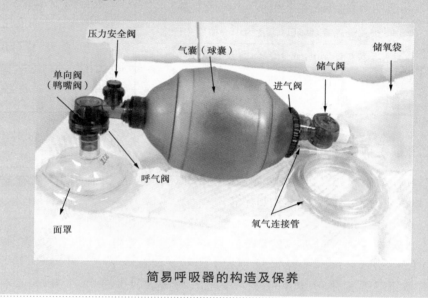

简易呼吸器的构造及保养

第四节　气道异物梗阻患者的护理实训

☞**学习目标**

　　1.能够正确对气道异物梗阻进行识别。

　　2.能够理解气道异物梗阻的定义和原因。

　　3.运用所学知识及时发现气道异物梗阻,正确评估患者、判断病情,规范熟练地实施海姆立克急救法。

　　4.养成遇事冷静、时间就是生命的急救态度。

　　我国每年有大量的呼吸道异物窒息导致死亡的病例,根据中国资料分析,由意外损伤造成的死因中主要为意外窒息,占婴儿意外死亡中的90%,而导致窒息的主要原因就是**气道异物梗阻**(airway obstruction)。因此,气道异物梗阻一旦发生,几乎没有入院急救的机会。食物、异物卡喉常由于进食或口含异物时嬉笑、打闹或啼哭而导致,使孩子的呼吸完全不能进行,尤其多见于儿童,表现为突然呛咳、不能发音、呼吸急促、皮肤发紫,严重者可迅速出现意识丧失,甚至呼吸心跳停止。

【教学案例】

患者,男,60岁,近3天轻微咳嗽、咳痰,于寿宴上与亲朋好友边吃边谈、气氛热烈。突然,患者左手捏着自己的喉咙剧烈咳嗽说不出话来。患者不由自主地表现为手呈"V"字状紧贴于颈前喉部,呼吸困难,脸色发青,见状家人马上拨打了"120"急救电话。

初步诊断:气道异物梗阻。

实训六十二 气道异物清除术

【情境一】

患者剧烈咳嗽说不出话来,不由自主地表现为手呈"V"字状紧贴于颈前喉部,呼吸困难,脸色发青,应立即采取气道异物清除术——海姆立克(Heimlich)手法。

【实训任务】

气道异物清除术——Heimlich手法。

【护理程序】

气道异物清除术的护理程序

护理程序	要点
护理评估	1.**健康状况**:患者既往健康,60岁,近3天轻微咳嗽、咳痰。 2.**身体状况**:剧烈咳嗽说不出话来,手呈"V"字状紧贴于颈前喉部,呼吸困难,脸色发青。 3.**心理状况**:神志清楚。
护理诊断	1.**气体交换受损**:与气道异物引发呼吸困难、窒息有关。 2.**急性意识障碍**:与脑组织缺氧、脑功能受损有关。 3.**有感染的危险**:与长期卧床,肺部痰液不易排出有关。

续表

护理程序	要点
护理目标	1.患者呼吸平稳、气道保持通畅。 2.患者急性意识障碍减轻。 3.生命体征平稳,无肺部感染的发生。
护理措施	1.迅速解除窒息因素,保持呼吸道通畅。 2.给予高流量吸氧。 3.保证静脉通路通畅,遵医嘱给予药物治疗。 4.监测生命体征。 5.备好抢救物品。 6.密切监测体温情况。 7.定时协助患者翻身拍背,促进痰液的排出。 8.严格执行无菌操作,及时予以吸痰。
护理评价	1.患者呼吸通畅,未出现呼吸困难征象。 2.患者意识障碍程度减轻。 3.患者未出现发热等肺部感染的征象。

【操作流程图】

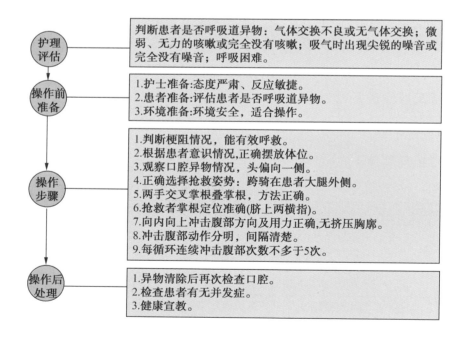

【实训测评】

气道异物清除术实训测评

考核对象：　　　　班级：　　　　学号：　　　　考核得分：　　　　考核时间：

项目	考核内容	分值	扣分	存在问题
仪表与素质	仪表端庄，服装整洁，不留长指甲，按医院要求着装。	5		
护理评估	判断患者是否呼吸道异物：	3		
	1.气体交换不良或无气体交换。	3		
	2.微弱、无力的咳嗽或完全没有咳嗽。	3		
	3.吸气时出现尖锐的噪音或完全没有噪音。	3		
	4.呼吸困难。	3		
操作前准备	1.护士准备：态度严肃、反应敏捷。	3		
	2.患者准备：评估患者是否呼吸道异物。	3		
	3.环境准备：环境安全，适合操作。	3		
操作步骤	1.判断梗阻情况，能有效呼救。	5		
	2.根据患者意识情况，正确摆放体位。	5		
	3.观察口腔异物情况，头偏一侧。	5		
	4.正确选择抢救姿势：跨骑在患者大腿外侧。	5		
	5.两手交叉掌根叠掌根，方法正确。	5		
	6.抢救者掌根定位准确（脐上两横指）。	5		
	7.向内向上冲击腹部方向及用力正确，无挤压胸廓。	5		
	8.冲击腹部动作分明，间隔清楚。	5		
	9.每循环连续冲击腹部次数不多于5次。	5		
操作后处理	1.异物清除后再次检查口腔。	4		
	2.检查患者有无并发症。	4		
	3.健康宣教。	4		

续表

项目	考核内容	分值	扣分	存在问题
综合评价	1. 关爱患者,体现以患者为中心的服务理念。	4		
	2. 操作过程中争分夺秒,急救意识强。	4		
	3. 态度严谨,动作敏捷,操作细心准确。	3		
	4. 操作规范、熟练、节力。	3		

【注意事项】

1. 尽快识别气道梗阻是抢救成功的关键。

2. 施行 Heimlich 急救操作时应突然用力才有效,用力方向和位置一定要正确,否则有可能造成肝脾损伤或骨折。

3. 饱餐后的患者实施海氏急救时可能会出现胃内容物反流,应及时清理口腔,防止误吸。

4. 抢救的同时应及时呼叫"120"求助,或请别人给予帮助,配合抢救。

5. 各种手法无效时,应根据现场的条件采用合适的方式先开放气道,现场可采用环甲膜穿刺或采用气管切开后再用小管(如饮料吸管、笔帽等)插入呼吸道紧急解决通气障碍,并尽快送往医院。

6. 应密切注意患者的意识、面色、瞳孔等变化,如患者由意识清楚转为昏迷或面色发绀、颈动脉搏动消失、心跳呼吸停止,应停止排除异物,而迅速采用心肺复苏初级救生术。

实训六十三　血氧饱和度监测技术

【情境二】

气道异物清除后,患者神志恢复清醒,但仍需监测缺氧状态是否改善,遵医嘱给患者行血氧饱和度监测。

【实训任务】

血氧饱和度监测技术。

【护理程序】

血氧饱和度检测技术的护理程序

护理程序	要点
护理评估	1.**健康状况**:患者既往健康。 2.**身体状况**:气道异物清除后,需监测患者缺氧状态是否改善,遵医嘱给患者行血氧饱和度监测。 3.**心理状况**:神志清楚。
护理诊断	1.**气体交换受损**:与气道异物引发呼吸困难、窒息有关。 2.**急性意识障碍**:与脑组织缺氧、脑功能受损有关。 3.**有感染的危险**:与长期卧床,肺部痰液不易排出有关。
护理目标	1.患者呼吸平稳、气道保持通畅。 2.患者急性意识障碍减轻。 3.生命体征平稳,无肺部感染的发生。
护理措施	1.迅速解除窒息因素,保持呼吸道通畅。 2.给予高流量吸氧。 3.保证静脉通路通畅,遵医嘱给予药物治疗。 4.监测生命体征。 5.备好抢救物品。 6.密切监测体温情况。 7.定时协助患者翻身拍背,促进痰液的排出。 8.严格执行无菌操作,及时予以吸痰。
护理评价	1.患者呼吸通畅,未出现呼吸困难征象。 2.患者意识障碍程度减轻。 3.患者未出现发热等肺部感染的征象。

❖知识拓展

血氧饱和度的测量方法

许多临床疾病会造成氧供给的缺乏,这将直接影响细胞的正常新陈代谢,严重的还会威胁人的生命,所以动脉血氧浓度的实时监测在临床救护中非常重要。

传统的血氧饱和度测量方法是先进行人体采血,再利用血气分析仪进行电化学分析,测出血氧分压 PaO_2 计算出血氧饱和度。这种方法比较麻烦,且不能进行连续的监测。

指套式光电传感器,测量时需将传感器套在人手指上,利用手指作为盛装血红蛋白的透明容器,使用波长 660 nm 的红光和 940 nm 的近红外光作为射入光源,测定通过组织床的光传导强度,来计算血红蛋白浓度及血氧饱和度,仪器即可显示人体血氧饱和度,为临床提供了一种连续无损伤血氧测量仪器。

【操作流程图】

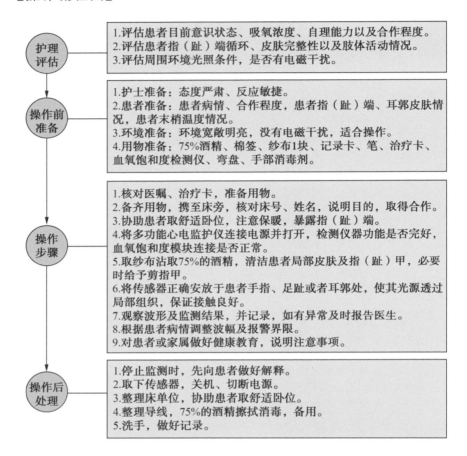

护理评估
1.评估患者目前意识状态、吸氧浓度、自理能力以及合作程度。
2.评估患者指（趾）端循环、皮肤完整性以及肢体活动情况。
3.评估周围环境光照条件，是否有电磁干扰。

操作前准备
1.护士准备：态度严肃、反应敏捷。
2.患者准备：患者病情、合作程度，患者指（趾）端、耳郭皮肤情况，患者末梢温度情况。
3.环境准备：环境宽敞明亮，没有电磁干扰，适合操作。
4.用物准备：75%酒精、棉签、纱布1块、记录卡、笔、治疗卡、血氧饱和度检测仪、弯盘、手部消毒剂。

操作步骤
1.核对医嘱、治疗卡，准备用物。
2.备齐用物，携至床旁，核对床号、姓名，说明目的，取得合作。
3.协助患者取舒适卧位，注意保暖，暴露指（趾）端。
4.将多功能心电监护仪连接电源并打开，检测仪器功能是否完好，血氧饱和度模块连接是否正常。
5.取纱布沾取75%的酒精，清洁患者局部皮肤及指（趾）甲，必要时给予剪指甲。
6.将传感器正确安放于患者手指、足趾或者耳郭处，使其光源透过局部组织，保证接触良好。
7.观察波形及监测结果，并记录，如有异常及时报告医生。
8.根据患者病情调整波幅及报警界限。
9.对患者或家属做好健康教育，说明注意事项。

操作后处理
1.停止监测时，先向患者做好解释。
2.取下传感器，关机、切断电源。
3.整理床单位，协助患者取舒适卧位。
4.整理导线，75%的酒精擦拭消毒，备用。
5.洗手，做好记录。

【实训测评】

血氧饱和度监测技术的实训测评

考核对象：　　　　班级：　　　　学号：　　　　考核得分：　　　　考核时间：

项目	考核内容	分值	扣分	存在问题
仪表与素质	仪表端庄,服装整洁,不留长指甲,按医院要求着装。	5		

续表

项目	考核内容	分值	扣分	存在问题
护理评估	1.评估患者目前意识状态、吸氧浓度、自理能力以及合作程度。	3		
	2.评估患者指(趾)端循环、皮肤完整性以及肢体活动情况。	3		
	3.评估周围环境光照条件,是否有电磁干扰。	3		
操作前准备	1.护士准备:态度严肃、反应敏捷。	3		
	2.患者准备:患者病情、合作程度,患者指(趾)端、耳郭皮肤情况,患者末梢温度情况。	3		
	3.环境准备:环境宽敞明亮,没有电磁干扰,适合操作。	3		
	4.用物准备:75%酒精、棉签、纱布1块、记录卡、笔、治疗卡、血氧饱和度检测仪、弯盘、手部消毒剂。	3		
操作步骤	1.核对医嘱、治疗卡,准备用物。	5		
	2.备齐用物,携至床旁,核对床号、姓名,说明目的,取得合作。	5		
	3.协助患者取舒适卧位,注意保暖。暴露指(趾)端。	5		
	4.将多功能心电监护仪连接电源并打开,检测仪器功能是否完好,血氧饱和度模块连接是否正常。	5		
	5.取纱布蘸取75%的酒精,清洁患者局部皮肤及指(趾)甲,必要时给予剪指甲。	5		
	6.将传感器正确安放于患者手指、足趾或者耳郭处,使其光源透过局部组织,保证接触良好。	5		
	7.观察波形及监测结果,并记录,如有异常及时报告医生。	5		
	8.根据患者病情调整波幅及报警界限。	5		
	9.对患者或家属做好健康教育,说明注意事项。	5		

续表

项目	考核内容	分值	扣分	存在问题
操作后处理	1.停止监测时,先向患者做好解释。	3		
	2.取下传感器,关机、切断电源。	3		
	3.整理床单位,协助患者取舒适卧位。	3		
	4.整理导线,75%的酒精擦拭消毒,备用。	3		
	5.洗手,做好记录。	3		
综合评价	1.关爱患者,体现以患者为中心的服务理念。	4		
	2.操作过程中,争分夺秒,急救意识强。	4		
	3.态度严谨,动作敏捷。操作细心准确。	3		
	4.操作规范、熟练、节力。	3		

【注意事项】

1.血氧饱和度监测报警低限设置为90%,发现异常及时通知医生。

2.注意休克、体温过低、低血压或使用血管收缩药物、贫血、偏瘫、指甲过长、同侧手臂测量血压、周围环境光照太强、电磁干扰及涂抹指甲油等对监测结果的影响。

3.注意更换传感器的位置,以免皮肤受损或血液循环受阻。

4.怀疑 CO 中毒的患者不宜选用脉搏血氧监测仪。

实训六十四　口咽通气道使用技术

【情境三】

异物清除后,患者出现神志恍惚,呼吸有鼾声,有舌根后坠的表现。为防止舌根后坠造成的患者不完全呼吸道梗阻,保持呼吸道通畅,给予患者放置口咽通气道。

【实训任务】

口咽通气道使用技术。

【护理程序】

口腔通气道使用技术护理程序

护理程序	要点
护理评估	1.**健康状况**:患者既往健康。 2.**身体状况**:气道异物清除后,患者呼吸有鼾声,有舌根后坠的表现。 3.**心理状况**:神志恍惚。
护理诊断	1.**气体交换受损**:与气道异物引发呼吸困难、窒息有关。 2.**急性意识障碍**:与脑组织缺氧、脑功能受损有关。 3.**有感染的危险**:与长期卧床,肺部痰液不易排出有关。
护理目标	1.患者呼吸平稳、气道保持通畅。 2.患者急性意识障碍减轻。 3.生命体征平稳,无肺部感染的发生。
护理措施	1.迅速解除窒息因素,保持呼吸道通畅。 2.给予高流量吸氧。 3.保证静脉通路通畅,遵医嘱给予药物治疗。 4.监测生命体征。 5.备好抢救物品。 6.密切监测体温情况。 7.定时协助患者翻身拍背,促进痰液的排出。 8.严格执行无菌操作,及时予以吸痰。
护理评价	1.患者呼吸通畅,未出现呼吸困难征象。 2.患者意识障碍程度减轻。 3.患者未出现发热等肺部感染的征象。

【操作流程图】

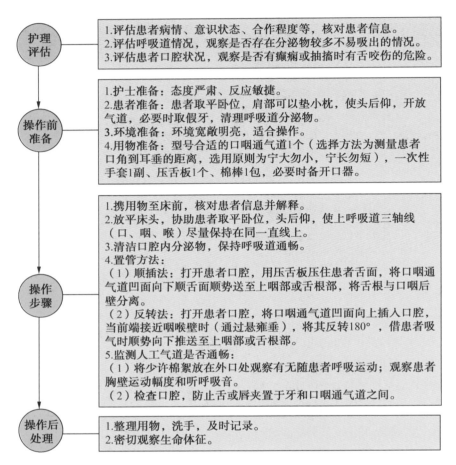

护理评估	1.评估患者病情、意识状态、合作程度等，核对患者信息。 2.评估呼吸道情况，观察是否存在分泌物较多不易吸出的情况。 3.评估患者口腔状况，观察是否有癫痫或抽搐时有舌咬伤的危险。
操作前准备	1.护士准备：态度严肃、反应敏捷。 2.患者准备：患者取平卧位，肩部可以垫小枕，使头后仰，开放气道，必要时取假牙，清理呼吸道分泌物。 3.环境准备：环境宽敞明亮，适合操作。 4.用物准备：型号合适的口咽通气道1个（选择方法为测量患者口角到耳垂的距离，选用原则为宁大勿小，宁长勿短），一次性手套1副、压舌板1个、棉棒1包，必要时备开口器。
操作步骤	1.携用物至床前，核对患者信息并解释。 2.放平床头，协助患者取平卧位，头后仰，使上呼吸道三轴线（口、咽、喉）尽量保持在同一直线上。 3.清洁口腔内分泌物，保持呼吸道通畅。 4.置管方法： （1）顺插法：打开患者口腔，用压舌板压住患者舌面，将口咽通气道凹面向下顺舌面顺势送至上咽部或舌根部，将舌根与口咽后壁分离。 （2）反转法：打开患者口腔，将口咽通气道凹面向上插入口腔，当前端接近咽喉壁时（通过悬雍垂），将其反转180°，借患者吸气时顺势向下推送至上咽部或舌根部。 5.监测人工气道是否通畅： （1）将少许棉絮放在外口处观察有无随患者呼吸运动；观察患者胸壁运动幅度和听呼吸音。 （2）检查口腔，防止舌或唇夹置于牙和口咽通气道之间。
操作后处理	1.整理用物，洗手，及时记录。 2.密切观察生命体征。

【实训测评】

口烟通气道使用技术实训测评

考核对象：　　　　班级：　　　　学号：　　　　考核得分：　　　　考核时间：

项目	考核内容	分值	扣分	存在问题
仪表与素质	仪表端庄,服装整洁,不留长指甲,按医院要求着装。	5		

续表

项目	考核内容	分值	扣分	存在问题
护理评估	1. 评估患者病情、意识状态、合作程度等，核对患者信息。	3		
	2. 评估呼吸道情况，观察是否存在分泌物较多不易吸出的情况。	3		
	3. 评估患者口腔状况，观察是否有癫痫或抽搐时舌咬伤的危险。	3		
操作前准备	1. 护士准备：态度严肃、反应敏捷。	3		
	2. 患者准备：患者取平卧位，肩部可以垫小枕，使头后仰，开放气道，必要时取假牙，清理呼吸道分泌物。	5		
	3. 环境准备：环境宽敞明亮，适合操作。	3		
	4. 用物准备：型号合适的口咽通气道1个（选择方法为测量患者口角到耳垂的距离，选用原则为宁大勿小，宁长勿短），一次性手套1副、压舌板1个、棉棒1包，必要时备开口器。	5		
操作步骤	1. 携用物至床前，核对患者信息并解释。	5		
	2. 放平床头，协助患者取平卧位，头后仰，使上呼吸道三轴线（口、咽、喉）尽量保持在同一直线上。	5		
	3. 清洁口腔内分泌物，保持呼吸道通畅。	5		
	4. 置管方法：	3		
	(1) 顺插法：打开患者口腔，用压舌板压住患者舌面，将口咽通气道凹面向下顺舌面顺势送至上咽部或舌根部，将舌根与口咽后壁分离。	8		
	(2) 反转法：打开患者口腔，将口咽通气道凹面向上插入口腔，当前端接近咽喉壁时（通过悬雍垂），将其反转180°，借患者吸气时顺势向下推送至上咽部或舌根部。	8		
	5. 监测人工气道是否通畅：	3		
	(1) 将少许棉絮放在外口处观察有无随患者呼吸运动；观察患者胸壁运动幅度和听呼吸音。	8		
	(2) 检查口腔，防止舌或唇夹置于牙和口咽通气道之间。	6		

续表

项目	考核内容	分值	扣分	存在问题
操作后处理	1. 整理用物,洗手,及时记录。	3		
	2. 密切观察生命体征。	3		
综合评价	1. 关爱患者,体现以患者为中心的服务理念。	4		
	2. 操作过程中争分夺秒,急救意识强。	3		
	3. 态度严谨,动作敏捷。操作细心准确。	3		
	4. 操作规范、熟练、节力,体现人文关怀。	3		

【注意事项】

1. 保持管道通畅,加强呼吸道湿化,实时监测生命体征,进行口腔护理。

2. 选择合适的口咽通气道型号:当口咽通气道位置正确而且型号合适时,其咽弯曲段正好位于舌根后,通气管腔的前端位于会厌的上方附近。如果口咽通气道太短,舌仍可能在口咽水平阻塞呼吸道;如果太长,口咽通气道可到达咽喉部接触会厌,甚至将会厌推向声门或进入食管的上端。

3. 牙齿松动者,插入及更换口咽通气道时应观察有无牙齿脱落。

4. 口腔内及上下颌骨创伤、咽部气道占位性病变、咽部异物梗阻者忌用口咽通气道。

5. 定时检查口咽通气道是否通畅,防止舌或唇夹置于牙齿与口咽通气道之间。

6. 加强雾化、湿化:1～2层盐水纱布覆盖口咽通气道外口,既湿化气道又防止吸入异物和灰尘。

7. 消毒:浸泡在含氯消毒液中15分钟,清水冲净晾干,放置患者处备用。

❖**知识拓展**

　　口咽通气道通常由橡胶或塑料制成,亦可用金属或其他弹性材料制成,临床常用的口咽通气道为一椭圆形空心塑料管,外形呈"S"形,包括翼缘、牙垫部分和咽弯曲部分。翼缘:口外端有一圈突出的外缘(即翼缘)可防止吞咽和插入过深。牙垫部分:与牙齿接触的咬合部位宽度应足够与2~3颗牙齿接触,这样牙齿咬合压力才能够均匀分配到所接触的牙齿上。咽弯曲部分:口内端的曲度适应口、舌、咽后部的解剖结构。

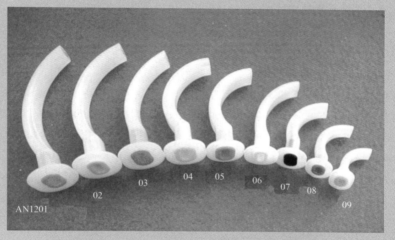

口咽通气道图片

第五节　多器官功能障碍患者的护理实训

☞**学习目标**

　　1.能够对多器官功能障碍患者进行评估。

　　2.能够理解多器官功能障碍综合征的护理要点、诱发因素及发病机制。

　　3.掌握多器官功能障碍综合征的概念、特点、病情评估、监护与预防。

多器官功能障碍综合征（multiple organ dysfunction syndrome，MODS）主要是指机体在遭受严重创伤、感染、中毒、大面积烧伤、急诊大手术等损害 24 小时后，同时或序贯出现的两个或两个以上脏器急性功能障碍的临床综合征。

【教学案例】

患者，男，23 岁，因发热 3 天来院就诊。3 天来其无诱因发热，不伴咳嗽咳痰，伴咽痛，体温最高达 39.5 ℃，经院外输液（利复星）抗感染治疗 3 天，仍发热，收入急诊留观进一步诊治，静脉点滴阿奇霉素，补液及对症治疗 3 天，体温未降至正常，收入急诊 ICU。

查体：T 38.6 ℃，HR 104 次/分，BP 90/60 mmHg，R 28 次/分，神智清，精神弱，双肺呼吸音粗，肺部可闻湿啰音，心律齐，腹软，双下肢水肿，后经辅助检查，初步诊断为上呼吸道感染。

入院第 2 天患者出现烦躁不安，呼吸急促伴高热。查体发现 BP 80/40 mmHg，HR 120 次/分，R 36 次/分，意识模糊，口唇发绀，双肺呼吸音粗，可闻少量湿啰音，病理征未引出，后经辅助检查，立即气管插管，呼吸机辅助呼吸，加强抗感染治疗。

入院 3～5 天，患者仍烦躁，给予镇静，仍高热，呼吸机给予容量控制模式，少尿，24 小时尿量 420 mL，给予床旁血液滤过（CRRT）治疗 10 小时，保护肾脏。

诊断：（1）上呼吸道感染（ARDS）。

（2）Ⅰ型呼吸衰竭。

（3）多脏器功能衰竭。

实训六十五　呼吸机辅助呼吸

【情境一】

入院第 2 天患者出现烦躁不安，呼吸急促伴高热，PaO_2 降低，出现Ⅰ型呼吸衰竭，立即遵医嘱给予气管插管、呼吸机辅助呼吸。

【实训任务】

呼吸机辅助呼吸。

【护理程序】

呼吸及辅助呼吸

护理程序	要点
护理评估	1.**健康状况**:患者既往健康。 2.**身体状况**:不伴咳嗽咳痰,伴咽痛,体温最高达 39.5 ℃,第 2 天呼吸急促伴高热,口唇发绀,双肺呼吸音粗,可闻少量湿啰音。 3.**心理状况**:入院时神志清楚,第 2 天出现烦躁不安、意识模糊。
护理诊断	1.**气体交换受阻**:与肺部炎症、痰液黏稠等引起呼吸面积减少有关。 2.**感染**:与致病菌引起肺部感染有关。 3.**活动无耐力**:与营养缺乏,疾病有关。 4.**生活自理能力下降**:与体力与耐力不足有关。 5.**舒适的改变**:与病情有关。 6.**有受伤的危险**:与乏力有关。 7.**潜在并发症**:继发感染休克,梗塞,心衰,猝死,有皮肤完整性受损的危险,多器官功能衰竭。
护理目标	1.患者呼吸通畅,未出现呼吸困难征象。 2.患者肾功能恢复。 3.患者体温正常肺部感染的征象消失。
护理措施	1.了解发生原因。 2.严密观察病情。 3.生命体征监测。 4.内环境监测。 5.机械通气的监测和护理。 6.循环系统的监测和护理。 7.中枢神经系统功能监测和护理。 8.肾功能监测和护理。 9.消化功能的监测和护理。 10.凝血系统的监护。 11.用药的观察。 12.营养支持。 13.早期防治感染。 14.脏器功能支持。 15.心理护理。
护理评价	1.患者呼吸通畅,未出现呼吸困难征象。 2.患者肾功能恢复。 3.患者体温正常肺部感染的征象消失。

【操作流程图】

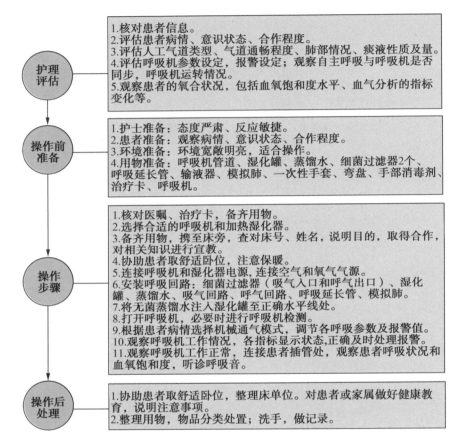

护理评估
1. 核对患者信息。
2. 评估患者病情、意识状态、合作程度。
3. 评估人工气道类型、气道通畅程度、肺部情况、痰液性质及量。
4. 评估呼吸机参数设定，报警设定；观察自主呼吸与呼吸机是否同步，呼吸机运转情况。
5. 观察患者的氧合状况，包括血氧饱和度水平、血气分析的指标变化等。

操作前准备
1. 护士准备：态度严肃、反应敏捷。
2. 患者准备：观察病情、意识状态、合作程度。
3. 环境准备：环境宽敞明亮，适合操作。
4. 用物准备：呼吸机管道、湿化罐、蒸馏水、细菌过滤器2个、呼吸延长管、输液器、模拟肺、一次性手套、弯盘、手部消毒剂、治疗卡、呼吸机。

操作步骤
1. 核对医嘱、治疗卡，备齐用物。
2. 选择合适的呼吸机和加热湿化器。
3. 备齐用物，携至床旁，查对床号、姓名，说明目的，取得合作，对相关知识进行宣教。
4. 协助患者取舒适卧位，注意保暖。
5. 连接呼吸机和湿化器电源，连接空气和氧气气源。
6. 安装呼吸回路：细菌过滤器（吸气入口和呼气出口）、湿化罐、蒸馏水、吸气回路、呼气回路、呼吸延长管、模拟肺。
7. 将无菌蒸馏水注入湿化罐至正确水平线处。
8. 打开呼吸机，必要时进行呼吸机检测。
9. 根据患者病情选择机械通气模式，调节各呼吸参数及报警值。
10. 观察呼吸机工作情况，各指标显示状态，正确及时处理报警。
11. 观察呼吸机工作正常，连接患者插管处，观察患者呼吸状况和血氧饱和度，听诊呼吸音。

操作后处理
1. 协助患者取舒适卧位，整理床单位。对患者或家属做好健康教育，说明注意事项。
2. 整理用物，物品分类处置；洗手，做记录。

【实训测评】

呼吸机辅助呼吸实训测评

考核对象：　　　班级：　　　学号：　　　考核得分：　　　考核时间：

项目	考核内容	分值	扣分	存在问题
仪表与素质	仪表端庄,服装整洁,不留长指甲,按医院要求着装。	5		

续表

项目	考核内容	分值	扣分	存在问题
护理评估	1.评估患者病情、意识状态、合作程度。	3		
	2.评估人工气道类型、气道通畅程度、肺部情况、痰液性质及量。	3		
	3.评估呼吸机参数设定,报警设定;观察自主呼吸与呼吸机是否同步,呼吸机运转情况。	3		
	4.观察患者的氧合状况,包括血氧饱和度水平、血气分析的指标变化等。	3		
操作前准备	1.护士准备:态度严肃、反应敏捷。	3		
	2.患者准备:观察病情、意识状态、合作程度。	5		
	3.环境准备:环境宽敞明亮,适合操作。	3		
	4.用物准备:呼吸机管道、湿化罐、蒸馏水、细菌过滤器2个、呼吸延长管、输液器、模拟肺、一次性手套、弯盘、手部消毒剂、治疗卡、呼吸机。	5		
操作步骤	1.核对医嘱、治疗卡,备齐用物。	4		
	2.选择合适的呼吸机和加热湿化器。	4		
	3.备齐用物,携至床旁,查对床号、姓名,说明目的,取得合作,对相关知识进行宣教。	4		
	4.协助患者取舒适卧位,注意保暖。	4		
	5.连接呼吸机和湿化器电源,连接空气和氧气气源。	5		
	6.安装呼吸回路:细菌过滤器(吸气入口和呼气出口)、湿化罐、蒸馏水、吸气回路、呼气回路、呼吸延长管、模拟肺。	6		
	7.将无菌蒸馏水注入湿化罐至正确水平线处。	4		
	8.打开呼吸机,必要时进行呼吸机检测。	4		
	9.根据患者病情选择机械通气模式,调节各呼吸参数及报警值。	4		
	10.观察呼吸机工作情况,各指标显示状态。正确及时处理报警。	4		
	11.观察呼吸机工作正常,连接患者插管处,观察患者呼吸状况和血氧饱和度,听诊呼吸音。	5		
操作后处理	1.协助患者取舒适卧位,整理床单位,对患者或家属做好健康教育,说明注意事项。	3		
	2.整理用物,物品分类处置;洗手,做记录。	3		

续表

项目	考核内容	分值	扣分	存在问题
综合评价	1.操作熟练,符合规范要求。	4		
	2.无菌观念强,无污染,符合无菌原则。	3		
	3.态度严谨,动作敏捷,操作谨慎,以患者为中心。	3		
	4.操作过程中沟通有效,能做到关心患者。	3		

【注意事项】

1.执行标准预防,预防医院感染。

2.患者无禁忌证,保持床头抬高30°~45°。

3.间断进行脱机训练,避免患者产生呼吸机依赖。

4.及时处理报警,如呼吸机发生故障或报警未能排除,应断开呼吸机给予简易呼吸器手动通气,待故障解除试机正常后再连接呼吸机。

❖ 知识拓展

多系统器官功能衰竭与多器官功能障碍综合征

多系统器官功能衰竭(MSOF)也称多脏器衰竭,是在严重感染、创伤、大手术等后同时或顺序地发生两个或两个以上的器官功能衰竭的临床综合征。MSOF的概念始于20世纪60年代末、70年代初,当时属于一种新的临床综合征。国内外诸多课题围绕着器官衰竭做过很多努力,但在其后的临床实践却发现MSOF的发生率和病死率并无真正降低,其原因在于过于强调MSOF的终点,难以指导MSOF早期诊断和临床防治,因此,在1991年美国胸科医师学会和危重病医学会在芝加哥会议上共同提出全身炎性反应综合征(systemic inflammatory response syndrome,SIRS)与多脏器衰竭的发生发展密切相关并建议将过去曾用的MOF命名改称为多脏器功能失常综合征(multiple organ dysfunction syndrome,MODS),认为应用MODS似乎更为合适,因为它在更大范围内涵盖了这一病理生理过程的全部,但同时又考虑到MSOF只是这一病理过程中最严重和最终的结局,并得出这样的结论:70年代,损伤→感染→脓毒症→MSOF;90年代,损伤→应激反应→全身破坏性炎症→MODS→MSOF。因此,国内学者认为:所有MSOF患者都有MODS,但并非所有MODS的患者都是MSOF。

实训六十六　心电监护技术

【情境二】

患者入院后出现血压下降、心率加快,血压在 $80\sim100/40\sim60$ mmHg 范围内波动,心率在 $110\sim130$ 次/分范围内波动,为了更好地监测患者的循环功能,给予患者心电监护。

【实训任务】

心电监护技术。

【护理程序】

心电监护技术的护理程序

护理程序	要点
护理评估	1.**健康状况**:患者既往健康。 2.**身体状况**:患者血压下降、心率加快,波动范围较大,需监测循环功能。 3.**心理状况**:入院时神志清楚,第 2 天出现烦躁不安、意识模糊。
护理诊断	1.**气体交换受阻**:与肺部炎症、痰液黏稠等引起呼吸面积减少有关。 2.**感染**:与致病菌引起肺部感染有关。 3.**活动无耐力**:与营养缺乏,疾病有关。 4.**生活自理能力下降**:与体力与耐力不足有关。 5.**舒适的改变**:与病情有关。 6.**有受伤的危险**:与乏力有关。 7.**潜在并发症**:继发感染休克,梗塞,心衰,猝死,有皮肤完整性受损的危险,多器官功能衰竭。
护理目标	1.患者呼吸通畅,未出现呼吸困难征象。 2.患者肾功能恢复。 3.患者体温正常,肺部感染的征象消失。
护理措施	1.了解发生原因。 2.严密观察病情。 3.生命体征监测。 4.内环境监测。 5.机械通气的监测和护理。 6.循环系统的监测和护理。 7.中枢神经系统功能监测和护理。 8.肾功能监测和护理。

续表

护理程序	要点
护理措施	9.消化功能的监测和护理。 10.凝血系统的监护。 11.用药的观察。 12.营养支持。 13.早期防治感染。 14.脏器功能支持。 15.心理护理。
护理评价	1.患者呼吸通畅,未出现呼吸困难征象。 2.患者肾功能恢复。 3.患者体温正常肺部感染的征象消失。

【操作流程图】

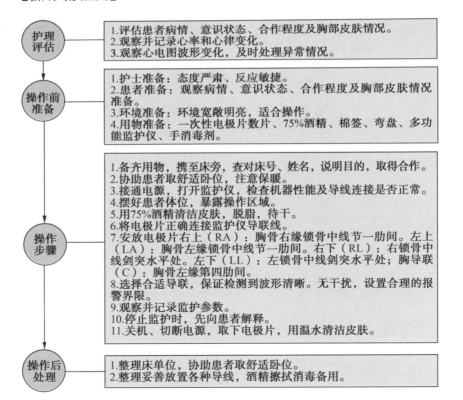

护理评估
1.评估患者病情、意识状态、合作程度及胸部皮肤情况。
2.观察并记录心率和心律变化。
3.观察心电图波形变化,及时处理异常情况。

操作前准备
1.护士准备:态度严肃、反应敏捷。
2.患者准备:观察病情、意识状态、合作程度及胸部皮肤情况准备。
3.环境准备:环境宽敞明亮,适合操作。
4.用物准备:一次性电极片数片、75%酒精、棉签、弯盘、多功能监护仪、手消毒剂。

操作步骤
1.备齐用物,携至床旁,查对床号、姓名,说明目的,取得合作。
2.协助患者取舒适卧位,注意保暖。
3.接通电源,打开监护仪,检查机器性能及导线连接是否正常。
4.摆好患者体位,暴露操作区域。
5.用75%酒精清洁皮肤,脱脂,待干。
6.将电极片正确连接监护仪导联线。
7.安放电极片右上(RA):胸骨右缘锁骨中线节一肋间。左上(LA):胸骨左缘锁骨中线节一肋间。右下(RL):右锁骨中线剑突水平处。左下(LL):左锁骨中线剑突水平处;胸导联(C):胸骨左缘第四肋间。
8.选择合适导联,保证检测到波形清晰。无干扰,设置合理的报警界限。
9.观察并记录监护参数。
10.停止监护时,先向患者解释。
11.关机、切断电源,取下电极片,用温水清洁皮肤。

操作后处理
1.整理床单位,协助患者取舒适卧位。
2.整理妥善放置各种导线,酒精擦拭消毒备用。

【实训测评】

心电监护技术的实训测评

考核对象：　　　　班级：　　　　学号：　　　　考核得分：　　　　考核时间：

项目	考核内容	分值	扣分	存在问题
仪表与素质	仪表端庄,服装整洁,不留长指甲,按医院要求着装。	5		
护理评估	1.评估患者病情、意识状态、合作程度及胸部皮肤情况。	3		
	2.观察并记录心率和心律变化。	3		
	3.观察心电图波形变化,及时处理异常情况。	3		
操作前准备	1.护士准备:态度严肃、反应敏捷。	3		
	2.患者准备:观察病情、意识状态、合作程度及胸部皮肤情况准备。	5		
	3.环境准备:环境宽敞明亮,适合操作。	3		
	4.用物准备:一次性电极片数片、75％酒精、棉签、弯盘、多功能监护仪、手消毒剂。	5		
操作步骤	1.备齐用物,携至床旁,查对床号、姓名,说明目的,取得合作。	4		
	2.协助患者取舒适卧位,注意保暖。	4		
	3.接通电源,打开监护仪,检查机器性能及导线连接是否正常。	4		
	4.摆好患者体位,暴露操作区域。	4		
	5.用75％酒精清洁皮肤,脱脂,待干。	5		
	6.将电极片正确连接监护仪导联线。	5		
	7.安放电极片右上(RA):胸骨右缘锁骨中线节一肋间。左上(LA):胸骨左缘锁骨中线节一肋间。右下(RL):右锁骨中线剑突水平处。左下(LL):左锁骨中线剑突水平处。胸导联(C):胸骨左缘第四肋间。	8		
	8.选择合适导联,保证检测到波形清晰。无干扰,设置合理的报警界限。	6		
	9.观察并记录监护参数。	4		
	10.停止监护时,先向患者解释。	4		
	11.关机、切断电源,取下电极片,用温水清洁皮肤。	4		

续表

项目	考核内容	分值	扣分	存在问题
操作后处理	1.整理床单位,协助患者取舒适卧位。	3		
	2.整理妥善放置各种导线,酒精擦拭消毒备用。	3		
综合评价	1.操作熟练,符合规范要求。	3		
	2.无菌观念强,无污染,符合无菌原则。	3		
	3.态度严谨,动作敏捷。操作准确谨慎,以患者为中心。	3		
	4.操作过程中沟通有效,能做到关心患者、实时关注。	3		

【注意事项】

1.放置电极片时,应避开伤口、瘢痕、中心静脉插管、起搏器及电除颤时电极板的放置部位。

2.密切监测患者异常心电波形,排除各种干扰和电极脱落,及时通知医生处理;带有起搏器的患者要区别正常心率与起搏心率。

3.定期更换电极片及其粘贴位置。

4.心电监护不具有诊断意义,如需更详细了解心电图变化,需做常规导联心电图。

❖ **知识拓展**

心电监护的适应证

1.心肺复苏:心肺复苏过程中的心电监护有助于分析心脏骤停的原因和指导治疗(如除颤等);监测体表心电图可及时发现心律紊乱;复苏成功后应监测心律、心率变化,直至稳定为止。

2.心律紊乱高危患者:许多疾病在发展过程中可以发生致命性心律紊乱;心电监护是发现严重心律紊乱、预防猝死和指导治疗的重要方法。

3.危重症心电监护:急性心肌梗死,心肌炎、心肌病、心力衰竭、心源性休克、严重感染、预激综合征和心脏手术后等。对接受了某些有心肌毒性或影响心脏传导系统药物治疗的患者,亦应进行心电监护。此外,各种危重症伴发缺氧、电解质和酸碱平衡失调(尤其钾、钠、钙、镁)、多系统脏器衰竭。

4.某些诊断、治疗操作:如气管插管、心导管检查,心包穿刺时,均可发生心律紊乱,导致猝死,必须进行心电监护。

有条件的医院,一般在冠心病监护病室及重症监护病室均配备有心电监护设备。有的监护系统还同时有体温、血氧饱和度、呼吸频率、有创或无创血压监测功能;有的便携式心电监护仪还同时配备有除颤器,便于临床抢救使用。

实训六十七　微量泵使用技术

【情境三】

患者入院第 3 天出现少尿,24 小时尿量 420 mL,监测肾功能 Cr 285 μmol/L,BUN 18.6 μmol/L,为了限制液体的入量,并且达到药物的准确治疗量,遵医嘱应用微量泵注射药物。

【实训任务】

微量泵使用技术。

【护理程序】

微量泵使用护理程序

护理程序	要点
护理评估	1.**健康状况**:患者既往健康。 2.**身体状况**:患者第 3 天出现少尿,24 小时尿量 420 ml,监测肾功能后发现需严格控制液体入量。 3.**心理状况**:入院时神志清楚,第三天仍烦躁。
护理诊断	1.**气体交换受阻**:与肺部炎症、痰液黏稠等引起呼吸面积减少有关。 2.**感染**:与致病菌引起肺部感染有关。 3.**活动无耐力**:与营养缺乏,疾病有关。 4.**生活自理能力下降**:与体力和耐力不足有关。 5.**舒适的改变**:与病情有关。 6.**有受伤的危险**:与乏力有关。 7.**潜在并发症**:继发感染休克,梗塞,心衰,猝死,有皮肤完整性受损的危险,多器官功能衰竭。

续表

护理程序	要点
护理目标	1. 患者呼吸通畅,未出现呼吸困难征象。 2. 患者肾功能恢复。 3. 患者体温正常,肺部感染的征象消失。
护理措施	1. 了解发生原因。 2. 严密观察病情。 3. 生命体征监测。 4. 内环境监测。 5. 机械通气的监测和护理。 6. 循环系统的监测和护理。 7. 中枢神经系统功能监测和护理。 8. 肾功能监测和护理。 9. 消化功能的监测和护理。 10. 凝血系统的监护。 11. 用药的观察。 12. 营养支持。 13. 早期防治感染。 14. 脏器功能支持。 15. 心理护理。
护理评价	1. 患者呼吸通畅,未出现呼吸困难征象。 2. 患者肾功能恢复。 3. 患者体温正常,肺部感染的征象消失。

【操作流程图】

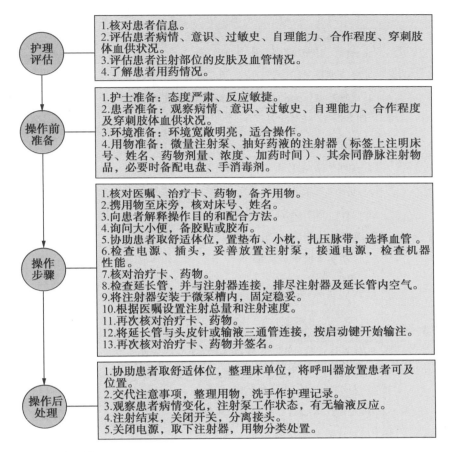

护理评估
1.核对患者信息。
2.评估患者病情、意识、过敏史、自理能力、合作程度、穿刺肢体血供状况。
3.评估患者注射部位的皮肤及血管情况。
4.了解患者用药情况。

操作前准备
1.护士准备：态度严肃、反应敏捷。
2.患者准备：观察病情、意识、过敏史、自理能力、合作程度及穿刺肢体血供状况。
3.环境准备：环境宽敞明亮，适合操作。
4.用物准备：微量注射泵、抽好药液的注射器（标签上注明床号、姓名、药物剂量、浓度、加药时间）、其余同静脉注射物品，必要时备配电盘、手消毒剂。

操作步骤
1.核对医嘱、治疗卡、药物，备齐用物。
2.携用物至床旁，核对床号、姓名。
3.向患者解释操作目的和配合方法。
4.询问大小便，备胶贴或胶布。
5.协助患者取舒适体位，置垫布、小枕，扎压脉带，选择血管。
6.检查电源、插头，妥善放置注射泵，接通电源，检查机器性能。
7.核对治疗卡、药物。
8.检查延长管，并与注射器连接，排尽注射器及延长管内空气。
9.将注射器安装于微泵槽内，固定稳妥。
10.根据医嘱设置注射总量和注射速度。
11.再次核对治疗卡、药物。
12.将延长管与头皮针或输液三通管连接，按启动键开始输注。
13.再次核对治疗卡、药物并签名。

操作后处理
1.协助患者取舒适体位，整理床单位，将呼叫器放置患者可及位置。
2.交代注意事项，整理用物，洗手作护理记录。
3.观察患者病情变化，注射泵工作状态，有无输液反应。
4.注射结束，关闭开关，分离接头。
5.关闭电源，取下注射器，用物分类处置。

【实训测评】

微量泵使用实训测评

考核对象：　　　　班级：　　　　学号：　　　　考核得分：　　　　考核时间：

项目	考核内容	分值	扣分	存在问题
仪表与素质	仪表端庄,服装整洁,不留长指甲,按医院要求着装。	5		
护理评估	1.核对患者信息。	3		
	2.评估患者病情、意识、过敏史、自理能力、合作程度、穿刺肢体血供状况。	3		
	3.评估患者注射部位的皮肤及血管情况。	3		
	4.了解患者用药情况。	3		

续表

项目	考核内容	分值	扣分	存在问题
操作前准备	1.护士准备:态度严肃、反应敏捷。	3		
	2.患者准备:观察病情、意识、过敏史、自理能力、合作程度及穿刺肢体血供状况。	5		
	3.环境准备:环境宽敞明亮,适合操作。	3		
	4.用物准备:微量注射泵、抽好药液的注射器(标签上注明床号、姓名、药物剂量、浓度、加药时间)、其余同静脉注射物品,必要时备配电盘、手消毒剂。	5		
操作步骤	1.核对医嘱、治疗卡、药物,备齐用物。	2		
	2.携用物至床旁,核对床号、姓名。	2		
	3.向患者解释操作目的和配合方法。	2		
	4.询问大小便,备胶贴或胶布。	2		
	5.协助患者取舒适体位,置垫布、小枕,扎压脉带,选择血管。	4		
	6.检查电源,插头,注射泵妥善放置,接通电源,检查机器性能。	4		
	7.核对治疗卡、药物。	2		
	8.检查延长管,并与注射器连接,排尽注射器及延长管内空气。	4		
	9.将注射器安装于微泵槽内,固定稳妥。	4		
	10.根据医嘱设置注射总量和注射速度。	4		
	11.再次核对治疗卡、药物。	2		
	12.将延长管与头皮针或输液三通管连接,按启动键开始输注。	4		
	13.再次核对治疗卡、药物并签名。	4		
操作后处理	1.协助患者取舒适体位,整理床单位,将呼叫器放置患者可及位置。	3		
	2.交代注意事项,整理用物,洗手作护理记录。	3		
	3.观察患者病情变化,注射泵工作状态,有无输液反应。	3		
	4.注射结束,关闭开关,分离接头。	3		
	5.关闭电源,取下注射器,用物分类处置。	3		

续表

项目	考核内容	分值	扣分	存在问题
综合评价	1.操作熟练,符合规范要求。	3		
	2.无菌观念强,无污染,符合无菌原则。	3		
	3.态度严谨,动作敏捷。操作准确谨慎,以患者为中心。	3		
	4.操作过程中沟通有效,能做到关心患者、实时关注。	3		

【注意事项】

1.需避光的药液,应用避光注射器抽取药液,并使用避光泵管。

2.使用中,如需更改输液速度,则先按停止键,重新设置后再按启动键;更换药液时,应暂停输注,更换完毕复查无误后,再按启动键。

3.持续使用时,每 24 小时更换微量泵管道及注射器。

4.依据产品使用说明书制定输液泵预防性维护周期。仪器外部保持清洁,及时清除泵表面的污迹与尘埃,可用不起毛的布蘸取中性的清洁剂或肥皂,与水混合进行擦洗,注意避免使液体进入注射泵的内部。

5.根据医嘱及病情需要正确设定注射泵速度及其他必须参数,防止设定错误,延误治疗。

6.注意观察穿刺部位皮肤情况,防止发生液体外渗,出现外渗及时给予相应处理。

◈知识拓展

　　微量注射泵是把复杂的容积问题换算成了简单的距离问题,使输液速度通过电脑换算成了推进器的推进速度,且由电脑控制在输液速度不变的情况下,因 50 mL 空针的横断面要比 20 mL 空针的横断面大,放置 20 mL 空针输液时的推进速度要比放置 50 mL 空针输液时推进器的推进速度快。

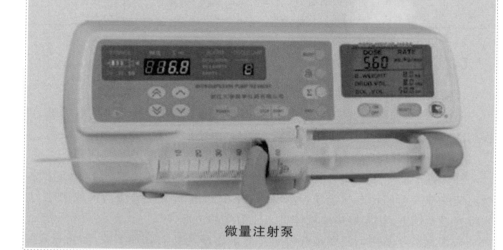

微量注射泵

第六章 老年护理综合实训

第一节 白内障患者的护理实训

　　老年性白内障(senile cataract)指中年以后因晶状体蛋白变性混浊引起的视功能障碍,是一种最常见的白内障,发病率随年龄增长而上升,故又称年龄相关性白内障。我国现有因白内障致盲者约 400 万人,其中绝大多数是老年人。

【教学案例】

　　患者,女,68 岁。经门诊以双眼老年性白内障(右眼初发期,左眼成熟期)收入院。

　　体格检查:T 36.2 ℃,P 88 次/分,R 20 次/分,BP 120/80 mmHg,一般状态尚可。除上述症状外,视力检查:右眼 0.5、眼压 2.7 kPa,左眼有光感、眼压 2.7 kPa,双眼分泌物溢出,结膜无充血,巩膜正常,角膜透明,前房正常,虹膜纹理清,左眼瞳孔直径 3 mm,对光反应存在,晶体呈瓷白色混浊,无虹膜新月形投影,右眼晶体周边所见楔形灰白色混浊,眼底模糊,反光强。

　　实验室检查:血常规结果显示 RBC 4.20×10^{12}/L,WBC 10.2×10^9/L,Hb 120g,NEU％ 71％,LYM％ 29％,出凝血时间正常。

　　辅助检查:胸透心肺未见异常。B 超诊断:双眼无明显异常;右眼皮下局限性液性改变。心电检查诊断窦性心律,左室劳损。

诊断:老年性白内障。

实训六十八　滴眼药法

【情境一】

患者入院后,遵医嘱取结膜囊分泌物送细菌培养。患者情绪紧张,进食欠佳,T 36.2 ℃,P 88 次/分,R 20 次/分,BP 120/80 mmHg,培养结果:革兰氏阴性菌感染,医嘱为左氧氟沙星滴眼液滴眼,每日 4 次。

【实训任务】

滴眼药法。

【护理程序】

滴眼药法护理程序

护理程序	要点
护理评估	1.**健康状况**:双眼老年性白内障(右眼初发期,左眼成熟期)。视力检查:右眼 0.5、眼压 2.7 kPa,左眼有光感、眼压 2.7 kPa,左眼瞳孔直径 3 mm,晶体呈瓷白色混浊,无虹膜新月形投影,右眼晶体周边见楔形灰白色混浊,眼底模糊,反光强。 2.**身体状况**:意识清,食欲欠佳,T 36.2℃,P 88 次/分,R 20 次/分,BP 120/80 mmHg,窦性心律,左室劳损。 3.**心理及社会状况**:老人因视力障碍影响工作、学习、日常生活,继而影响了饮食、起居及外出、社会交往等。
护理诊断	1.**感知紊乱,视力下降**:与晶体混浊有关。 2.**有受伤的危险**:与视力障碍有关。 3.**知识缺乏**:缺乏有关白内障防治和自我保健的知识。 4.**潜在并发症**:急性闭角型青光眼。
护理目标	1.视力得到提高。 2.老年人未发生与视力障碍有关的受伤事件。 3.掌握相关的自我知识和技能。 4.未发生并发症或及时发现并处理已发生的并发症。

续表

护理程序	要点
护理措施	1. 根据医嘱为患者实施**滴眼药法**,口服维生素 C,延缓白内障的进展。 2. 照明用柔和白色光或戴黄色、茶色眼镜,以减少炫光。当室内强光照射时,可用纱质窗帘遮挡,外出戴好防紫外线的眼镜。 3. 看电视、读书、看报时间不宜过长,减少视疲劳。 4. 协助做好生活护理,保持自身清洁(协助沐浴、更衣),保持床单位清洁、干燥、平整,预防并发症发生。 5. 做好患者安全教育,指导患者如何预防跌倒,教会患者使用床头呼叫系统,鼓励患者寻求帮助。
护理评价	患者眼睛分泌物减少,视力提高;未因视力障碍受伤;掌握相关的自我知识和技能;未发生并发症或及时发现并处理已发生的并发症。

【操作流程图】

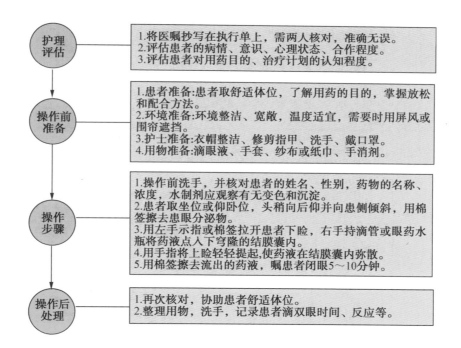

【实训测评】

滴眼药法的实训测评

考核对象： 班级： 学号： 考核得分： 考核时间：

项目	考核内容	分值	扣分	存在问题
仪表与素质	仪表端庄,服装整洁,不留长指甲,按医院要求着装。	5		
护理评估	1.将医嘱抄写在执行单上,需两人核对,准确无误。	3		
	2.评估患者的病情、意识、心理状态、合作程度。	4		
	3.评估患者对用药目的、治疗计划的认知程度。	3		
操作前准备	1.患者准备:患者取舒适体位,了解用药的目的,掌握放松和配合方法。	4		
	2.环境准备:环境整洁、宽敞,温度适宜,需要时用屏风或围帘遮挡。	4		
	3.护士准备:衣帽整洁、修剪指甲、洗手、戴口罩。	4		
	4.用物准备:滴眼液、手套、纱布或纸巾、手消剂。	4		
操作步骤	1.携用物至患者床旁并核对患者信息、药液。	10		
	2.患者取坐位或仰卧位,头稍向后仰并向患侧倾斜,用棉签擦去患眼分泌物。	10		
	3.洗手,用左手拉开患者下睑,右手持滴管或眼药水瓶将药液点入下穹隆的结膜囊内。	12		
	4.用手指将上睑轻轻提起,使药液在结膜囊内弥散。	10		
	5.用棉签擦去流出的药液,嘱患者闭眼5～10分钟。	7		
操作后处理	1.再次核对,协助患者舒适体位。	5		
	2.整理用物,洗手,记录患者滴双眼时间、反应等。	4		
综合评价	1.无菌观念强,符合操作,无交叉感染。	5		
	2.工作态度严谨,动作熟练、敏捷、准确无误。	3		
	3.操作全过程中有效沟通,并能做到关心、体贴、爱护患者,确保安全。	3		

【注意事项】

1.滴药时,滴管口或瓶口距离眼部 2～3 cm,勿触及睑缘、睫毛和手指,以免污染。

2.滴药时勿压迫眼球,尤其是角膜溃疡和角膜有伤口的患者。

3.滴入阿托品类药品时,应压迫泪囊部 2～3 分钟,以免鼻腔黏膜吸收引起中毒。

4.特别注意核对散瞳剂与缩瞳剂、腐蚀性药物,切忌滴错,以免造成严重后果。

5.同时滴数种药液时,先滴刺激性弱的药物,再滴刺激性强的药物。眼药水与眼药膏同时用时先滴眼药水后涂眼膏,每次每种药需间隔 5～10 分钟。

实训六十九　眼部加压包扎法

【情境二】

患者用药 1 周,感染控制,无分泌物流出,自觉症状减轻,但左眼光感减弱,几乎失明。患者很急躁,担心害怕,饮食欠佳,失眠,T 36 ℃,P 96 次/分,R 20 次/分,BP 140/90 mmHg。医生查房,根据患者病情择日进行白内障晶体置换术。休息数天后患者情绪稳定,饮食、休息正常。医嘱:患者次日在局麻下行左眼人工晶体置入术,做好术前、术后护理。

【实训任务】

眼部加压包扎法。

【护理程序】

眼部加压包扎法护理程序

护理程序	要点
护理评估	1.**身体状况**:T 36℃,P 96 次/分,R 20 次/分,BP 140/90 mmHg。饮食欠佳,失眠。 2.**心理及社会状况**:急躁、恐惧。
护理诊断	1.**感知紊乱,视力下降**:与晶体混浊有关。 2.**有受伤的危险**:与视力障碍有关。 3.**潜在并发症**:急性闭角型青光眼。

续表

护理程序	要点
护理目标	1.视力得到提高。 2.老年人未发生与视力障碍有关的受伤事件。 3.未发生并发症或及时发现并处理已发生的并发症。
护理措施	1.根据医嘱做好术前准备:结膜囊冲洗、泪道冲洗、剪眼睫毛等。 2.消除紧张情绪,积极配合手术,协助完成术前检查(血常规、肝肾功能、出凝血时间、心电图、检测生命体征)。 3.术后护理 (1)患者术毕回病房后,细心安置好患者,并告知患者手术顺利,消除患者对手术的担忧。 (2)密切观察术眼的敷料是否完整,有无脱落,渗液和渗血。 (3)观察有无术眼的疼痛或伴有同侧的疼痛。 (4)有无恶性呕吐、视力模糊等症状,如有异常,及时报告医生进行处理。 (5)每日更换无菌纱布敷料,**眼部加压包扎**。根据医嘱用泰利必妥眼药水滴眼,2 小时 1 次,每晚睡前用泰利必妥眼膏涂眼,保持术眼外敷料的清洁干燥,严格无菌操作。 (6)嘱患者卧床休息,放松头部并减少活动,不要自行拆开眼罩,不要大声谈笑,预防感冒。 (7)嘱患者进食易消化、高蛋白、低脂肪的饮食,多吃新鲜的水果、粗纤维蔬菜,防止便秘,忌辛辣、烟酒等食物。 (8)防治便秘,必要时给予缓泻剂,严密观察病情,预防并发症发生。
护理评价	1.老人术侧眼睛视力恢复至 0.3。 2.右眼眼压减轻,降至 2.0 kPa,灰色浑浊减轻。 3.未发生并发症或及时发现并处理已发生的并发症。

【操作流程图】

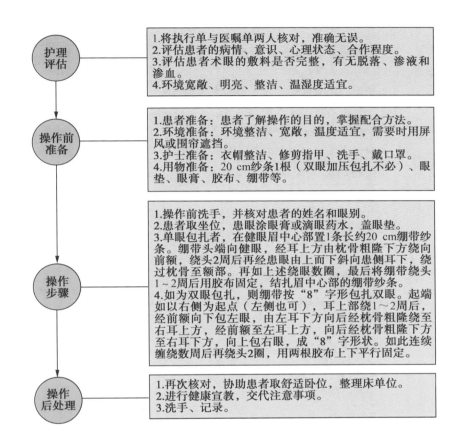

| 护理评估 | 1.将执行单与医嘱单两人核对，准确无误。
2.评估患者的病情、意识、心理状态、合作程度。
3.评估患者术眼的敷料是否完整，有无脱落、渗液和渗血。
4.环境宽敞、明亮、整洁、温湿度适宜。 |

| 操作前准备 | 1.患者准备：患者了解操作的目的，掌握配合方法。
2.环境准备：环境整洁、宽敞，温度适宜，需要时用屏风或围帘遮挡。
3.护士准备：衣帽整洁、修剪指甲、洗手、戴口罩。
4.用物准备：20 cm纱条1根（双眼加压包扎不必）、眼垫、眼膏、胶布、绷带等。 |

| 操作步骤 | 1.操作前洗手，并核对患者的姓名和眼别。
2.患者取坐位，患眼涂眼膏或滴眼药水，盖眼垫。
3.单眼包扎者，在健眼眉中心部置1条长约20 cm绷带纱条。绷带头端向健眼，经耳上方由枕骨粗隆下方绕向前额，绕头2周后再经患眼由上而下斜向患侧耳下，绕过枕骨至额部。再如上述绕眼数圈，最后将绷带绕头1～2周后用胶布固定，结扎眉中心部的绷带纱条。
4.如为双眼包扎，则绷带按"8"字形包扎双眼。起端如以右侧为起点（左侧也可），耳上部绕1～2周后，经前额向下包左眼，由左耳下方向后经枕骨粗隆绕至右耳上方，经前额至左耳上方，向后经枕骨粗隆下方至右耳下方，向上包右眼，成"8"字形状。如此连续缠绕数周后再绕头2圈，用两根胶布上下平行固定。 |

| 操作后处理 | 1.再次核对，协助患者取舒适卧位，整理床单位。
2.进行健康宣教，交代注意事项。
3.洗手、记录。 |

【实训测评】

眼部加压包扎法实训操作

考核对象：　　　　班级：　　　　学号：　　　　考核得分：　　　　考核时间：

项目	考核内容	分值	扣分	存在问题
仪表与素质	着装整洁、仪表端庄、修剪指甲、洗手、戴口罩。	5		
护理评估	1.将执行单与医嘱单两人核对，准确无误。	4		
	2.评估患者的病情、意识、心理状态、合作程度。	4		
	3.评估患者术眼的敷料是否完整，有无脱落、渗液和渗血。	4		
	4.环境宽敞、明亮、整洁、温湿度适宜。	4		

续表

项目	考核内容	分值	扣分	存在问题
操作前准备	1.患者准备:患者了解操作的目的,掌握配合方法。	4		
	2.环境准备:环境整洁、宽敞,温度适宜,需要时用屏风或围帘遮挡。	4		
	3.护士准备:衣帽整洁、修剪指甲、洗手、戴口罩。	4		
	4.用物准备:20 cm 纱条 1 根(双眼加压包扎不必),眼垫,眼膏,胶布,绷带等。	4		
操作步骤	1.操作前洗手,并核对患者的姓名和眼别。	10		
	2.患者取坐位,患眼涂眼膏或滴眼药水,盖眼垫。	12		
	3.如果是单眼包扎,就在健眼的眉中心部放置一条长绷带纱条。绷带头端向健眼,经耳上方由枕骨粗隆下方绕向前额,绕头 2 周后再经患眼由上而下斜向患侧耳下,绕过枕骨至额部。再如上述绕眼数圈,最后将绷带绕头 1～2 周后用胶布固定,结扎眉中心部的绷带纱条。	12		
	4.如果是双眼包扎,用绷带按"8"字形包扎双眼。起端以右侧(左侧)为起点,耳上绕 1～2 周后,经前额向下包左眼,由左耳下方向后经枕骨粗隆绕至右耳上方,经前额至左耳上方,向后经枕骨粗隆下方至右耳下方,向上包右眼,成"8"字形状。连续缠绕数周后绕头 2 圈,最后用两根胶布上下平行固定。	12		
操作后处理	1.再次核对,协助患者取舒适卧位,整理床单位。	5		
	2.进行健康宣教,交代注意事项。	4		
	3.洗手、记录。	4		
综合评价	1.无菌观念强,符合操作规范,无交叉感染。	5		
	2.工作态度严谨,动作熟练、敏捷、准确无误。	3		
	3.操作全过程中有效沟通,并能做到关心、体贴、爱护患者,确保安全。	4		

【注意事项】

1.包扎时不可过紧或过松,切勿压迫耳郭及鼻孔。

2.固定点必须在前额部,避免患者仰卧或侧卧时引起头部不适或摩擦造成绷带松脱。

实训七十　球旁注射法

【情境三】

患者行左眼人工晶体置入术,局麻清醒后,感到术侧眼睛疼痛难忍。患者害怕失明,很急躁,饮食欠佳,失眠,T 36.4 ℃,P 98 次/分,R 20 次/分,BP 138/89 mmHg。根据患者的病情,医嘱给予地塞米松 5 mg 加利多卡因 2 mg 球旁注射,减轻疼痛。

【实训任务】

球旁注射法。

【护理程序】

球旁注射法护理程序

护理程序	要点
护理评估	1.**身体状况**:T 36.4℃,P 98 次/分,R 20 次/分,BP 138/89 mmHg。术侧眼睛疼痛难忍,饮食欠佳,失眠。 2.**心理及社会状况**:急躁、恐惧。
护理诊断	1.**疼痛**:与人工晶体置入术有关。 2.**恐惧**:与人工晶体置入术后术侧眼睛疼痛难忍有关。
护理目标	1.患者疼痛减弱或消失。 2.患者情绪得到缓解,能够积极配合治疗护理操作。
护理措施	1.每日更换无菌纱布敷料,保持术眼外敷料的清洁干燥,严格无菌操作。 2.术后根据患者的病情,给予地塞米松 5 mg＋利多卡因 2 mg,防止疼痛。 3.选择适当的放松疗法,转移患者注意力,如听音乐、听书等。 4.嘱患者卧床休息,放松头部并减少活动,不要自行拆开眼罩,不要大声谈笑,预防感冒。 5.嘱患者坐起时要缓慢,不要做低头、用力咳嗽、弯腰等活动,未经医生允许不得下床活动。如有不适,立即向医护人员反映,不要用力挤眼、揉眼,以防伤口裂开、人工晶体脱出、虹膜脱出或前房出血。 6.嘱患者进食易消化、高蛋白、低脂肪的饮食,多吃新鲜的水果、粗纤维蔬菜,防止便秘,忌辛辣、烟酒等食物。 7.关心、尊重患者,多与患者和家属沟通,鼓励其表达自己的感受,避免任何刺激和伤害患者的言行。耐心解答患者和家属提出的问题,解除患者思想顾虑。鼓励患者和家属主动参与治疗、护理活动。
护理评价	1.患者疼痛减弱或消失。 2.患者情绪得到缓解,能够积极配合治疗护理操作。

【操作流程图】

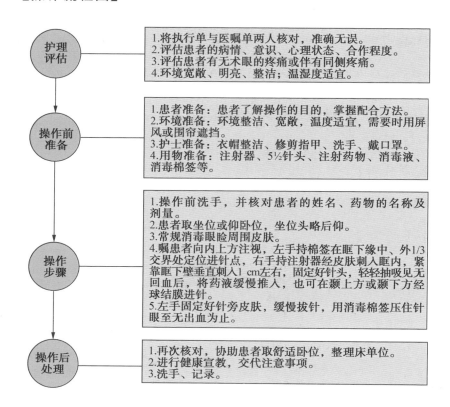

护理评估
1.将执行单与医嘱单两人核对，准确无误。
2.评估患者的病情、意识、心理状态、合作程度。
3.评估患者有无术眼的疼痛或伴有同侧疼痛。
4.环境宽敞、明亮、整洁；温湿度适宜。

操作前准备
1.患者准备：患者了解操作的目的，掌握配合方法。
2.环境准备：环境整洁、宽敞，温度适宜，需要时用屏风或围帘遮挡。
3.护士准备：衣帽整洁、修剪指甲、洗手、戴口罩。
4.用物准备：注射器、5½针头、注射药物、消毒液、消毒棉签等。

操作步骤
1.操作前洗手，并核对患者的姓名、药物的名称及剂量。
2.患者取坐位或仰卧位，坐位头略后仰。
3.常规消毒眼睑周围皮肤。
4.嘱患者向内上方注视，左手持棉签在眶下缘中、外1/3交界处定位进针点，右手持注射器经皮肤刺入眶内，紧靠眶下壁垂直刺入1 cm左右，固定好针头，轻轻抽吸见无回血后，将药液缓慢推入，也可在颞上方或颞下方经球结膜进针。
5.左手固定好针旁皮肤，缓慢拔针，用消毒棉签压住针眼至无出血为止。

操作后处理
1.再次核对，协助患者取舒适卧位，整理床单位。
2.进行健康宣教，交代注意事项。
3.洗手、记录。

【实训测评】

球旁注射法的实训测评

考核对象：　　　　班级：　　　　学号：　　　　考核得分：　　　　考核时间：

项目	考核内容	分值	扣分	存在问题
仪表与素质	着装整洁、仪表端庄、修剪指甲，洗手、戴口罩。	5		
护理评估	1.将执行单与医嘱单两人核对，准确无误。	4		
	2.评估患者的病情、意识、心理状态、合作程度。	4		
	3.评估患者：患者有无术眼的疼痛或伴有同侧的疼痛。	4		
	4.环境宽敞、明亮、整洁，温湿度适宜。	4		

续表

项目	考核内容	分值	扣分	存在问题
操作前准备	1.患者准备:患者了解操作的目的,掌握配合方法。	4		
	2.环境准备:环境整洁、宽敞,温度适宜,需要时用屏风或围帘遮挡。	4		
	3.护士准备:衣帽整洁、修剪指甲、洗手、戴口罩。	4		
	4.用物准备:注射器、5个针头、注射药物、消毒液、消毒棉签等。	4		
操作步骤	1.操作前洗手,并核对患者的姓名、眼别、药物的名称及剂量。	8		
	2.患者取坐位或仰卧位,坐位头略后仰。	5		
	3.常规消毒眼睑周围皮肤。	5		
	4.嘱患者向内上方注视,左手持棉签定位进针点,右手持注射器进针,固定好针头,回抽无回血后,将药液缓慢推入。	12		
	5.左手固定皮肤,缓慢拔针,用消毒棉签压住针眼至无出血为止。	10		
操作后处理	1.再次核对,协助患者取舒适卧位,整理床单位。	5		
	2.进行健康宣教,交代注意事项。	3		
	3.洗手、记录。	4		
综合评价	1.无菌观念强,符合操作,无交叉感染。	5		
	2.工作态度严谨,动作熟练、敏捷、准确无误。	3		
	3.操作全过程中有效沟通,并能做到关心、体贴、爱护患者,确保安全。	3		

【注意事项】

1.如遇到阻力,不可强行进针,可稍稍拔出针头,略改变方向再进针。

2.针头的斜面应向上,防止损伤眼球,切忌针头在眶内上下左右捣动,以免损伤血管和神经。

3.注射过程中要观察眼部情况,如有眼睑肿胀、眼球突出,提示有出血症状,应立即拔针,给予加压包扎或用数块大纱布或眼垫用手按压至止血为止,必要时全身应用止血药。

第二节　阿尔茨海默病患者的护理实训

☞**学习目标**

1. 能够对阿尔茨海默病患者进行评估。
2. 能够说出阿尔茨海默病的分期、定义、临床表现。
3. 阐述阿尔茨海默病的病因及发病机制。
4. 具有高度的同情心、责任心，对阿尔茨海默病患者按照护理程序进行训练。
5. 运用所学知识对阿尔茨海默病患者制定护理措施。

阿尔茨海默病（Alzheimer disease, AD）是一种起病隐匿的进行性发展的神经系统退行性疾病。临床上以记忆障碍、失语、失用、失认、识空间技能损害、执行功能障碍以及人格和行为改变等全面性痴呆表现为特征，病因迄今未明。65岁以前发病者称早老性痴呆，65岁以后发病者称老年性痴呆，是老年人最常见的神经变性疾病。其发病率随年龄增高，超过65岁患病率约为5%，超过85岁大于20%，患病率女：男比例为1.5～3：1倍。

【教学案例】

患者，男，72岁，既往从未有过脑卒中发作，近2年来逐渐出现记忆力减退，起初表现为新近发生的事容易遗忘，如经常失落物品，经常找不到刚用过的东西，看书读报后不能回忆其中的内容等。近半年来症状持续加重，表现为出门不知归家，忘记自己亲属的名字，把自己的配偶错认成女儿，言语功能障碍明显，讲话无序，不能叫出家中某些常用物品的名字，个人生活不能料理，有情绪不稳和吵闹行为。

体格检查：T 36.2 ℃，P 76次/分，R 16次/分，BP 130/90 mmHg。患者意识清醒、面部表情自如。

神经系统检查：未发现神经系统定位征。辅助检查：CT检测提示轻度脑萎缩。

诊断：阿尔茨海默病。

实训七十一　合作意识训练法

【情境一】

患者入院后遵医嘱进行全面体格检查,无阳性结果,T 36.2℃,P 72 次/分, R 16 次/分,BP 130/90 mmHg。患者大、小便正常,但有时有尿裤子现象,完全不能学习和回忆新信息,远事记忆力受损但未完全丧失。护士遵医嘱给予合作意识功能训练。

【实训任务】

痴呆老年人合作意识训练法。

【护理程序】

合作意识训练法护理程序

护理程序	要点
护理评估	1.**健康状况**:近两年来逐渐出现记忆力减退,症状持续加重,近半年来表现为出门不知归家,言语功能障碍明显,讲话无序,不能叫出家中某些常用物品的名字。 2.**身体状况**:个人生活不能料理,T 36.2 ℃,P 72 次/分,R 16 次/分,BP 130/90 mmHg,大、小便正常,CT 检测提示轻度脑萎缩。 3.**心理及社会状况**:患病老人有羞愧、抑郁情绪。
护理诊断	1.**记忆受损**:与阿尔茨海默病记忆细胞丧失和变性有关。 2.**自理缺陷**:与认知障碍或丧失有关。 3.**思维过程紊乱**:与认知障碍或丧失有关。 4.**认识环境受损综合征**:与地点定向障碍、记忆力和(或)判断力丧失有关。 5.**语言沟通障碍**:与思维缺陷或受损有关。 6.**社交障碍**:与失语、活动限制有关。
护理目标	1.老人能最大限度地保持记忆能力、语言沟通能力和社交能力。 2.老人能较好地发挥残存功能。 3.家庭能应对痴呆老人。

续表

护理程序	要点
护理措施	1. 生活照护与护理：日常生活的指导与帮助注意饮食与营养。 2. 训练自我照顾的能力：训练洗漱、穿脱衣服、用餐、如厕等。 3. 加强重症老人的护理：要有专人照护，注意饮食及大小便的护理。 4. 认知思维障碍者的护理：协助老人确认现实环境、诱导正向行为、积极开展。 5. 安全管理：做好环境、物品、外出的管理。 6. 做好心理护理，关心理解老人，注意沟通技巧。 7. 照顾者的支持与护理。 8. 健康指导：做到早发现、早诊断、早干预。
护理评价	经过预防、治疗和护理干预后，痴呆老人的认知能力有所改善，并能最大限度地保持社交能力和日常生活自理能力，生活质量有所提高。

【操作流程图】

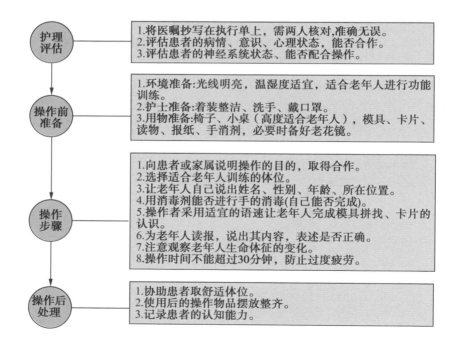

314

【实训测评】

合作意识训练的实训测评

考核对象：　　　　班级：　　　　学号：　　　　考核得分：　　　　考核时间：

项目	考核内容	分值	扣分	存在问题
仪表与素质	仪表端庄,服装整洁,不留长指甲,按医院要求着装。	5		
护理评估	1.将医嘱抄写在执行单上,需两人核对,准确无误。	4		
	2.评估患者的病情、意识、心理状态,能否合作。	4		
	3.评估患者的神经系统状态,能否配合操作。	4		
操作前准备	1.环境准备:光线明亮,温湿度适宜,适合老年人进行功能训练。	4		
	2.护士准备:着装整洁、洗手、戴口罩。	4		
	3.用物准备:椅子、小桌(高度适合老年人),模具、卡片、读物、报纸、手消剂,必要时备好老花镜。	4		
操作步骤	1.向患者或家属说明操作的目的,取得合作。	5		
	2.选择适合老年人训练的体位。	5		
	3.让老年人自己说出姓名、性别、年龄、所在位置。	8		
	4.用消毒剂能否进行手的消毒(自己是否完成)。	8		
	5.操作者采用适宜的语速让老年人完成模具拼找、卡片的认识。	8		
	6.为老年人读报,说出其内容,表述能力能否正确。	8		
	7.注意观察老年人生命体征的变化。	5		
	8.操作时间不能超过30分钟,防止过度疲劳。	5		
操作后处理	1.协助患者取舒适体位。	3		
	2.使用后的操作物品摆放整齐。	3		
	3.记录患者的认知能力。	4		

续表

项目	考核内容	分值	扣分	存在问题
综合评价	1.操作者对患者要有爱心、耐心、关心,具备良好的职业道德。	3		
	2.对患者态度和蔼可亲,做到待患者如亲人。	3		
	3.操作过程中与患者有效沟通,确保患者安全。	3		

【注意事项】

1.照护者最好是亲人或者经过专业培训的照护者。

2.需要有耐心的沟通,不能以强制的态度对待患者,要注意患者的情绪。

3.要学习专业的照护技巧和方法,注意沟通时的方式。

4.注意每天身体的锻炼、不超过 30 分钟,根据患者的身体情况循序渐进。

5.增加脑力活动、游戏、字谜、读书、读报、看电视、听广播等。

6.增加膳食营养,多吃蔬菜水果、鱼类、豆类、全谷类食物,注意营养均衡。

> ❖ **知识拓展**
>
> 近 30 年来,随着生活环境、教育、医疗水平的提高,在我们国家 AD 发病率呈下降趋势。这提示 AD 与其他慢性疾病相似,也存在着许多可调控的风险因素,早期干预有望延缓疾病的发生与进展。知名医学期刊《柳叶刀》和其他的《医学杂志》均提出,积极的生活方式干预、不吸烟、适当锻炼、合理饮食,可减少多达 1/3 老年痴呆的发病。

实训七十二　床上洗头法

【情境三】

患者插入鼻饲管后,病情得到改善,每天采取半坐位,四肢肢体活动,预防关节强直、肌肉萎缩。活动后其出汗较多,尤其是头部,出现异味。为了保证患者的舒适、预防头部并发症的发生,做好生活清洁护理,现采取床上洗头法,使患者舒适。

【实训任务】

床上洗头法。

【护理程序】

床上洗头法护理程序

护理程序	要点
护理评估	1.**健康状况**:患者插入鼻饲管,四肢活动需照护,生活护理不能完成。 2.**身体状况**:患者意识清醒,年老体弱,生活需要照护。T 36℃,P 68 次/分,R 16 次/分,BP 100/70 mmHg,瘦弱无力。 3.**心理及社会状况**:患者家庭经济状况良好,生活规律,日常生活讲究,患病后自理力下降,生活护理需要照顾。
护理诊断	**自理缺陷**:与年老体弱,慢性疾病有关。
护理目标	患者自理能力得到改善。
护理措施	1.保持患者的舒适,去除头皮屑,清洁头发,减少感染的机会。采用洗头车为患者**床上洗头**,按摩头皮促进头部血液循环及头发生长代谢。 2.遵医嘱进行治疗护理活动,严密观察患者的病情变化及生命体征的变化。 3.协助患者进行力所能及的活动,增强自信心。 4.保持床铺、衣服的清洁,如有潮湿立即更换。
护理评价	患者自理能力得到改善,促进患者舒适,增进身心健康。

❖**知识拓展**

全自动多功能轻便洗头车

1.适用人群:适用于长期卧床、行动不便的老年人。

2.全自动多功能轻便洗头车主要功能及特点:

(1)该洗头车有自动上水,自动加热,温度控制等功能,水盆可按需要上下调节,并可根据需要作伸长缩短及任意角度的调节;脚踏开关控制喷头水流的大小。本洗头车无需搬动床头柜即可使用;水盆内有专门垫头的头垫,使卧床患者洗头时感到清洁舒适,操作者省时省力。

(2)该洗头车由推车、方向支架、清水箱、污水箱、喷淋头、加热器、微型水泵、温控器、脚踏开关等组成。洗头时洗头水一次排流到污水箱,缩短操作时间,减轻护理人员的劳动强度。其适用不同体位的患者,使患者在洗头时不感到累。

【操作流程图】

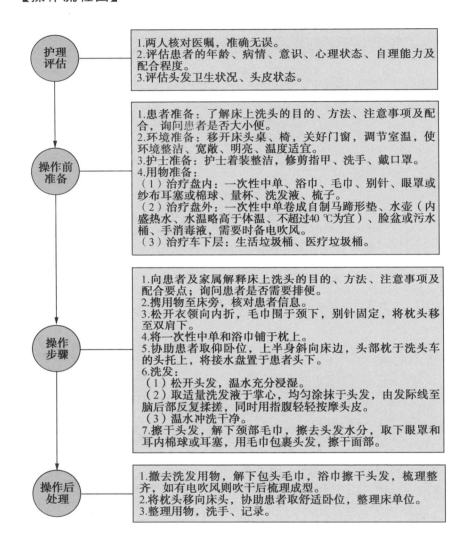

护理
评估

1.两人核对医嘱，准确无误。
2.评估患者的年龄、病情、意识、心理状态、自理能力及配合程度。
3.评估头发卫生状况、头皮状态。

操作前
准备

1.患者准备：了解床上洗头的目的、方法、注意事项及配合，询问患者是否大小便。
2.环境准备：移开床头桌、椅，关好门窗，调节室温，使环境整洁、宽敞、明亮、温度适宜。
3.护士准备：护士着装整洁，修剪指甲、洗手、戴口罩。
4.用物准备：
（1）治疗盘内：一次性中单、浴巾、毛巾、别针、眼罩或纱布耳塞或棉球、量杯、洗发液、梳子。
（2）治疗盘外：一次性中单卷成自制马蹄形垫、水壶（内盛热水、水温略高于体温、不超过40℃为宜）、脸盆或污水桶、手消毒液，需要时备电吹风。
（3）治疗车下层：生活垃圾桶、医疗垃圾桶。

操作
步骤

1.向患者及家属解释床上洗头的目的、方法、注意事项及配合要点；询问患者是否需要排便。
2.携用物至床旁，核对患者信息。
3.松开衣领向内折，毛巾围于颈下，别针固定，将枕头移至双肩下。
4.将一次性中单和浴巾铺于枕上。
5.协助患者取仰卧位，上半身斜向床边，头部枕于洗头车的头托上，将接水盘置于患者头下。
6.洗发：
（1）松开头发，温水充分浸湿。
（2）取适量洗发液于掌心，均匀涂抹于头发，由发际线至脑后部反复揉搓，同时用指腹轻轻按摩头皮。
（3）温水冲洗干净。
7.擦干头发，解下颈部毛巾，擦去头发水分，取下眼罩和耳内棉球或耳塞，用毛巾包裹头发，擦干面部。

操作后
处理

1.撤去洗发用物，解下包头毛巾，浴巾擦干头发，梳理整齐，如有电吹风则吹干后梳理成型。
2.将枕头移向床头，协助患者取舒适卧位，整理床单位。
3.整理用物，洗手、记录。

【实训测评】

床上洗头法的实训测评

考核对象：　　　　班级：　　　　学号：　　　　考核得分：　　　　考核时间：

项目	考核内容	分值	扣分	存在问题
仪表与素质	仪表端庄,服装整洁,不留长指甲,按医院要求着装	5		
护理评估	1.两人核对医嘱,准确无误。	4		
	2.评估患者的年龄、病情、意识、心理状态、自理能力及配合程度。	4		
	3.评估头发卫生状况、头皮状态。	4		
操作前准备	1.患者准备:了解床上洗头的目的、方法、注意事项及配合,询问患者是否大小便。	4		
	2.环境准备:移开床头桌、椅,关好门窗,调节室温,使环境整洁、宽敞、明亮、温度适宜。	4		
	3.护士准备:护士着装整洁,修剪指甲、洗手、戴口罩。	4		
	4.用物准备: (1)治疗盘内:一次性中单、浴巾、毛巾、别针、眼罩或纱布、耳塞或棉球、量杯、洗发液、梳子。 (2)治疗盘外:一次性中单卷成自制马蹄形垫、水壶(内盛热水、水温略高于体温、不超过40 ℃为宜)、脸盆或污水桶、手消毒液,需要时备电吹风。 (3)治疗车下层:生活垃圾桶、医疗垃圾桶。	4		
操作步骤	1.向患者及家属解释床上洗头的目的、方法、注意事项及配合要点;询问患者是否需要排便。	5		
	2.携用物至床旁,核对患者信息。	4		
	3.松开衣领向内折。毛巾围于颈下,别针固定,将枕头移至双肩下。	5		
	4.将一次性中单和浴巾铺于枕上。	4		
	5.协助患者取仰卧位,上半身斜向床边,头部枕于洗头车的头托上,将接水盘置于患者头下。	5		

续表

项目	考核内容	分值	扣分	存在问题
操作步骤	6.洗发: (1)松开头发,温水充分浸湿。 (2)取适量洗发液于掌心,均匀涂抹于头发,由发际线至脑后部反复揉搓,同时用指腹轻轻按摩头皮。 (3)温水冲洗干净。	17		
	7.擦干头发,解下颈部毛巾,擦去头发水分。取下眼罩和耳内棉球或耳塞。用毛巾包裹头发,擦干面部。	5		
操作后处理	1.撤去洗发用物,解下包头毛巾,浴巾擦干头发,梳理整齐,如有电吹风则吹干后梳理成型。	4		
	2.将枕头移向床头,协助患者取舒适卧位,整理床单位。	4		
	3.整理用物,洗手、记录。	4		
综合评价	1.操作熟练,符合规范要求。态度严谨,动作敏捷,操作细心准确。	3		
	2.爱伤观念强。	4		
	3.操作过程中与患者沟通有效,能做到关心患者,以患者为中心,确保安全。	3		

【注意事项】

1.洗头过程中,随时观察患者病情变化,若面色、脉搏及呼吸有异常,应立即停止操作。

2.护士为患者洗头时,正确运用人体力学原理,身体尽量靠近床边,保持良好姿势,避免疲劳。

3.病情危重和极度衰弱患者不宜洗发。

4.洗发时间不宜过久,避免引起患者头部充血或疲劳不适。

5.洗发时注意调节室温和水温,避免打湿衣物和床铺,及时擦干头发,防止患者着凉。

6.洗发时注意保持患者舒适体位,保护伤口及各种管路,防止水流入耳和眼。

第三节　骨质疏松患者的护理实训

☞**学习目标**

1.能够对老年骨质疏松患者进行护理评估。

2.掌握骨质疏松的概念、病因、临床特征。

3.指导骨质疏松患者做辅助检查。

4.为老年骨质疏松患者制定护理计划,并提供有针对性的护理能力。

　　骨质疏松症(osteoporosis,OP)是一种以骨量减少、骨组织微细结构破坏,导致骨骼的强度降低和骨折危险性增加为特征的一种全身代谢性疾病。骨质疏松症可分为原发性和继发性两类,原发性骨质疏松包括绝经后骨质疏松和老年性骨质疏松,占发病总数的85%～90%;继发性骨质疏松症指由任何影响骨代谢的疾病和药物导致的骨质疏松,占发病总数的10%～15%。骨质疏松症的老年人极易发生骨折,是引起老年人卧床率增高的主要因素。

【教学案例】

　　患者,女,75岁,家住农村,平时以素食为主,很少吃肉,5年前下地干活出现腰背酸痛,休息后缓解,未去医院治疗,近2年疼痛加重且驼背明显,去医院就诊。

　　体格检查:T 36.5℃,P 106次/分,R 22次/分,BP 120/80 mmHg。意识清,胸廓变形、胸腔容积缩小,自感呼吸困难,口唇、甲床轻度发绀,驼背明显,脊柱向前弯曲,脊柱变形,双肩膀前伸、背部肌肉弱、松弛无力。

　　实验室检查:血清学检测示维生素D 20 mg/mL、钙1.6 mmol/L、磷0.9 mmol/L。

　　血常规结果示:WBC 9×10^9/L,RBC 4.2×10^{12}/L,Hb 110 g/L,Plt 110×10^9/L。

　　影像学检查:X线平片示透光度增加,颜色发暗,骨皮质变薄,皮质内哈弗氏管扩大骨小梁减少。骨密度≪−2.5 SD。CT、MRI示检测病灶及范围,并发现早期病灶。

　　诊断:老年性骨质疏松症。

实训七十三 口服给药法

【情境一】

患者入院后遵医嘱复查骨密度结果与入院结果相符,患者自述胸背部疼痛加重,咳嗽、深呼吸更为明显,T 36.8 ℃,P 110 次/分,R 20 次/分,BP 130/85 mmHg,骨密度≤－2.5SD,医嘱给予消炎痛 25 mg 立即口服,密盖息每日 400 IU,口服,阿法骨化醇片每日 0.5 μg,口服。护士即刻执行医嘱。

【实训任务】

口服给药法。

【护理程序】

口服给药法护理程序

护理程序	要点
护理评估	1.**健康状况**:患者自觉胸背部疼痛,咳嗽、深呼吸明显,休息后症状能减轻,以往未进行治疗。 2.**身体状况**:意识清醒,饮食欠佳,T 36.8℃,P 110 次/分,R 20 次/分,BP 130/85 mmHg,驼背明显,胸廓变形,脊柱向前弯曲,轻度呼吸困难。 3.**心理及社会状况**:患者家住农村,生活非常简朴,不愿给儿子增添麻烦。
护理诊断	1.**疼痛**:与缺乏维生素 D,骨密度低有关。 2.**呼吸困难**:与驼背胸廓变形有关。
护理目标	1.减轻疼痛,改善饮食。 2.缓解呼吸困难。
护理措施	1.生活护理:减轻胸背部疼痛,按时服用补钙药物,多晒太阳,多吃鱼虾等高蛋白食物,加强休息,适当的活动有助于钙的吸收,卧硬板床,减轻疼痛。 2.病情观察:密切观察生命体征的变化。 3.**用药护理**:根据医嘱用药,观察用药后的疗效及不良反应。 6.做好基础护理,避免并发症的发生。
护理评价	1.患者用药后疼痛有所缓解。 2.呼吸困难有所好转,深呼吸时疼痛减轻。

【操作流程图】

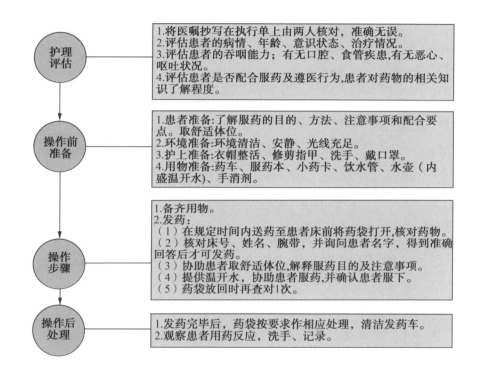

【实训测评】

口服给药法实训测评

考核对象：　　　　班级：　　　　学号：　　　　考核得分：　　　　考核时间：

项目	考核内容	分值	扣分	存在问题
仪表与素质	仪表端庄,服装整洁,不留长指甲,按医院要求着装。	5		
护理评估	1.将医嘱抄写在执行单上由两人核对,准确无误。	4		
	2.评估患者的病情、年龄、意识状态、治疗情况。	4		
	3.评估患者的吞咽能力、有无口腔、食管疾患,有无恶心、呕吐状况。	4		
	4.评估患者是否配合服药及遵医行为,患者对药物的相关知识了解程度。	4		

续表

项目	考核内容	分值	扣分	存在问题
操作前准备	1.患者准备:了解服药的目的、方法、注意事项和配合要点,取舒适体位。	4		
	2.环境准备:环境清洁、安静、光线充足。	4		
	3.护士准备:衣帽整洁、修剪指甲、洗手、戴口罩。	4		
	4.用物准备:药车、服药本、小药卡、饮水管、水壶(内盛温开水)、手消剂。	4		
操作步骤	1.备齐用物。	4		
	2.发药: (1)在规定时间内送药至患者床前将药袋打开,核对药物。 (2)核对床号、姓名、腕带,并询问患者名字,得到准确回答后才可发药。 (3)协助患者取舒适体位,解释服药目的及注意事项。 (4)提供温开水,协助患者服药,并确认患者服下。 (5)药袋放回时再查对1次。	35		
操作后处理	1.发药完毕后,药袋按要求作相应处理,清洁发药车。	4		
	2.观察患者用药反应、洗手、记录。	5		
综合评价	1.操作熟练,符合规范要求。	4		
	2.无菌观念强,无污染,符合无菌原则。	4		
	3.态度严谨,动作敏捷。操作细心准确。	3		
	4.操作过程中沟通有效,能做到关心患者,以患者为中心,确保安全。	4		

【注意事项】

1.严格执行查对制度和无菌操作原则。

2.需吞服的药物通常用 40～60 ℃温开水送下,禁用茶水服药。

3.婴幼儿、鼻饲或上消化道出血患者所用的固体药,发药前需将药片研碎。

4.增加或停用某种药物时,应及时告知患者。

5.注意药物之间的配伍禁忌。

现代化医院科室药品的智能药柜

通过智能药柜,在最需要的地方,提供药品供给、药学服务支持,解决临时医嘱和紧急用药等问题,实现药品的供给、使用管理,做到全程可查、可控、可追溯。

方案分析:

1.在病区护士站建立"微型药房",满足每个病区90%以上用药需求。

2.将病区使用的长期医嘱、临时医嘱及毒麻贵重药品统一管理。

3.与医院管理系统(HIS)对接,药房可随时监控病区药品使用情况,做到及时填充。

4.减少了护士或药师奔波取药的时间,提高了效率。

5.多样化的硬件终端,可根据医院需求任意组合搭配。

6.多样化的解决方案,根据医院实际情况量身定制,做到实用、好用。

实训七十四　协助患者翻身侧卧法

【情景二】

患者住院1周后,病情好转,疼痛减轻,呼吸困难基本消失,如厕时不小心滑倒蹲坐在座便器上,腰部剧痛,不敢深呼吸,R 114次/分,P 24次/分,面色苍白,出汗,不断呻吟。护士立即通知医生,将患者平托上床,放射科即来床边拍片,X线片显示患者第5腰椎裂纹骨折。骨科会诊:石膏腰围固定,卧床休息,按时翻身预防并发症发生。

【实训任务】

护士协助患者侧卧。

【护理程序】

协助患者侧卧的护理程序

护理程序	要点
护理评估	1.**健康状况**:患者胸腰部疼痛5年,加重2年,驼背明显,胸廓变形,脊柱向前弯曲。 2.**身体状况**:意识清,痛苦面容,R 114次/分,P 24次/分,面色苍白,出汗,石膏腰围固定。

续表

护理程序	要点
护理诊断	1.**躯体活动障碍**:与骨折后石膏固定腰围有关。 2.**疼痛**:与第5腰椎裂纹骨折有关。 3.**潜在并发症**:压疮,与骨折后石膏固定腰围,卧床休息有关。
护理目标	1.疼痛减轻,石膏腰围固定适宜。 2.预防并发症,按时翻身、保持床铺清洁干燥,加强营养。
护理措施	1.给予高蛋白、高热量、高糖类、高维生素易消化饮食。 2.保持床铺的清洁、平整、干燥,床单位安全。按时翻身,**协助患者翻身侧卧**,每2小时1次,动作要轻柔,避免推、拖、拉。翻身时肩腰髋要成一直线,避免扭曲,翻身时与患者沟通交谈,如有不适,立即停止。 3.压红部位给予50%酒精按摩,骨突出部位垫气垫避免受压。操作时要确保患者的安全,必要时给予床档。 4.遵医嘱用药,观察用药后的疗效及不良反应。
护理评价	1.患者身体状态良好,精升饱满,面色红润。 2.疼痛减弱或消失。 3.全身无并发症发生或发生后得到及时处理。

❖**知识拓展**

全自动翻身床

全自动翻身床即电动翻身床,它由电动推杆驱动,是一种专门帮助残疾患者翻身的床。它由一个支架与一个床身组成,并且有两个电动机将它们相连接,只要睡床者用手按床边的一个电钮,床身就会徐徐向一方发生倾斜;反之如果按动另一个电钮,床身就会徐徐向另一方发生倾斜。这样可以达到使睡床者自动翻身的目的,并且睡床者可根据自己的需要来改变睡觉姿势,通过改变身体不同部位的皮肤与床的接触,达到改善体内毛细血管的微循环的目的。

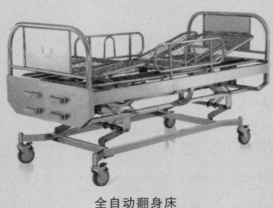

全自动翻身床

【操作流程图】

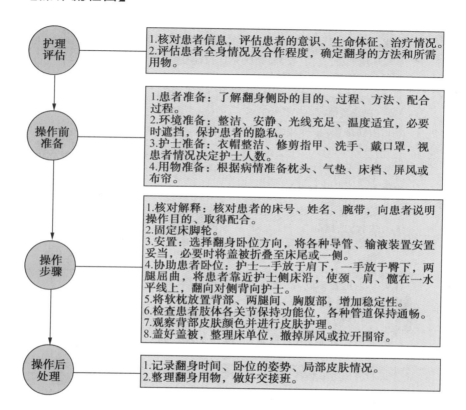

护理评估
1.核对患者信息，评估患者的意识、生命体征、治疗情况。
2.评估患者全身情况及合作程度，确定翻身的方法和所需用物。

操作前准备
1.患者准备：了解翻身侧卧的目的、过程、方法、配合过程。
2.环境准备：整洁、安静、光线充足、温度适宜，必要时遮挡，保护患者的隐私。
3.护士准备：衣帽整洁、修剪指甲、洗手、戴口罩，视患者情况决定护士人数。
4.用物准备：根据病情准备枕头、气垫、床档、屏风或布帘。

操作步骤
1.核对解释：核对患者的床号、姓名、腕带，向患者说明操作目的、取得配合。
2.固定床脚轮。
3.安置：选择翻身卧位方向，将各种导管、输液装置安置妥当，必要时将盖被折叠至床尾或一侧。
4.协助患者卧位：护士一手放于肩下，一手放于臀下，两腿屈曲，将患者靠近护士侧床沿，使颈、肩、髋在一水平线上，翻向对侧背向护士。
5.将软枕放置背部、两腿间、胸腹部，增加稳定性。
6.检查患者肢体各关节保持功能位，各种管道保持通畅。
7.观察背部皮肤颜色并进行皮肤护理。
8.盖好盖被，整理床单位，撤掉屏风或拉开围帘。

操作后处理
1.记录翻身时间、卧位的姿势、局部皮肤情况。
2.整理翻身用物，做好交接班。

【实训测评】

协助患者侧卧的实训测评

考核对象：　　　　班级：　　　　学号：　　　　考核得分：　　　　考核时间：

项目	考核内容	分值	扣分	存在问题
仪表与素质	仪表端庄，服装整洁，不留长指甲，按医院要求着装。	5		
护理评估	1.核对患者信息，评估患者的意识、生命体征、治疗情况。	4		
	2.评估患者全身情况及合作程度，确定翻身的方法和所需用物。	4		

续表

项目	考核内容	分值	扣分	存在问题
操作前准备	1.患者准备:了解翻身侧卧的目的、过程、方法、配合过程。	4		
	2.环境准备:整洁、安静、光线充足、温度适宜,必要时遮挡,保护患者的隐私。	4		
	3.护士准备:衣帽整洁、修剪指甲、洗手、戴口罩,视患者情况决定护士人数。	4		
	4.用物准备:根据病情准备枕头、气垫、床档、屏风或布帘。	4		
操作步骤	1.核对解释:核对患者的床号、姓名、腕带,向患者说明操作目的、取得配合。	5		
	2.固定床脚轮。	3		
	3.安置:选择翻身卧位方向,将各种导管、输液装置安置妥当,必要时将盖被折叠至床尾或一侧。	8		
	4.协助患者卧位:护士一手放于肩下,一手放于臀下,两腿屈曲,将患者靠近护士侧床沿,使颈、肩、髋在一水平线上,翻向对侧背向护士。	10		
	5.将软枕放置背部、两腿间、胸腹部,增加稳定性。	6		
	6.检查患者肢体各关节保持功能位,各种管道保持通畅。	6		
	7.观察背部皮肤颜色并进行皮肤护理。	6		
	8.盖好盖被,整理床单位,撤掉屏风或拉开布帘。	4		
操作后处理	1.记录翻身时间、卧位的姿势、局部皮肤情况。	4		
	2.整理翻身用物,做好交接班。	4		
综合评价	1.操作熟练,符合规范要求。	3		
	2.爱伤观念强,具有高度的责任心。	4		
	3.态度严谨,动作敏捷,操作细心准确。	4		
	4.操作过程中沟通有效,能做到关心患者,以患者为中心,确保安全。	4		

【注意事项】

1. 护士应注意节力原则,翻身时,让患者尽量靠近护士,使重力线通过支撑面来保持平衡,缩短重力臂而省力。

2. 移动患者时动作应轻稳,协调一致,不可推、拖、拉,以免擦伤皮肤,应将患者身体稍抬起再行翻身。轴线翻身法翻转时,要维持躯干的正常生理弯曲,避免翻身时脊柱错位而损伤脊髓。翻身后,需用软枕垫好肢体,以维持舒适而安全的体位。

3. 翻身时应注意为患者保暖并防止坠床。根据患者病情及皮肤受压情况,确定翻身间隔的时间,如发现皮肤发红或破损应及时处理,酌情增加翻身次数,同时记录于翻身卡上,并做好交接班。

4. 若患者身上有各种导管或输液装置时,应先将导管安置妥当,翻身后仔细检查导管是否有脱落、移位、扭曲、受压,以保持导管通畅。

5. 为手术患者翻身前应先检查伤口敷料是否潮湿或脱落,如已脱落或被分泌物浸湿,应先更换敷料并固定妥当后再行翻身,翻身后注意伤口不可受压;颈椎或颅骨牵引者,翻身时不可放松牵引,并使头、颈、躯干保持在同一水平位;翻身后注意牵引方向、位置以及牵引力是否正确;颅脑手术者,头部转动过剧可引起脑疝,导致患者突然死亡,故应卧于健侧或平卧;石膏固定者,应注意翻身后患处位置及局部肢体的血运情况,防止受压。

第七章　康复护理综合实训

第一节　脑卒中患者的康复护理实训

☞**学习目标**

　　1.掌握脑卒中的定义。

　　2.能够对脑卒中患者进行护理评估。

　　3.能够根据患者病情,为患者制定相应的康复护理措施。

　　4.能够通过专业化的训练,促进患者感觉运动技巧的发展,掌握日常生活活动技能。

　　5.能够对脑卒中患者及家属进行有效的健康指导,并教会患者或家属日常康复的注意事项。

　　脑卒中(stroke)多见于老年人,分缺血性脑卒中和出血性脑卒中,前者发病率高于后者。据估算,我国每年新发脑卒中患者约为 200 万人,死于脑卒中的患者约为 150 万人,存活的脑卒中患者为 600 万～700 万人。在存活的脑卒中患者中,约 3/4 的患者不同程度丧失劳动能力,其中重度致残者约占 40%。脑卒中的发病率、死亡率和患病率与年龄呈正相关,75 岁以上者发病率是 45～54 岁组的 5～8 倍。

【教学案例】

　　患者,男,53 岁,突然右侧偏瘫 2 小时入院,既往高血压病史 10 余年。入院时患者血压 160/90 mmHg,心率 84 次/分,失语,双眼向左凝视,右鼻唇沟浅,伸舌偏右,右侧肌张力低,肌力 0 级,发病以来无头痛、恶心、呕吐、意识障碍; MRI 显示 T_1 低信号和 T_2 高信号病变区域。

入院诊断:缺血性脑卒中。

实训七十五　良肢位摆放

【情境一】

患者大便时有感觉,小便使用外集尿袋,医嘱予以一级护理,暂不能下床活动,为保持肢体的良好功能,为后期康复治疗打下基础,护士为患者进行体位摆放。

【实训任务】

良肢位摆放。

【护理程序】

良肢位摆放护理程序

护理程序	要点
护理评估	1.**健康状况**:有高血压、高血脂、糖尿病史。 2.**身体状况**:生命体征正常,伸舌偏右,右侧肌张力低,肌力 0 级,无头痛、恶心、呕吐、意识障碍及二便障碍。 3.**心理及社会状况**:退休人员,子女在院内陪护。
护理诊断	1.**运动障碍**:与疾病有关。 2.**姿势异常**:与肌张力增高有关。 3.**生活自理缺陷**:与行动不便有关。 4.**焦虑**:对疾病知识缺乏。
护理目标	1.正确对患者进行体位转移。 2.对患者及子女进行健康宣教。
护理措施	1.休息:患者平卧位或上半身稍垫高,室内光线适宜。 2.正确进行良肢位摆放。 3.营养支持:合理饮食,减少盐的摄入。 4.病情观察:监测患者生命体征。 5.基础护理:做好皮肤护理,保持皮肤清洁、干燥,及时更换衣服和床单位。

续表

护理程序	要点
护理评价	1.患者心态平稳,配合操作。 2.准确对患者进行良肢位摆放。 3.家属能够配合对患者进行康复训练。

【操作流程图】

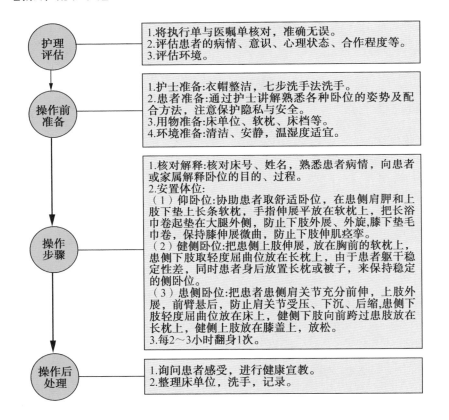

护理评估 → 1.将执行单与医嘱单核对,准确无误。
2.评估患者的病情、意识、心理状态、合作程度等。
3.评估环境。

操作前准备 → 1.护士准备:衣帽整洁,七步洗手法洗手。
2.患者准备:通过护士讲解熟悉各种卧位的姿势及配合方法,注意保护隐私与安全。
3.用物准备:床单位、软枕、床档等。
4.环境准备:清洁、安静,温湿度适宜。

操作步骤 → 1.核对解释:核对床号、姓名,熟悉患者病情,向患者或家属解释卧位的目的、过程。
2.安置体位:
(1)仰卧位:协助患者取舒适卧位,在患侧肩胛和上肢下垫上长条软枕,手指伸展平放在软枕上,把长浴巾卷起垫在大腿外侧,防止下肢外展、外旋,膝下垫毛巾卷,保持膝伸展微曲,防止下肢伸肌痉挛。
(2)健侧卧位:把患侧上肢伸展,放在胸前的软枕上,患侧下肢取轻度屈曲位放在长枕上,由于患者躯干稳定性差,同时患者身后放置长枕或被子,来保持稳定的侧卧位。
(3)患侧卧位:把患者患侧肩关节充分前伸,上肢外展,前臂悬后,防止肩关节受压、下沉、后缩,患侧下肢轻度屈曲位放在床上,健侧下肢向前跨过患肢放在长枕上,健侧上肢放在膝盖上,放松。
3.每2~3小时翻身1次。

操作后处理 → 1.询问患者感受,进行健康宣教。
2.整理床单位,洗手,记录。

【实训测评】

良肢位摆放的实训测评

考核对象:　　　　班级:　　　　学号:　　　　考核得分:　　　　考核时间:

项目	考核内容	分值	扣分	存在问题
仪表与素质	仪表端庄,服装整洁,不留长指甲,按医院要求着装。	5		

续表

项目	考核内容	分值	扣分	存在问题
护理评估	1.将执行单与医嘱单核对,准确无误。	3		
	2.评估患者的病情、意识、心理状态、合作程度等。	3		
	3.评估环境。	3		
操作前准备	1.护士准备:衣帽整洁,七步洗手法洗手。	4		
	2.患者准备:通过护士讲解熟悉各种卧位的姿势及配合方法,注意保护隐私与安全。	4		
	3.用物准备:床单位、软枕、床档等。	4		
	4.环境准备:清洁、安静,温湿度适宜。	4		
操作步骤	1.核对解释:核对床号、姓名,熟悉患者病情,向患者或家属解释卧位的目的、过程。	10		
	2.安置体位: (1)仰卧位:协助患者取舒适卧位,在患者患侧肩胛和上肢下垫上长条软枕,手指伸展平放在软枕上,把长浴巾卷起垫在大腿的外侧,防止下肢外展、外旋,膝下垫毛巾卷,保持膝伸展微曲,防止下肢伸肌痉挛。 (2)健侧卧位:把患侧上肢伸展,放在胸前的软枕上,患侧下肢取轻度屈曲位放在长枕上,由于患者躯干稳定性差,同时患者身后放置长枕或被子,来保持稳定的侧卧位。 (3)患侧卧位:把患者患侧肩关节充分前伸,上肢外展,前臂悬后,防止肩关节受压、下沉、后缩,患侧下肢轻度屈曲位放在床上,健侧下肢向前跨过患肢放在长枕上,健侧上肢放在膝盖上,放松。	36		
	3.每2～3小时翻身1次。	5		
操作后处理	1.询问患者感受,进行健康宣教。	4		
	2.整理床单位,洗手,记录。	5		
综合评价	1.操作熟练,符合规范要求。	3		
	2.态度严谨,动作敏捷,操作细心准确。	3		
	3.操作过程中与患者沟通有效,能做到关心患者,以患者为中心,确保安全。	4		

【注意事项】

1. 协助患者转换体位时,一定要征得患者的同意和配合。
2. 注意保护患者的安全,转换体位时要拉上床档。
3. 要适当变换体位,以防止某些部位长期受压。

实训七十六　床上运动及转移技术

【情境二】

经过治疗,患者病情稳定,意识清醒,医生嘱患者可下床进行活动,护士协助患者进行床上运动及转移。

【实训任务】

床上运动及转移技术。

【护理程序】

床上运动及转移技术的护理程序

护理程序	要点
护理评估	1. **健康状况**:有高血压、高血脂、糖尿病史。 2. **身体状况**:生命体征正常,无头痛、恶心、呕吐,意识清醒。 3. **心理及社会状况**:退休人员,子女在院内陪护。
护理入院诊断	1. **运动障碍**:与疾病有关。 2. **姿势异常**:与肌张力增高有关。 3. **生活自理缺陷**:与行动不便有关。 4. **焦虑**:对疾病知识缺乏。
护理目标	1. 正确对患者进行体位转移。 2. 对患者及子女进行健康宣教。
护理措施	1. **休息**:患者平卧位或上半身稍垫高,室内光线适宜。 2. 正确进行床上运动及转移。 3. **营养支持**:合理饮食,减少盐的摄入。 4. **病情观察**:监测患者生命体征。 5. **基础护理**:做好皮肤护理,保持皮肤清洁、干燥,及时更换衣服和床单位。
护理评价	1. 患者心态平稳,配合操作。 2. 协助患者进行床上运动及转移。 3. 家属能够配合对患者进行康复训练。

【操作流程图】

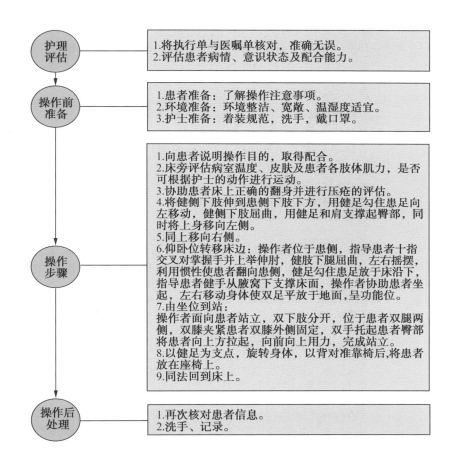

【实训测评】

床上运动及转移技术的实训测评

考核对象：　　　　班级：　　　　学号：　　　　考核得分：　　　　考核时间：

项目	考核内容	分值	扣分	存在问题
仪表与素质	仪表端庄,服装整洁,不留长指甲,按医院要求着装。	2		
护理评估	1.将执行单与医嘱单核对,准确无误。	3		
	2.评估患者病情、意识状态及配合能力。	5		

续表

项目	考核内容	分值	扣分	存在问题
操作前准备	1.患者准备:了解操作注意事项。	3		
	2.环境准备:环境整洁、宽敞,温湿度适宜。	3		
	3.护士准备:着装规范,洗手,戴口罩。	4		
操作步骤	1.向患者说明操作目的,取得配合。	5		
	2.床旁评估病室温度、皮肤及患者各肢体肌力,是否可根据护士的动作进行运动。	5		
	3.协助患者床上正确的翻身并进行压疮的评估。	5		
	4.将健侧下肢伸到患侧下肢下方,用健足勾住患足向左移动,健侧下肢屈曲,用健足和肩支撑起臀部,同时将上身移向左侧。	5		
	5.同上移向右侧。	5		
	6.仰卧位转移床边:操作者位于患侧,指导患者十指交叉对掌握手并上举伸肘,健肢下腿屈曲,左右摇摆,利用惯性使患者翻向患侧,健足勾住患足放于床沿下,指导患者健手从腋窝下支撑床面,操作者协助患者坐起,左右移动身体使双足平放于地面,呈功能位。	10		
	7.由坐位到站:操作者面向患者站立,双下肢分开,位于患者双腿两侧,双膝夹紧患者双膝外侧固定,双手托起患者臀部,将患者向上方拉起,向前向上用力,完成站立。	10		
	8.以健足为支点,旋转身体,以背对准靠椅后,将患者放在座椅上。	5		
	9.同法回到床上。	5		
操作后处理	1.再次核对患者信息。	5		
	2.洗手、记录。	5		
综合评价	1.操作熟练,符合规范要求。	5		
	2.态度严谨,动作敏捷。操作细心准确。	5		
	3.操作中患者无不适。	5		

【注意事项】

操作中注意观察患者生命体征及面部神情,出现胸闷、气促等症状应立即卧床休息,通知医生。

实训七十七　经口进食训练

【情境三】

患者入院后出现进食障碍,经一段时间治疗后,护士为患者拔出鼻饲管,训练患者经口进食。

【实训任务】

经口进食训练。

【护理程序】

经口进食训练护理程序

护理程序	要点
护理评估	1.**健康状况**:有高血压、高血脂、糖尿病史。 2.**身体状况**:生命体征正常,无头痛、恶心、呕吐,意识清醒。 3.**心理及社会状况**:退休人员,子女在院内陪护。
护理诊断	1.**运动障碍**:与疾病有关。 2.**生活自理缺陷**:与行动不便有关。 3.**焦虑**:对疾病知识缺乏。
护理目标	1.患者能够经口进食,过程中无不适。 2.对患者及子女进行健康宣教。
护理措施	1.**休息**:患者平卧位或上半身稍垫高,室内光线适宜。 2.正确进行进食训练。 3.**营养支持**:合理饮食,减少盐的摄入。 4.**病情观察**:监测患者生命体征。 5.**基础护理**:做好皮肤护理,保持皮肤清洁、干燥,及时更换衣服和床单位。
护理评价	1.患者心态平稳,配合操作。 2.协助患者经口进食。

【操作流程图】

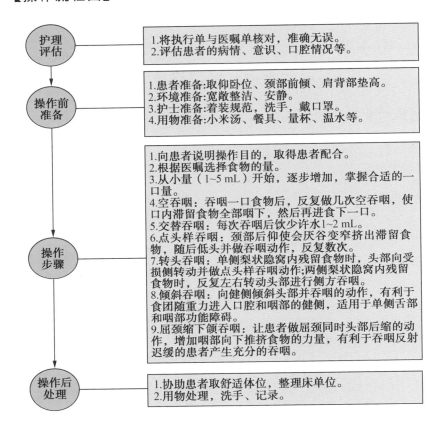

护理评估
1.将执行单与医嘱单核对，准确无误。
2.评估患者的病情、意识、口腔情况等。

操作前准备
1.患者准备:取仰卧位、颈部前倾、肩背部垫高。
2.环境准备:宽敞整洁、安静。
3.护士准备:着装规范，洗手、戴口罩。
4.用物准备:小米汤、餐具、量杯、温水等。

操作步骤
1.向患者说明操作目的，取得患者配合。
2.根据医嘱选择食物的量。
3.从小量（1~5 mL）开始，逐步增加，掌握合适的一口量。
4.空吞咽：吞咽一口食物后，反复做几次空吞咽，使口内滞留食物全部咽下，然后再进食下一口。
5.交替吞咽：每次吞咽后饮少许水1~2 mL。
6.点头样吞咽：颈部后仰使会厌谷变窄挤出滞留食物，随后低头并做吞咽动作，反复数次。
7.转头吞咽：单侧梨状隐窝内残留食物时，头部向受损侧转动并做点头样吞咽动作;两侧梨状隐窝内残留食物时，反复左右转动头部进行侧方吞咽。
8.倾斜吞咽：向健侧倾斜头部并吞咽的动作，有利于食团随重力进入口腔和咽部的健侧，适用于单侧舌部和咽部功能障碍。
9.屈颈缩下颌吞咽：让患者做屈颈同时头部后缩的动作，增加咽部向下推挤食物的力量，有利于吞咽反射迟缓的患者产生充分的吞咽。

操作后处理
1.协助患者取舒适体位，整理床单位。
2.用物处理，洗手、记录。

【实训测评】

经口进食训练的实训测评

考核对象：　　　　班级：　　　　学号：　　　　考核得分：　　　　考核时间：

项目	考核内容	分值	扣分	存在问题
仪表与素质	仪表端庄,服装整洁,不留长指甲,按医院要求着装	5		
护理评估	1.将执行单与医嘱单核对,准确无误。	5		
	2.评估患者的病情、意识、口腔情况等。	5		

续表

项目	考核内容	分值	扣分	存在问题
操作前准备	1.患者准备:取仰卧位、颈部前倾、肩背部垫高。	5		
	2.环境准备:宽敞整洁、安静。	5		
	3.护士准备:着装规范,洗手,戴口罩。	5		
	4.用物准备:小米汤、餐具、量杯、温水等。	5		
操作步骤	1.向患者说明操作目的,取得患者配合。	5		
	2.根据医嘱选择食物的量。	5		
	3.从小量(1～5 mL)开始,逐步增加,掌握合适的一口量。	5		
	4.空吞咽:吞咽一口食物后,反复做几次空吞咽,使口内滞留食物全部咽下,然后再进食下一口。	5		
	5.交替吞咽:每次吞咽后饮少许水1～2 mL。	5		
	6.点头样吞咽:颈部后仰使会厌谷变窄挤出滞留食物,随后低头并做吞咽动作,反复数次。	5		
	7.转头吞咽:单侧梨状隐窝内残留食物时,头部向受损侧转动并做点头样吞咽动作;两侧梨状隐窝内残留食物时,反复左右转动头部进行侧方吞咽。	5		
	8.倾斜吞咽:向健侧倾斜头部并吞咽的动作,有利于食团随重力进入口腔和咽部的健侧,适用于单侧舌部和咽部功能障碍。	5		
	9.屈颈缩下颌吞咽:让患者做屈颈同时头部后缩的动作,增加咽部向下推挤食物的力量,有利于吞咽反射迟缓的患者产生充分的吞咽。	5		
操作后处理	1.协助患者取舒适体位,整理床单位。	5		
	2.用物处理,洗手、记录。	5		
综合评价	1.操作熟练,符合规范要求。	5		
	2.操作过程中沟通有效,能做到关心患者,以患者为中心,确保安全。	5		

【注意事项】

1.不满足意识清醒、生命体征稳定、吞咽反射存在、少量误咽或误吸能通过随意咳嗽咳出等条件的患者禁止经口进食训练。

2.为了防止口咽部食物残留或进食后返流造成误吸,应在进食后检查口咽部。

实训七十八　穿脱衣物训练

【情境三】

患者的病情得到基本控制,经康复师评定,患者能保持坐位平衡,有一定协调性和准确性,可以对患者进行穿脱衣物训练。

【实训任务】

穿脱衣物训练。

【护理程序】

穿脱衣物训练护理程序

护理程序	要点
护理评估	1.**健康状况**:有高血压、高血脂、糖尿病史。 2.**身体状况**:生命体征正常,无头痛、恶心、呕吐,意识清醒。 3.**心理及社会状况**:退休人员,子女在院内陪护。
护理诊断	1.**运动障碍**:与疾病有关。 2.**生活自理缺陷**:与行动不便有关。 3.**焦虑**:对疾病知识缺乏。
护理目标	1.患者能够自主穿脱衣物。 2.对患者及子女进行健康宣教。
护理措施	1.休息:患者平卧位或上半身稍垫高,室内光线适宜。 2.正确进行**穿脱衣物训练指导**。 3.营养支持:合理饮食,减少盐的摄入。 4.病情观察:监测患者生命体征。 5.基础护理:做好皮肤护理,保持皮肤清洁、干燥,及时更换衣服和床单位。
护理评价	1.患者心态平稳,配合操作。 2.准确对患者进行穿脱衣物指导。 3.家属能够配合对患者进行康复训练。

【操作流程图】

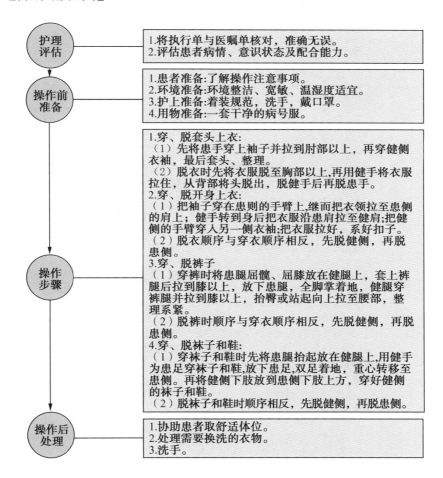

| 护理评估 | 1.将执行单与医嘱单核对，准确无误。
2.评估患者病情、意识状态及配合能力。 |

| 操作前准备 | 1.患者准备:了解操作注意事项。
2.环境准备:环境整洁、宽敞、温湿度适宜。
3.护士准备:着装规范，洗手，戴口罩。
4.用物准备:一套干净的病号服。 |

| 操作步骤 | 1.穿、脱套头上衣:
（1）先将患手穿上袖子并拉到肘部以上，再穿健侧衣袖，最后套头、整理。
（2）脱衣时先将衣服脱至胸部以上,再用健手将衣服拉住，从背部将头脱出，脱健手后再脱患手。
2.穿、脱开身上衣:
（1）把袖子穿在患则的手臂上，继而把衣领拉至患侧的肩上；健手转到身后把衣服沿患肩拉至健肩;把健侧的手臂穿入另一侧衣袖;把衣服拉好，系好扣子。
（2）脱衣顺序与穿衣顺序相反，先脱健侧，再脱患侧。
3.穿、脱裤子
（1）穿裤时将患腿屈髋、屈膝放在健腿上，套上裤腿后拉到膝以上，放下患腿，全脚掌着地，健腿穿裤腿并拉到膝以上，抬臀或站起向上拉至腰部，整理系紧。
（2）脱裤时顺序与穿衣顺序相反，先脱健侧，再脱患侧。
4.穿、脱袜子和鞋:
（1）穿袜子和鞋时先将患腿抬起放在健腿上，用健手为患足穿袜子和鞋，放下患足，双足着地，重心转移至患侧。再将健侧下肢放到患侧下肢上方，穿好健侧的袜子和鞋。
（2）脱袜子和鞋时顺序相反，先脱健侧，再脱患侧。 |

| 操作后处理 | 1.协助患者取舒适体位。
2.处理需要换洗的衣物。
3.洗手。 |

【实训测评】

穿脱衣物训练的实训测评

考核对象：　　　　　班级：　　　　　学号：　　　　　考核得分：　　　　　考核时间：

项目	考核内容	分值	扣分	存在问题
仪表与素质	仪表端庄,服装整洁,不留长指甲,按医院要求着装。	5		
护理评估	1.将执行单与医嘱单核对,准确无误。	5		
	2.评估患者病情、意识状态及配合能力。	5		

续表

项目	考核内容	分值	扣分	存在问题
操作前准备	1.患者准备:了解操作注意事项。	5		
	2.环境准备:环境整洁、宽敞、温湿度适宜。	5		
	3.护士准备:着装规范,洗手、戴口罩。	5		
	4.用物准备:一套干净的病号服。	5		
操作步骤	1.穿、脱套头上衣: (1)先将患手穿上袖子并拉到肘部以上,再穿健侧衣袖,最后套头、整理。 (2)脱衣时先将衣服脱至胸部以上,再用健手将衣服拉住,从背部将头脱出,脱健手后再脱患手。	10		
	2.穿、脱开身上衣: (1)把袖子穿在患侧的手臂上,继而把衣领拉至患侧的肩上;健手转到身后把衣服沿患肩拉至健肩;把健侧的手臂穿入另一侧衣袖;把衣服拉好,系好扣子。 (2)脱衣顺序与穿衣顺序相反,先脱健侧,再脱患侧。	10		
	3.穿、脱裤子: (1)穿裤时将患腿屈髋、屈膝放在健腿上,套上裤腿后拉到膝以上,放下患腿,全脚掌着地,健腿穿裤腿并拉到膝以上,抬臀或站起向上拉至腰部,整理系紧。 (2)脱裤时顺序与穿衣顺序相反,先脱健侧,再脱患侧。	10		
	4.穿、脱袜子和鞋: (1)穿袜子和鞋时先将患腿抬起放在健腿上,用健手为患足穿袜子和鞋,放下患足,双足着地,重心转移至患侧,再将健侧下肢放到患侧下肢上方,穿好健侧的袜子和鞋。 (2)脱袜子和鞋时顺序相反。	10		
操作后处理	1.协助患者取舒适体位。	5		
	2.处理需要换洗的衣物。	5		
	3.洗手。	5		
综合评价	1.操作熟练,符合规范要求。	5		
	2.态度严谨,动作敏捷,操作耐心准确。	5		

【注意事项】

1.衣物穿脱动作的训练,必须在掌握坐位平衡的条件下进行。

2.在衣物选择上,应当选用大小、松紧、薄厚适宜,易吸汗,又便于穿脱的衣、裤、鞋、袜,纽扣、拉链和鞋带使用尼龙搭扣,裤带选用松紧带等。

3.必要时使用辅助用具,如纽扣牵引器、鞋拔等。

4.偏瘫患者在衣物穿脱顺序上注意穿衣时先患侧后健侧,脱衣时先健侧后患侧。

5.有双上肢功能障碍者,需要给予一定的协助。

第二节　骨折患者的康复护理实训

☞ **学习目标**

1.能够对骨折患者进行评估。

2.能够理解骨折患者功能锻炼的目的及基本原则。

3.能够根据评估,为骨折患者制定相应的护理措施。

4.能够对骨折患者进行有效的健康指导,并教会患者或家属康复注意事项。

骨折(fracture)是指骨结构的连续性完全或部分断裂,多见于儿童及老年人,中青年人也时有发生。患者常为一个部位骨折,少数为多发性骨折。

【教学案例】

患者,女,50岁,因摔伤致左下肢疼痛活动受限1小时急诊平车入病房,入院时神志清,痛苦貌。

体格检查:T 36.5℃,P 80次/分,BP 125/70 mmHg,左下肢肿胀明显,成缩短、成角畸形,触之有骨擦感,左足背动脉搏动可触及,左足趾活动好,末梢血液循环良好,无麻木感。

入院诊断:左胫腓骨骨折。

实训七十九　轮椅转运技术

【情境一】

患者目前可坐起但无法行走,今日需前往其他楼层接受治疗。

【实训任务】

轮椅转运技术。

【护理程序】

轮椅转运技术的护理程序

护理程序	要点
护理评估	1.**健康状况**:左胫腓骨骨折。无高血压、糖尿病史。 2.**身体状况**:生命体征正常,左足背动脉搏动可触及,左足趾活动好。 3.**心理及社会状况**:患者与老伴居住,家庭幸福,待人和善。
护理入院诊断	1.**疼痛**:与骨折有关。 2.**焦虑**:与担心治疗效果有关。
护理目标	1.帮助患者进行轮椅转运。 2.对患者进行健康教育。
护理措施	1.心理护理:稳定患者的情绪。 2.正确进行**轮椅转运技术**。 3.观察患者石膏处皮肤情况。
护理评价	1.操作中患者配合。 2.能正确完成轮椅转运。

【操作流程图】

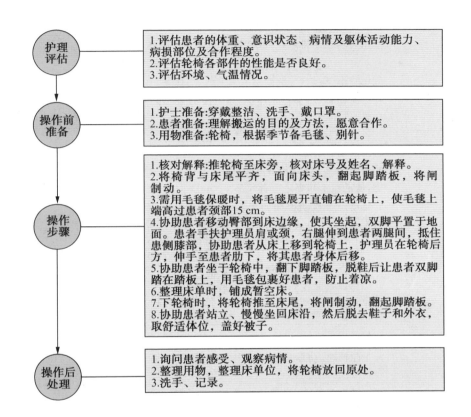

| 护理评估 | 1.评估患者的体重、意识状态、病情及躯体活动能力、病损部位及合作程度。
2.评估轮椅各部件的性能是否良好。
3.评估环境、气温情况。 |

| 操作前准备 | 1.护士准备:穿戴整洁、洗手、戴口罩。
2.患者准备:理解搬运的目的及方法,愿意合作。
3.用物准备:轮椅,根据季节备毛毯、别针。 |

| 操作步骤 | 1.核对解释:推轮椅至床旁,核对床号及姓名、解释。
2.将椅背与床尾平齐,面向床头,翻起脚踏板,将闸制动。
3.需用毛毯保暖时,将毛毯展开直铺在轮椅上,使毛毯上端高过患者颈部15 cm。
4.协助患者移动臀部到床边缘,使其坐起,双脚平置于地面。患者手扶护理员肩或颈,右腿伸到患者两腿间,抵住患侧膝部,协助患者从床上移到轮椅上,护理员在轮椅后方,伸手至患者肋下,将其患者身体后移。
5.协助患者坐于轮椅中,翻下脚踏板,脱鞋后让患者双脚踏在踏板上,用毛毯包裹好患者,防止着凉。
6.整理床单时,铺成暂空床。
7.下轮椅时,将轮椅推至床尾,将闸制动,翻起脚踏板。
8.协助患者站立、慢慢坐回床沿,然后脱去鞋子和外衣,取舒适体位,盖好被子。 |

| 操作后处理 | 1.询问患者感受、观察病情。
2.整理用物,整理床单位,将轮椅放回原处。
3.洗手、记录。 |

【实训测评】

轮椅转运技术的实训测评

考核对象: 　　　班级: 　　　学号: 　　　考核得分: 　　　考核时间:

项目	考核内容	分值	扣分	存在问题
仪表与素质	仪表端庄,服装整洁,不留长指甲,按医院要求着装。	5		
护理评估	1.评估患者的体重、意识状态、病情及躯体活动能力、病损部位及合作程度。	4		
	2.评估轮椅各部件的性能是否良好。	4		
	3.评估环境、气温情况。	4		

续表

项目	考核内容	分值	扣分	存在问题
操作前准备	1.护士准备:穿戴整洁、洗手、戴口罩。	4		
	2.患者准备:理解搬运的目的及方法,愿意合作。	4		
	3.用物准备:轮椅,根据季节备毛毯、别针等。	4		
操作步骤	1.核对解释:推轮椅至床旁,核对床号及姓名、解释。	10		
	2.将椅背与床尾平齐,面向床头,翻起脚踏板,将闸制动。	5		
	3.需用毛毯保暖时,将毛毯展开直铺在轮椅上,使毛毯上端高过患者颈部 15 cm。	5		
	4.协助患者移动臀部到床边缘,使其坐起,双脚平置于地面。患者手扶护理员肩或颈,右腿伸到患者两腿间,抵住患侧膝部,协助患者从床上移到轮椅上,护理员在轮椅后方,伸手至患者肋下,将患者身体后移。	8		
	5.协助患者坐于轮椅中,翻下脚踏板,脱鞋后让患者双脚踏在踏板上,用毛毯包裹好患者、防止着凉。	5		
	6.整理床单时,铺成暂空床。	5		
	7.下轮椅时,将轮椅推至床尾,将闸制动,翻起脚踏板。	5		
	8.协助患者站立、慢慢坐回床沿,然后脱去鞋子和外衣,取舒适体位,盖好被子。	7		
操作后处理	1.询问患者感受、观察病情。	3		
	2.整理用物,整理床单位,将轮椅放回原处。	4		
	3.洗手、记录。	4		
综合评价	1.操作熟练,符合规范要求。	3		
	2.态度严谨,动作敏捷,操作细心准确。	3		
	3.操作过程中沟通有效,能做到关心患者,以患者为中心,确保安全。	4		

【注意事项】

1.经常检查轮椅,保持良好的性能,确保患者安全。

2.患者如有下肢水肿、溃疡或关节疼痛,可垫以软枕,禁止踏脚板上轮椅。

3.推轮椅速度要慢,保持平稳,以免患者不适或发生意外。

4.注意保暖,防止受凉。

5.运送过程中注意观察患者病情变化。

❖知识拓展

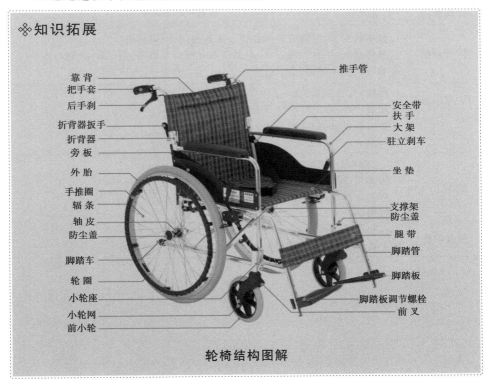

轮椅结构图解

实训八十　助行器的使用

【情境二】

经治疗患者可以下地走动,护士指导患者下床步行训练。

【实训任务】

助行器的使用。

【护理程序】

助行器使用的护理程序

护理程序	要点
护理评估	1.**健康状况**:左胫腓骨粉碎骨折。无高血压、糖尿病史。 2.**身体状况**:生命体征正常,左足背动脉搏动可触及,左足趾活动好。 3.**心理及社会状况**:患者与老伴居住,家庭幸福,待人和善。
护理诊断	1.**疼痛**:与骨折有关。 2.**焦虑**:与担心治疗效果有关。
护理目标	1.患者能借助助行器行走。 2.对患者进行健康教育。
护理措施	1.心理护理:稳定患者的情绪。 2.协助患者掌握助行器的使用。 3.观察患者石膏处皮肤情况。 4.健康宣教。
护理评价	1.操作中患者配合。 2.患者掌握步行器动作要领,能够借助步行器自行走动。

【操作流程图】

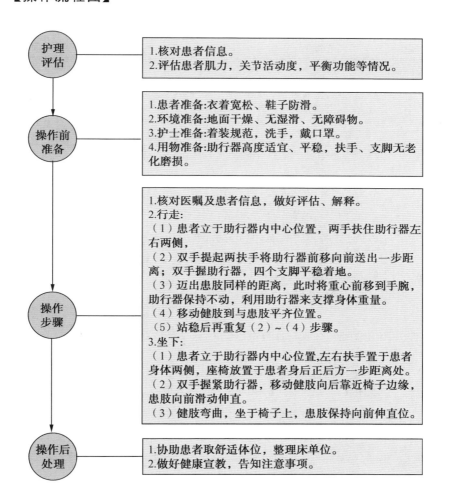

护理评估
1.核对患者信息。
2.评估患者肌力，关节活动度，平衡功能等情况。

操作前准备
1.患者准备:衣着宽松、鞋子防滑。
2.环境准备:地面干燥、无湿滑、无障碍物。
3.护士准备:着装规范，洗手，戴口罩。
4.用物准备:助行器高度适宜、平稳，扶手、支脚无老化磨损。

操作步骤
1.核对医嘱及患者信息，做好评估、解释。
2.行走:
（1）患者立于助行器内中心位置，两手扶住助行器左右两侧，
（2）双手提起两扶手将助行器前移向前送出一步距离；双手握助行器，四个支脚平稳着地。
（3）迈出患肢同样的距离，此时将重心前移到手腕，助行器保持不动，利用助行器来支撑身体重量。
（4）移动健肢到与患肢平齐位置。
（5）站稳后再重复（2）~（4）步骤。
3.坐下:
（1）患者立于助行器内中心位置,左右扶手置于患者身体两侧，座椅放置于患者身后正后方一步距离处。
（2）双手握紧助行器，移动健肢向后靠近椅子边缘，患肢向前滑动伸直。
（3）健肢弯曲，坐于椅子上，患肢保持向前伸直位。

操作后处理
1.协助患者取舒适体位，整理床单位。
2.做好健康宣教，告知注意事项。

【实训测评】

助行器使用的实训测评

考核对象：　　　　班级：　　　　学号：　　　　考核得分：　　　　考核时间：

项目	考核内容	分值	扣分	存在问题
仪表与素质	仪表端庄,服装整洁,不留长指甲,按医院要求着装。	5		
护理评估	1.核对患者信息。	5		
	2.评估患者肌力,关节活动度,平衡功能等情况。	5		
操作前准备	1.患者准备:衣着宽松、鞋子防滑。	5		
	2.环境准备:地面干燥、无湿滑、无障碍物。	5		
	3.护士准备:着装规范,洗手,戴口罩。	5		
	4.用物准备:助行器高度适宜、平稳,扶手、支脚无老化磨损。	5		
操作步骤	1.核对医嘱及患者信息,做好评估,解释。	5		
	2.行走: (1)患者立于助行器内中心位置,两手扶住助行器左右两侧。	5		
	(2)双手提起两扶手将助行器前移向前送出一步距离;双手握助行器,四个支脚平稳着地。	5		
	(3)迈出患肢同样的距离,此时将重心前移到手腕,助行器保持不动,利用助行器来支撑身体重量。	5		
	(4)移动健肢到与患肢齐平位置。	5		
	(5)站稳后再重复(2)～(4)步骤。	5		
	3.坐下: (1)患者立于助行器内中心位置,左右扶手置于患者身体两侧,座椅放置于患者身后正后方一步距离处。	5		
	(2)双手握紧助行器,移动健肢向后靠近椅子边缘,患肢向前滑动伸直。	5		
	(3)健肢弯曲,坐于椅子上,患肢保持向前伸直位。	5		

续表

项目	考核内容	分值	扣分	存在问题
操作后处理	1.协助患者取舒适体位,整理床单位。	5		
	2.做好健康宣教,告知注意事项。	5		
综合评价	1.操作熟练,符合规范要求。	5		
	2.操作过程中与患者沟通有效,能做到关心患者,以患者为中心,确保安全。	5		

【注意事项】

1.行走时抬头挺胸,双眼平视向前。

2.行走时助行器前移距离为患者本人正常行走一步的距离,不可过远,避免重心过于前倾或后仰,易造成跌倒。

3.初次下床,需陪同人员在侧后方保护。

4.上下楼梯不宜使用助行器。

附录:NANDA 护理诊断一览表(2015—2017)

领域 1:健康促进(Health promotion)

老年综合征(Frail elderly syndrome)

有老年综合征的危险(Risk for frail elderly syndrome)

健康管理无效(Ineffective health management)

有健康管理改善的趋势(Readiness for enhanced health management)

家庭健康管理无效(Ineffective family health management)

不依从行为(Noncompliance)

缺乏娱乐活动(Deficient diversional activity)

久坐的生活方式(Sedentary lifestyle)

缺乏社区保健(Deficient community health)

有健康行为改善的趋势(Risk-prone health behavior)

健康维持无效(Ineffective health maintenance)

防护无效(Ineffective protection)

领域 2:营养(Nutrition)

肥胖(Obesity)

超重(Overweight)

有超重的危险(Risk for overweight)

母乳喂养无效(Ineffective breastfeeding)

母乳喂养中断(Interrupted breastfeeding)

有母乳喂养改善的趋势(Readiness for enhanced breastfeeding)

乳汁不足(Insufficient breast milk)

无效性婴儿喂养形态(Ineffective infant feeding pattern)

营养失调:低于机体需要量(Imbalanced nutrition:Less than body requirements)

有营养改善的趋势(Readiness for enhanced nutrition)

吞咽障碍(Impaired swallowing)

有血糖不稳定的危险(Risk for unstable blood glucose Level)

新生儿黄疸(Neonatal jaundice)

有新生儿黄疸的危险(Risk for neonatal jaundice)

有肝功能受损的危险(Risk for impaired liver function)

有电解有体液质失衡的危险(Risk for electrolyte lmbalance)

液体平衡改善的趋势(Readiness for enhanced fluid balance)

体液不足(Deficient fluid volume)

有体液不足的危险(Risk for deficient fluid volume)

体液过多(Excess fluid volume)

有体液失衡的危险(Risk for imbalanced fluid volume)

领域 3:排泄(Elimination and exchange)

慢性功能性便秘(Chronic functional constipation)

有慢性功能性便秘的危险(Risk for chronic functional constipation)

排尿障碍(Impaired urinary elimination)

有排尿功能改善的趋势(Readiness for enhanced urinary elimination)

功能性尿失禁(Functional urinary incontinence)

溢出性尿失禁(Overflow urinary incontinence)

反射性尿失禁(Reflex urinary incontinence)

压力性尿失禁(Stress urinary incontinence)

急迫性尿失禁(Urge urinary incontinence)

有急迫性尿失禁的危险(Risk for urge urinary incontinence)

尿潴留(Urinary retention)

便秘(Constipation)

有便秘的危险(Risk for constipation)

感知性便秘(Perceived constipation)

腹泻(Diarrhea)

胃肠动力失调(Dysfunctional gastrointestinal motility)

有胃肠动力失调的危险(Risk for dysfunctional gastrointestinal motility)

排便失禁(Bowel incontinence)

气体交换障碍(Impaired gas exchange)

领域 4:活动/休息(Activity/Rest)

坐起障碍(Impaired sitting)

站立障碍(Impaired standing)

有心输出量减少的危险(Risk for decreased cardiac output)

有心血管功能受损的危险(Risk for impaired cardiovascular function)

失眠(Insomnia)

睡眠剥夺(Sleep deprivation)

有睡眠改善的趋势(Readiness for enhanced sleep)

睡眠型态紊乱(Disturbed sleep pattern)

有失用综合征的危险(Risk for Disuse syndrome)

床上活动障碍(Impaired bed mobility)

躯体活动障碍(Impaired ph ysical mobility)

借助轮椅活动障碍(Impaired wheelchair mobility)

移动能力障碍(Impaired transfer ability)

行走障碍(Impaired walking)

疲乏(Fatigue)

漫游状态(Wandering)

活动无耐力(Activity intolerance)

有活动无耐力的危险(Risk for activity intolerance)

低效性呼吸形态(Ineffective breathing pattern)

心输出量减少(Decreased cardiac output)

有胃肠道灌注无效的危险(Risk for ineffective gastrointestinal perfusion)

有肾脏灌注无效的危险(Risk for ineffective renal perfusion)

自主呼吸障碍(Impaired spontaneous ventilation)

有心脏组织灌注不足的危险(Risk for decreased cardiac tissue perfusion)

有脑组织灌注无效的危险(Risk for ineffective cerebral tissue perfusion)

外周组织灌注无效(Ineffective peripheral tissue perfusion)

有外周组织灌注无效的危险(Risk for ineffective peripheral tissue perfusion)

呼吸机依赖(Dysfunctional ventilatory weaning response)

持家能力障碍(Impaired home maintenance)

沐浴自理缺陷(Bathing self-care deficit)

穿着自理缺陷(Dressing self-care deficit)

进食自理缺陷(Feeding self-care deficit)

如厕自理缺陷(Toileting self-care deficit)

有自理能力改善的趋势(Readiness for enhanced self-care)

自我忽视(Self-neglect)

领域 5:感知/认知(Perception/Cognition)

情绪控制失调(Labile emotional control)

单侧身体忽视(Unilateral neglect)

急性意识障碍(Acute confusion)

有急性意识障碍的危险(Risk for acute confusion)

慢性意识障碍(Chronic confusion)

冲动控制无效(Ineffective impulse control)

知识缺乏(Deficient knowledge)

有知识增进的趋势(Readiness for enhanced knowledge)

记忆功能障碍(Impaired memory)

有沟通增进的趋势(Readiness for enhanced communication)

语言沟通障碍(Impaired verbal communication)

领域 6：自我感知(Self-Perception)

有希望增强的趋势(Readiness for enhanced hope)

无望感(Hopelessness)

有个人尊严受损的危险(Risk for compromised human dignity)

自我认同紊乱(Disturbed personal identity)

有自我认同紊乱的危险(Risk for disturbed personal identity)

有自控能力增强的趋势(Readiness for enhanced self-control)

长期低自尊(Chronic low self-esteem)

有长期低自尊的危险(Risk for chronic low self-esteem)

有情境性低自尊的危险(Risk for situational low self-esteem)

情境性低自尊(Situational low self-esteem)

体像紊乱(Disturbed body image)

领域 7：角色关系(Role Relationships)

照顾者角色紧张(Caregiver role strain)

有照顾者角色紧张的危险(Risk for caregiver role strain)

养育功能障碍(Impaired parenting)

有养育功能改善的趋势(Readiness for enhanced parenting)

有养育功能障碍的危险(Risk for impaired parenting)

有依附关系受损的危险(Risk for impaired attachment)

家庭运作过程失常(Dysfunctional family processes)

家庭运作过程改变(Interrupted family processes)

有家庭运作过程改善的趋势(Readiness for enhanced family processes)

关系无效(Ineffective relationship)

有关系改善的趋势(Readiness for enhanced relationship)

有关系无效的危险(Risk for ineffective relationship)

父母角色冲突(Parental role conflict)

无效性角色行为(Ineffective role performance)

社会交往障碍(Impaired social interaction)

领域 8：性(Sexuality)

性功能障碍(Sexual dysfunction)

性生活形态无效(Ineffective sexuality pattern)

生育进程无效(Ineffective childbearing process)

有生育进程改善的趋势(Readiness for enhanced childbearing process)

有生育进程无效的危险(Risk for ineffective childbearing process)

有母体与胎儿双方受干扰的危险(Risk For disturbed maternal-fetal dyad)

领域 9：应对/应激耐受性(Coping/ Stress Tolerance)

有社区应对增强的趋势(Readiness for enhanced community coping)

情绪调控受损(Impaired mood regulation)

有恢复能力障碍的危险(Risk for impaired resilience)

创伤后综合征(Post-trauma syndrome)

有创伤后综合征的危险(Risk for post-trauma syndrome)

强暴创伤综合征(Rape-trauma syndrome)

迁移应激综合征(Relocation stress syndrome)

有迁移应激综合征的危险(Risk for relocation stress syndrome)

活动计划无效(Ineffective activity planning)

有活动计划无效的危险(Risk for ineffective activity planning)

焦虑(Anxiety)

妥协性家庭应对(Compromised family coping)

无能性家庭应对(Disabled family coping)

防卫性应对(Defensive coping)

应对无效(Ineffective coping)

有应对增强的趋势(Readiness for enhanced coping)

社区应对无效(Ineffective community coping)

有家庭应对增强的趋势(Readiness for enhanced family coping)

对死亡的焦虑(Death anxiety)

无效性否认(Ineffective denial)

恐惧(Fear)

悲伤(Grieving)

复杂性悲伤(Complicated grieving)

有复杂性悲伤的危险(Risk for complicated grieving)

有能力增强的趋势(Readiness for enhanced power)

无能为力感(Powerlessness)

有无能为力感的危险(Risk for powerlessness)

恢复能力障碍(Impaired resilience)

有恢复能力增强的趋势(Readiness for enhanced resilience)

持续性悲伤(Chronic sorrow)

压力负荷过重(Stress overload)

颅内调适能力降低(Decreased intracranial adaptive capacity)

自主反射失调(Autonomic dysreflexia)

有自主反射失调的危险(Risk for autonomic dysreflexia)

婴儿行为紊乱(Disorganized infant behavior)

有婴儿行为调节改善的趋势(Readiness for enhanced organized infant behavior)

有婴儿行为紊乱的危险(Risk for disorganized infant behavior)

领域 10:生活准则(Life Principles)

独立决策能力减弱(Impaired emancipated decision-making)

有独立决策能力增强的趋势(Readiness for enhanced emancipated

decision-making）

有独立决策能力减弱的危险（Risk for impaired emancipated decision-making）

有精神安适增进的趋势（Readiness for enhanced spiritual well-being）

有决策能力增强的趋势（Readiness for enhanced decision-making）

抉择冲突（Decisional conflict）

道德困扰（Moral distress）

宗教信仰减弱（Impaired religiosity）

有宗教信仰增强的趋势（Readiness for enhanced religiosity）

有宗教信仰减弱的危险（Risk for impaired religiosity）

精神困扰（Spiritual distress）

有精神困扰的危险（Risk for spiritual distress）

领域 11：安全/防护（Safety/Protection）

有角膜受损的危险（Risk for corneal injury）

有尿道损伤的危险（Risk for urinary tract injury）

有口腔黏膜受损的危险（Risk for impaired oral mucous membrane）

有压疮的危险（Risk for pressure ulcer）

有组织完整性受损（Risk for impaired tissue integrity）

有体温过低的危险（Risk for hypothermia）

有手术期体温过低的危险（Risk for perioperative hypothermia）

有感染的危险（Risk for infection）

清理呼吸道无效（Ineffective airway clearance）

有误吸的危险（Risk for aspiration）

有出血的危险（Risk for bleeding）

有干眼症的危险（Risk for dry eye）

有跌倒的危险（Risk for falls）

有受伤的危险（Risk for injury）

有手术期体位性损伤的危险（Risk for perioperative positioning injury）

有热损伤的危险（Risk for Thermal injury）

牙齿受损（Impaired dentition）

口腔黏膜受损（Impaired oral mucous membrane）

有外周神经血管功能障碍的危险（Risk for peripheral neurovascular dysfunction)

有休克的危险(Risk for shock)

皮肤完整性受损(Impaired skin integrity)

有皮肤完整性受损的危险(Risk for impaired skin integrity)

有婴儿猝死综合征的危险(Risk for sudden infant death syndrome)

有窒息的危险(Risk for suffocation)

术后康复迟缓(Delayed surgical recovery)

组织完整性受损(Impaired tissue integrity)

有外伤的危险(Risk for trauma)

有血管损伤的危险(Risk for vascular trauma)

有对他人施行暴力的危险(Risk for other-directed violence)

有对自己施行暴力的危险(Risk for self-directed Violence)

自残(Self-mutilation)

有自残的危险(Risk for self-mutilation)

有自杀的危险(Risk for suicide)

受污染(Contamination)

有受污染的危险(Risk for contamination)

有中毒的危险(Risk for poisoning)

有碘造影剂不良反应的危险(Risk for adverse reaction to iodinated contrast media)

有过敏反应的危险(Risk for allergy response)

乳胶过敏反应(Latex allergy response)

有乳胶过敏反应的危险(Risk for latex allergy response)

有体温失调的危险(Risk for imbalanced body temperature)

体温过高(Hyperthermia)

体温过低(Hypothermia)

体温调节无效(Ineffective thermoregulation)

领域 12：舒适(Comfort)

分娩疼痛(Labor pain)

慢性疼痛综合征(Chronic pain syndrome)

有孤独的危险(Risk for loneliness)

舒适度减弱(Impaired comfort)

有舒适增进的趋势（Readiness for enhanced comfort）

恶心（Nausea）

急性疼痛（Acute pain）

慢性疼痛（Chronic pain）

社交孤立（Social isolation）

领域 13：生长/发展（Growth/Development）

有发育迟缓的危险（Risk for delayed development）

有生长比例失调的危险（Risk for disproportionate growth）

主要参考文献

1. 安力彬,陆虹.妇产科护理学[M].6 版.北京:人民卫生出版社,2017.

2. 程利,徐兰兰,雷美容等.临床护理实训教材[M].1 版.北京:科学出版社,2017.

3. 崔焱.儿科护理学[M].6 版.北京:人民卫生出版社,2017.

4. 冯丽华,史铁英.内科护理学[M].4 版.北京:人民卫生出版社,2018.

5. 付阿丹,燕菊萍.常见护理操作与专业技术规范[M].1 版.北京:人民卫生出版社,2019.

6. 郭永洪,石国凤,江智霞.护理技能实验指导[M].2 版.北京大学出版社,2018.

7. 胡爱招,王明弘.急危重症护理学[M].4 版.北京:人民卫生出版社,2018.

8. 化前珍,胡秀英.老年护理学[M].6 版.北京:人民卫生出版社,2017.

9. 李小寒,尚少梅.基础护理学[M].5 版.北京:人民卫生出版社,2017.

10. 李映兰,王爱平.护理综合实训[M].4 版.北京:人民卫生出版社,2018.

11. 林果为,王吉耀,葛均波.实用内科学[M].15 版.北京:人民卫生出版社,2017.

12. 任辉,张翠红.护理技能与操作程序[M].7 版.人民军医出版社,2015.

13. 孙玉梅,张立力.健康评估[M].4 版.北京:人民卫生出版社,2017.

14. 夏海鸥.妇产科护理学[M].4 版.北京:人民卫生出版社,2019.

15. 熊云新,叶国英.外科护理学[M].4 版.北京:人民卫生出版社,2018.

16. 熊云新,叶国英.外科护理学[M].4 版.北京:人民卫生出版社,2018.

17. 尤黎明,吴瑛.内科护理学[M].6 版.北京:人民卫生出版社,2017.

18. 张波,桂莉.急危重症护理学[M].6 版.北京:人民卫生出版社,2017.

19. 张洪军,尚少梅,金晓燕.常用基础护理技能操作[M].2 版.北京:北京大学出版社,2018.

20. 张美琴,邢爱红. 护理综合实训[M]. 2 版. 北京:人民卫生出版社,2014.

21. 张永莉. 常用基础护理操作流程[M]. 1 版. 西南师范大学出版,2014.

22. 张玉兰,王玉香. 儿科护理学[M]. 4 版. 北京:人民卫生出版社,2018.

23. 朱化云. 护理技能综合应用及临床思维训练[M]. 1 版. 四川:西安交大出版社.

24. Kaushansky K，Lichtman M、Prchal J，et al. Williams Hematology[M]. 9th ed. New York:McGraw-Hill compamy,2015.

25. Swerdlow SH，Campo E，Haris NL，et al. WHO Clasfication of Tumoursof Haematpoiei and Lymphoid Tissues[M]. 4th ed. Lyon:IARC Pess,2017.